Das Schwein in der biomedizinischen Forschung

Wolfgang Sipos

Das Schwein in der biomedizinischen Forschung

Klinische Untersuchung und Interventionen – Modellbesprechungen – Veterinärrecht

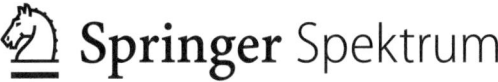

Univ.Prof. Dr. Wolfgang Sipos, Dipl.ECPHM
Klinisches Department für Nutztiere
und Bestandsbetreuung
Veterinärmedizinische Universität Wien
Wien, Österreich

Tierarztpraxis Schwertfegen
Neulengbach, Österreich

ISBN 978-3-662-65843-7   ISBN 978-3-662-65844-4   (eBook)
https://doi.org/10.1007/978-3-662-65844-4

Die Deutsche Nationalbibliothek verzeichnet diese Publikation in der Deutschen Nationalbibliografie; detaillierte bibliografische Daten sind im Internet über http://dnb.d-nb.de abrufbar.

© Der/die Herausgeber bzw. der/die Autor(en), exklusiv lizenziert an Springer-Verlag GmbH, DE, ein Teil von Springer Nature 2022
Das Werk einschließlich aller seiner Teile ist urheberrechtlich geschützt. Jede Verwertung, die nicht ausdrücklich vom Urheberrechtsgesetz zugelassen ist, bedarf der vorherigen Zustimmung des Verlags. Das gilt insbesondere für Vervielfältigungen, Bearbeitungen, Übersetzungen, Mikroverfilmungen und die Einspeicherung und Verarbeitung in elektronischen Systemen.
Die Wiedergabe von allgemein beschreibenden Bezeichnungen, Marken, Unternehmensnamen etc. in diesem Werk bedeutet nicht, dass diese frei durch jedermann benutzt werden dürfen. Die Berechtigung zur Benutzung unterliegt, auch ohne gesonderten Hinweis hierzu, den Regeln des Markenrechts. Die Rechte des jeweiligen Zeicheninhabers sind zu beachten.
Der Verlag, die Autoren und die Herausgeber gehen davon aus, dass die Angaben und Informationen in diesem Werk zum Zeitpunkt der Veröffentlichung vollständig und korrekt sind. Weder der Verlag, noch die Autoren oder die Herausgeber übernehmen, ausdrücklich oder implizit, Gewähr für den Inhalt des Werkes, etwaige Fehler oder Äußerungen. Der Verlag bleibt im Hinblick auf geografische Zuordnungen und Gebietsbezeichnungen in veröffentlichten Karten und Institutionsadressen neutral.

Fotonachweis Umschlag: © Univ.Prof. Dr. Wolfgang Sipos, Dipl.ECPHM

Planung/Lektorat: Stefanie Wolf
Springer Spektrum ist ein Imprint der eingetragenen Gesellschaft Springer-Verlag GmbH, DE und ist ein Teil von Springer Nature.
Die Anschrift der Gesellschaft ist: Heidelberger Platz 3, 14197 Berlin, Germany

Vorwort

Im vorliegenden Buch möchte ich meine mehr als 25-jährige Erfahrung als Tierarzt und Universitätslehrer am Gebiet der Großtier- und im Speziellen der Schweinemedizin sowie im Forschungsfeld der Biomedizin unter Verwendung des Schweines als Tiermodell in unterschiedlichen Fragestellungen mit dem interessierten Leserkreis teilen. Einerseits ist es meine Intention, wichtige Grundlagen der klinischen Untersuchung des Schweines sowie physiologische Referenzbereiche einer Reihe von essentiellen klinischen, blutchemischen, hämatologischen und immunologischen Parametern zusammenzufassen, damit dieses Buch dem in der Biomedizin tätigen Naturwissenschaftler und Mediziner als Nachschlagewerk und verlässlicher Partner im Versuchsstall dienen kann, andererseits hoffe ich, dem Leser einen holistischeren und nicht nur rein technischen Blick auf Tiermodelle in der Biomedizin und auf das Schwein im Speziellen geben zu können. Es sollte allen auf dem Gebiet tätigen Forschern klar sein, wie zentral der Gedanke des Kombinierens von humanmedizinischen, veterinärmedizinischen und zoologischen Aspekten für den erfolgreichen Einsatz eines Tiermodells und wie spannend die Beschäftigung mit dieser breiten Thematik ist. Ganz bewusst habe ich danach getrachtet, vor allem Sachverhalte und Studien dar- bzw. vorzustellen, die ich in persönlicher Erfahrung kennenlernen konnte. Dies macht meiner Meinung auch deshalb Sinn, da es im Rahmen dieses Formates soundso unmöglich gewesen wäre, sämtliche – bereits publizierte – Einsatzmöglichkeiten von Schweinemodellen anzuführen. Somit handelt es sich hier um eine persönliche Auswahl der vorgestellten Modelle, die aber aufgrund ihrer Mannigfaltigkeit gut geeignet sein sollten, der Leserschaft wertvolle Impulse für eigene kritische Gedanken zu liefern.

Ich selber, um ein paar persönliche Worte folgen zu lassen, bin bereits seit Kindestagen ein tierbegeisterter Mensch. Neben dem von Anfang an bestehenden Wunsch, Tierarzt zu werden, habe ich auch immer eine große Begeisterung für die Zoologie und im Speziellen für die phylogenetischen Beziehungen der Arten untereinander gehabt, was sich ebenfalls in meinen Kooperationen und Publikationen widerspiegelt. Auch dieser Aspekt wird – obwohl das der Leser vielleicht nicht primär erwarten würde – eine gewisse Rolle in diesem Buch spielen. Wie kam ich nun zur translationalen Medizin? Als sich bereits nach kurzer Zeit meiner Tätigkeit als damals noch junger Assistenzarzt an der II. Medizinischen Universitätsklinik für Klauentiere (Buiatrik) an der

Veterinärmedizinischen Universität Wien abzuzeichnen begann, dass es mir neben der eigentlichen kurativen Tätigkeit, also der Behandlung der Patienten (Rinder, Schafe, Ziegen, Großkamele, Neuweltkamele und Schweine), besonders das Fach der Immunologie, das es damals noch nicht an unserer Universität gab, angetan hatte, wandte ich mich an die Medizinische Universität Wien (MUW), um dort nach Kooperationspartnern zu suchen, die die geeignete Laborausrüstung für meine geplanten Immunologiestudien hatten. Damals waren Durchflusszytometrie-Geräte noch etwas Besonderes. Am Institut für Pathophysiologie fand ich dann in Prof. Pietschmann einen wertvollen Unterstützer und lieben Freund, der mich bis zu meiner Habilitation für das Fach Großtiermedizin und Klinische Seuchenlehre (Buiatrik), mit Schwerpunkt der Klinischen Immunologie beim Schwein, und darüber hinaus begleitete.

Dann kam eines zum anderen. Da mich immer der Blick über den Tellerrand interessierte, war es aufgrund meiner wissenschaftlichen Tätigkeit an der MUW naheliegend, mich mehr und mehr mit Fragestellungen der translationalen Medizin zu beschäftigen. Dabei kam mir zugute, dass die Schweine als Großtiermodelle aufgrund anatomischer und physiologischer Gegebenheiten für viele Fragestellungen als Modellspezies gut geeignet sind. Als bald bekannter „Exot" an der MUW mit großem Forscherdrang kamen immer mehr unterschiedliche Arbeitsgruppen zu mir und fragten um Kooperationen an. Damals (in *statu habilitandi* sowie später als junger Professor) konnte ich noch nicht so gut Nein sagen (das lernt man erst, wenn man älter ist) und so war ich bald mit Arbeit komplett eingedeckt – durfte dafür aber viele tolle Kollegen und Kolleginnen kennenlernen. Außerdem liebte ich die Herausforderung, mich in die unterschiedlichsten Fragestellungen und Modelle hineinzudenken – und diese Begeisterung habe ich mir bis heute erhalten.

Ich hoffe, den Lesern ein wertvolles Werk an die Hand geben zu dürfen und vor allem, meine Begeisterung für das Arbeiten mit Tieren und die translationalen Aspekte der medizinischen Forschung vermitteln zu können. Auch möchte ich den Leser dabei unterstützen, ein Gefühl für die sinnvolle Anwendbarkeit von Tiermodellen zu entwickeln. Ich möchte mich bei allen Menschen, die mir bisher zur Seite gestanden sind und mich so großartig im Beruflichen wie Privaten unterstützt haben, von ganzem Herzen bedanken. Dazu gehören meine Frau Sabine (sie ist ebenfalls Tierärztin und wir arbeiten auch zusammen in unserer Großtierpraxis mit Schwerpunkt Schweinemedizin), meine beiden Kinder Mathias und Florian, die es nicht immer verstanden, dass Papa während der intensiven Zeit des Schreibens permanent am Laptop sitzen musste und nicht mit ihnen spielen konnte, und auch die vielen lieben Kolleginnen und Kollegen, mit denen ich zusammenarbeiten durfte.

Schwertfegen Univ.Prof. Dr. Wolfgang Sipos, Dipl.ECPHM
im Juni 2022

Inhaltsverzeichnis

1 Vergleich von Schweinen, Schafen und Nagern aus biomedizinischer Sicht 1
    1.1 Phylogenetische und veterinärmedizinische Aspekte 1
    1.2 Eignung von Tiermodellen für die biomedizinische Forschung 8
    Literatur. 20

2 Die klinische Untersuchung des Schweines 23
    2.1 Grundlagen der klinischen Diagnostik. 23
    2.2 Internistischer Untersuchungsgang 24
    2.3 Neurologischer Untersuchungsgang 46
    2.4 Dermatologischer Untersuchungsgang 54
    Literatur. 59

3 Diagnostische Techniken und Applikationsmodi beim Schwein 61
    3.1 Blutentnahme, peripherer Venenverweilkatheter 61
    3.2 Injektionstechniken 64
    3.3 Liquorpunktion. 71
    3.4 BALF, TBS, Tonsillartupfer 73
    3.5 Harngewinnung 73
    3.6 Orale Applikation. 74
    Literatur. 75

4 Blutchemie, Hämatologie und klinische Immunologie 77
    4.1 Blutchemische Referenzwerte 77
    4.2 Hämatologische Referenzwerte 78
    4.3 Immunologische Referenzwerte. 78
    Literatur. 84

5 Narkose, Analgesie und OP-Monitoring 87
    5.1 Sedierung und Narkose 87
    5.2 Intra- und postoperatives Monitoring. 92
    5.3 Euthanasie und Grundlagen der Sektionstechnik. 95
    Literatur. 97

6 Tierversuchsgesetzgebung und Schweinehaltung 99
    6.1 Rechtliche Grundlagen und ethische Aspekte zu Tierversuchen 99

	6.2	Rechtliche Grundlagen zur Schweinehaltung	114
	6.3	Gesundheitsprophylaxe im Bestand	121
		Literatur	127
7	**Anzeigepflichtige seuchenhafte Erkrankungen des Schweines**	129
	7.1	Grundlagen der Seuchenmedizin und tierseuchenrechtliche Bestimmungen	129
	7.2	Anzeigepflichtige Seuchen des Schweines	136
	7.3	Das Schwein als Überträger von Zoonosen	152
		Literatur	156
8	**Ausgewählte Beispiele von Schweinemodellen in der biomedizinischen Forschung**	157
	8.1	Schweine als Modelle in der Notfallmedizin	157
	8.2	Schweine als Modell in der Osteoporoseforschung	165
	8.3	Schweine als Modell in der Allergologie und Dermatologie	173
	8.4	*Ex vivo*-Schweinemodelle	177
		Literatur	179

Stichwortverzeichnis 183

Vergleich von Schweinen, Schafen und Nagern aus biomedizinischer Sicht

1

> **Zusammenfassung**
>
> Die Kenntnis der phylogenetischen Beziehungen und wichtigsten biologischen Merkmale der häufig verwendeten Versuchstierarten ist wichtig für eine erfolgreiche Interpretation von mithilfe dieser Tiere gewonnenen experimentellen Daten. Deshalb werden in diesem Kapitel die Evolutionsgeschichte sowie Eigenheiten der Physiologie und der Reproduktionsbiologie von Schwein, Schaf, Maus und Ratte genauer unter die Lupe genommen. Anschließend wird anhand des Beispiels der Osteoporoseforschung vorgestellt, welche Gedanken sich der Versuchsplaner über die Eignung einer Versuchstierart für eine bestimmte Fragestellung machen sollte.

1.1 Phylogenetische und veterinärmedizinische Aspekte

1.1.1 Verwandtschaftsverhältnisse zwischen Menschen und Versuchstierarten

Die biomedizinische Forschung ist nicht so neu, wie es uns der relativ aktuell geprägte Begriff der Biomedizin glauben macht. Worum geht es in diesem Forschungszweig? Einerseits wird unter der translationalen Medizin das Kombinieren von biologischen Forschungsarbeiten mit medizinischen Aspekten bzw. das Aufzeigen von medizinischen Anwendungsmöglichkeiten der biologischen Grundlagenforschung verstanden. Andererseits ist auch das Extrapolieren von mithilfe von Tiermodellen gewonnenen Daten in einen humanmedizinischen Kontext gemeint. Der Begriff Tiermodell wird ebenfalls unterschiedlich gebraucht. So werden bestimmte Tierarten oder -rassen *per se* bereits als Modell für ein Forschungsvorhaben bezeichnet, oder aber der Modellbegriff

© Der/die Autor(en), exklusiv lizenziert an Springer-Verlag GmbH, DE, ein Teil von Springer Nature 2022
W. Sipos, *Das Schwein in der biomedizinischen Forschung*,
https://doi.org/10.1007/978-3-662-65844-4_1

wird erst auf das artifiziell induzierte, exakt beschriebene und auf seine humanmedizinische Relevanz überprüfte Krankheitsbild angewandt. Bei Modellen *sensu stricto* geht es einerseits darum, konkrete Interventionen, mit denen ein bestimmtes klinisches beziehungsweise pathologisches Bild ausgelöst werden kann, zu testen, um dadurch etwas über die pathophysiologischen Grundlagen zu erfahren, andererseits ist es ein Ziel, mit solchen Modellen neue Therapieoptionen zu testen. Jedes auch noch so gute Modell hat Schwachpunkte. Unterschiedliche Organismen reagieren unterschiedlich auf therapeutische Interventionen. Außerdem reagiert ein Organismus mit einem künstlich induzierten pathologischen Symptomenkomplex von vornherein anders auf eine therapeutische Intervention. Und drittens gelingt es meist auch in den besten Modellen nicht, komplexe Erkrankungen – wie im nächsten Kapitel exemplarisch dargestellt – so in einem Modell darzustellen, dass die Situation im Menschen exakt nachgebildet werden kann. Somit bleibt ein Modell eben immer nur ein Modell und nichts ist so gut wie das Original (in diesem Fall der Mensch). Die Kunst in der Etablierung von Tiermodellen besteht nun darin, solche Modelle zu generieren, die sich in möglichst vielen Punkten dem gewünschten humanmedizinischen Bild nähern, und die in einem solchen Modell gewonnenen Daten auch auslesen und sinnvoll extrapolieren zu können. Dies gilt umso mehr in Modellen, die weiter vom gewünschten Bild entfernt sind. Dafür muss man nicht nur die jeweilige Tierart gut kennen, sondern sich auch im Vorfeld über die prinzipielle Tauglichkeit der gewählten Spezies einige Gedanken gemacht haben. Grundlage dafür sind sowohl ein zoologisches Grundverständnis wie auch etwas Fingerspitzengefühl.

Aus den genannten Gründen sollen folgend die wichtigsten zoologischen Eckdaten von Hausschweinen *(Sus domesticus),* Schafen *(Ovis aries)* und zum Vergleich die der beiden am häufigsten in Tierversuchen eingesetzten Spezies, der Hausmaus *(Mus musculus)* und der Wanderratte *(Rattus norvegicus),* vorgestellt werden. Wenn im Folgenden von Schweinen, Schafen, Mäusen und Ratten die Rede ist, sind immer die eben angegebenen Spezies gemeint.

Schweine gehören zur Familie der Suidae, diese zur Ordnung der Cetartiodactyla und diese wiederum zur Überordnung der Laurasiatheria. Die Ordnung der Cetartiodactyla umfasst die Paarhufer samt den Walen, deren nächste Verwandte die Flusspferde sind, mit denen sie gemeinsam in die Unterordnung der Cetancodonta (oder Whippomorpha) gestellt werden. Noch vor einigen Jahren wurden die Flusspferde gemeinsam mit den Altweltschweinen und den Nabelschweinen in die Unterordnung der Suiformes gestellt. Für die neuen Erkenntnisse vor allem der Kladistik innerhalb der Wirbeltierklassen haben molekularphylogenetische Studien in den letzten rund 20 Jahren faszinierende Beiträge geleistet und viele klassische Ansichten über die diversen Verwandtschaftsverhältnisse über den Haufen geworfen. Nun ist vieles klarer, andererseits sind auch neue Fragen aufgetaucht. Die Schweineartigen (Suina) dürften sich vor knapp 80 Mio. Jahren, wie Untersuchungen zur Evolution des X-Chromosoms der Cetartiodactyla nahelegen, als erste Gruppe von den Cetartiodactyla abgespalten haben, bald gefolgt von den Tylopoden (Kamelen), sodass die Cetruminantia, das gemeinsame Taxon der Wiederkäuer (Ruminantia) und der Cetancodonta, den dritten Hauptzweig

1.1 Phylogenetische und veterinärmedizinische Aspekte

dieser Ordnung bilden [1]. Noch vor einiger Zeit ging man davon aus, dass die Hauptradiation der Cetartiodactyla im frühen Eozän vor rund 56 Mio. Jahren stattfand.

Maus und Ratte, beides Mitglieder der Familie der Langschwanzmäuse (Muridae) innerhalb der Ordnung der Rodentia, gehören gemeinsam mit den Primaten und somit auch dem Menschen – und anders als Schweine und Schafe – zur Überordnung der Euarchontoglires. Die Laurasiatheria und die Euarchontoglires trennten sich vor rund 97 Mio. Jahren, also bereits zu einer Zeit, als noch die Dinosaurier das (terrestrische) Leben auf der Erde dominierten. Nur knapp danach vor rund 91 Mio. Jahren trennten sich dann innerhalb der Euarchontoglires die Glires (Nager, Hasen) von den Primatomorpha (Primaten, Spitzhörnchen, Riesengleiter). Das zeigt, dass Menschen und Nager aus phylogenetischer Sicht näher miteinander verwandt sind als Menschen und Schweine bzw. Schafe. Phylogenetische (und genetische) Verwandtschaften sind aber nicht alles. Es geht (auch) um den Phänotyp. Natürlich ist eine engere genetische Verwandtschaft ein starkes Argument für die Bevorzugung einer Spezies für die Wahl als Modell gegenüber einer anderen Spezies mit einer höheren evolutionären Distanz zur Referenzspezies. Andererseits verlangen einige Modelle, z. B. solche mit einer biomechanischen Fragestellung, auch physische Ähnlichkeiten, also etwa gleiche Körpermasse oder Knochenstruktur. Dann sind auch noch Aspekte des Metabolismus, der Arbeitsweise des Immunsystems, endokrinologische Parameter und andere bei einer Modellwahl zu beachten. Erschwerend kommt noch das Phänomen der konvergenten Evolution ins Spiel, das auch bei phylogenetisch entfernter verwandten Arten unter dem Einfluss ähnlicher Umwelteinflüsse (Habitate, Nahrungsspektrum etc.) dafür sorgt, dass (manchmal verblüffend) ähnliche (analoge) Phänotypen bzw. Merkmale evolvieren. Konvergente Entwicklungen haben überhaupt oft für Kopfweh bei den Systematikern gesorgt, da anatomische Ähnlichkeiten sehr leicht phylogenetische Distanzen zwischen zwei Spezies maskieren können. Man denke nur an die früher soundso fälschlicherweise als Zahnarme (Edentata) bezeichnete Säugergruppe, die neben den Nebengelenkern (Xenarthra), also den Ameisenbären, Faultieren und Gürteltieren, auch die Erdferkel umfasste, die aber gemeinsam mit Elefanten, Seekühen, Schliefern und anderen Taxa zu einer anderen Überordnung, nämlich den Afrotheria, gehören. Fälschlicherweise einerseits deshalb, da Edentata „die Zahnlosen" heißt und nicht „die Zahnarmen" und zweitens, da nicht alle Edentata tatsächlich zahnlos sind – nur die Ameisenbären haben keine Zähne.

1.1.2 Bemerkungen zur Physiologie der Versuchstierarten

Im Folgenden sollen wesentliche zoologische Eckdaten der Schweine (abseits ihrer taxonomischen Einordnung) näher vorgestellt und den Nagern aufgrund ihrer herausragenden Bedeutung für die biomedizinische Forschung gegenübergestellt werden. Da Schafe auch immer wieder Eingang in biomedizinische Versuche finden, werden einige Besonderheiten der Physiologie der Wiederkäuer ebenso erwähnt.

Hausschweine haben ein Geburtsgewicht von rund 1,5 kg. Adulte Sauen können bis 250 kg und Eber bis 350 kg schwer werden. Auch diverse Minipigschläge erreichen locker ein Körpergewicht von mehr als 100 kg. Mäuse erreichen hingegen ein Gewicht von 20–30 g und Ratten bis 300 g. Wie der Mensch sind Schweine, sowie Mäuse und Ratten, Monogastrier und Allesfresser, was für viele Stoffwechselprozesse ein wichtiges Kriterium ist. Im Gegensatz zu Schweinen sind nämlich die auch immer wieder als Großtiermodelle herangezogenen Schafe Wiederkäuer, haben also ein Vormagensystem und können ohne funktionierendes Pansenmikrobiom nicht überleben – was nicht heißen soll, dass nicht auch die Monogastrier auf ein funktionierendes Darmmikrobiom angewiesen sind, aber eben nicht in dem unmittelbar überlebensnotwendigen Verhältnis zu diesem stehen wie die Wiederkäuer. Dies bedingt einerseits, dass Wiederkäuer, bzw. ihre Darmflora, viele oral aufgenommene Gifte detoxifizieren können (wie es beispielsweise auch praktische Relevanz bei der Tierfütterung hat, da Wiederkäuer viele Mykotoxine, die in Jahren mit entsprechend feucht-warmer Witterung im Sommer die Futtermittel kontaminieren, weit besser vertragen als Monogastrier) und andererseits, dass die Hauptenergiequelle für Monogastrier kurzkettige Zucker sind, während Wiederkäuer ihre Darmmikroben mit Proteinen (und auch Nicht-Protein-Stickstoff) und Rohfaser füttern müssen. Diese wiederum spalten einerseits die zugeführten Proteine zu Aminosäuren, Peptiden und Ammoniak und gewinnen andererseits durch das Aufspalten der β-glykosidischen Bindungen der Zellulose Glukose, die ihnen zum Aufbau kurzkettiger Fettsäuren (Azetat, Propionat, Butyrat) als Hauptenergieträger für ihren Wirt dient. Letzteres hat zur Folge, dass Wiederkäuer physiologischerweise einen niedrigeren Blutzuckerspiegel haben als Monogastrier. So liegt der Normwert bei Kälbern, die ja noch funktionelle Monogastrier sind, da die Wiederkäuer erst nach der Entwöhnung von der Milchnahrung tatsächlich zu Wiederkäuern werden, die rohfaserreiche Nahrung verwerten können, bei 3,9–6,6 mmol/l, während adulte Rinder Werte von 2,3–3,3 mmol/l aufweisen. Der Blutzuckerspiegel beim (nüchternen) Menschen und ebenso beim Schwein bewegt sich bei rund 5,5 mmol/l.

Aus hämatologischer/immunologischer Sicht soll hervorgehoben werden, dass bei einer Interpretation des Blutbildes berücksichtigt werden muss, dass Paarhufer und in noch stärkerer Ausprägung die Labornager ein lymphozytäres Blutbild haben, während beim Menschen die neutrophilen Granulozyten im Differentialblutbild überwiegen. Ein weiterer wichtiger Punkt in diesem Zusammenhang ist die betont starke Ausbildung der Peyer'schen Platten in der Dünndarmmukosa der Huftiere, die bei Wiederkäuern das bursaäquivalente Organ darstellen, während die primäre Differenzierung der B-Zellen bei Mensch und Maus im Knochenmark stattfindet. Ein nicht nur für den Molekularbiologen, sondern auch für den Veterinärmediziner spannendes Thema sind die Veterinäronkologie und hier im Besonderen die hämatologischen Malignitäten, bei deren Erforschung, auch in Bezug auf neue Therapieoptionen, in den letzten Jahren vor allem in der Kleintiermedizin rasante Fortschritte gemacht wurden. Aber auch bei den Schweinen konnten mithilfe der Immunphänotypisierung leukämischer Zellen neue Erkenntnisse in diesem Bereich gewonnen werden (Abschn. 4.3). An dieser Stelle sei erwähnt, dass bei einem

1.1 Phylogenetische und veterinärmedizinische Aspekte

Abb. 1.1 Zytologisches Bild einer Mastzellleukämie (modifizierte Wright-Färbung) bei einem 3-jährigen Göttinger Minipig

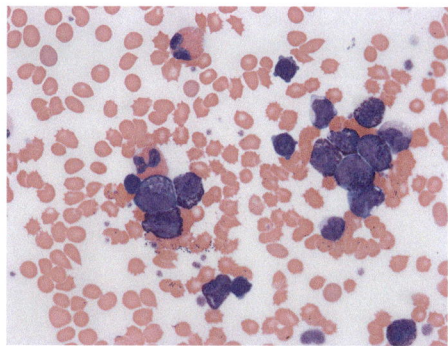

Minipigpatienten mit einer Mastzellleukämie chemotherapeutisch gemäß einem Vinblastin-Prednisolon-Protokoll für Hunde mit kutanen Mastzelltumoren eine partielle Remission mit einem Absinken der Leukozytenzahl von 30,6 auf 25,3 G/l und der Mastzellzahl von 18,1 auf 10,6 G/l erreicht werden konnte [2]. Abb. 1.1 zeigt das zytologische Bild des Patienten bei der Vorstellung.

Bei einer Blutentnahme für Versuchszwecke ist zu bedenken, dass pro Entnahme nicht mehr als 10 % des Blutvolumens bzw. nicht mehr als 20 % bei mehreren Entnahmen innerhalb von 2 Wochen entnommen werden sollen, da ein Volumenverlust dieser Größenordnung vom gesunden Tier noch gut kompensiert werden kann und das Herz nicht übermäßig belastet wird. Eine Maus mit einem Körpergewicht von 20 g hat ein Gesamtblutvolumen von 1,4–1,6 ml und somit sollten einmalig nicht mehr als 150 µl venöses Blut entnommen werden bzw. innerhalb von 2 Wochen nicht mehr als 300 µl. Bei einer Ratte mit 300 g und einem Gesamtblutvolumen von 15–21 ml betragen die beiden Entnahmewerte folglich 1,5 bzw. 3 ml. Einem Schwein mit 30 kg und einem Gesamtblutvolumen von rund 2 L könnten theoretisch problemlos 200 ml Blut entnommen werden. Die absolute Blutmenge, die bei einer einmaligen Venenpunktion entnommen werden kann, ist schon aus labortechnischen und versuchsplanerischen Gründen eine wichtige Überlegung, da beispielsweise beim Cell Sorting oft größere Volumina benötigt werden.

1.1.3 Reproduktionsbiologie der Versuchstiere

Ein aus mehrerlei Hinsicht wesentlicher Punkt ist die speziesspezifische Reproduktionsbiologie und Sexualendokrinologie. Einerseits ist eine hohe Reproduktionsrate bei den meisten Haustieren erwünscht und auch in der Versuchstierzucht in der Regel gerne gesehen, man denke nur an die Schaffung und den Aufbau von bestimmten Knock-out-Mauspopulationen, und andererseits hat das Endokrinium einen wesentlichen Einfluss auf die allermeisten grundlagenbiologischen Fragestellungen. Aus diesem Grund wollen wir uns diesem Thema ebenfalls überblicksmäßig widmen.

Abb. 1.2 Weiblicher Genitaltrakt der Sau. Charakteristisch sind die langen Cornua uteri und die lange Zervix

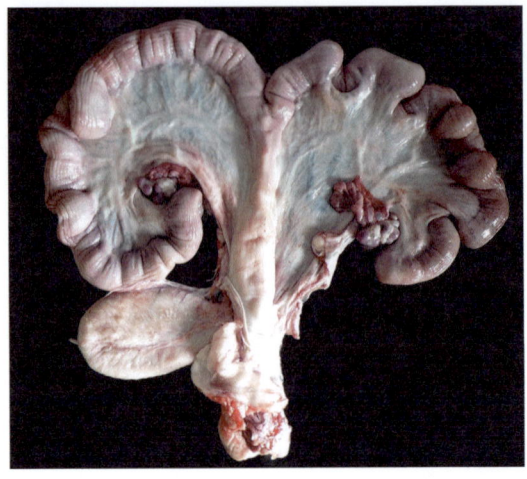

Maus und Ratte besitzen einen Uterus duplex, besitzen also getrennte Uteri, aber eine gemeinsame Vagina. Dieser Uterustyp ist als primitiver als der Uterus bicornis der Huftiere (Abb. 1.2) anzusehen, der anatomisch eher dem Uterus simplex der Primaten (und des Menschen) mit der ungeteilten Gebärmutterhöhle entspricht. Andererseits haben die Nager wie die Primaten eine Placenta hämochorialis, bei der das mütterliche Blut die Chorionzotten umgibt und Immunglobuline vom mütterlichen in den fetalen Kreislauf übertreten können. Im Detail gibt es dennoch Unterschiede, da Primaten (und Meerschweinchen) eine Placenta hämomonochorialis als höchstentwickelte Plazentaform und Mäuse bzw. Ratten eine Placenta hämotrichorialis besitzen. Bei Schweinen und Wiederkäuern verhindert die Placenta epitheliochorialis einen diaplazentaren Übertritt maternaler Antikörper. Ferner haben Schweine und Wiederkäuer eine adeziduate Plazenta (das Endometrium bleibt nach der Geburt ohne große Gewebeverluste und flächige Blutungen erhalten), Mensch und Labornager aber eine deziduate Plazenta.

Männliche Schweine werden im Alter von etwa 5 Monaten geschlechtsreif (Minipigeber durchaus deutlich früher), die „tierzüchterische" Zuchtreife erlangen sie dann mit rund 7 Monaten und 120 kg Lebendmasse. Die volle biologische Zuchtreife tritt aber erst mit Abschluss des Knochenwachstums mit rund 2,5 Jahren ein. Keiler, wie insgesamt die Mehrheit männlicher Säugetiere, die mit Rivalen Kommentkämpfe auszufechten haben, müssen auch noch die soziale Reife beim Messen im Kampf mit erfahreneren Männchen erreichen.

Jungsauen erreichen die Geschlechtsreife mit rund 6 Monaten, werden aber erst mit etwa 8 Monaten und einem Gewicht von 130–140 kg zum ersten Mal belegt. Sauen sind asaisonal polyöstrisch mit einer Zyklusdauer von rund 21 Tagen, die Hauptbrunst („Vollrausche") dauert rund eineinhalb Tage und ist zu erkennen an der geröteten und geschwollenen Vulva, dem sogenannten Duldungsreflex, bei dem die Circumflexio des Ebers durch Flankengriff bzw. Druck auf den Rücken imitiert wird und bei dem die brünstige Sau in sägebockartiger Stellung stehen bleibt,

1.1 Phylogenetische und veterinärmedizinische Aspekte

und am typischen Verhalten, dem sogenannten Minnesang und dem verträumten Gesichtsausdruck mit den gespitzten Ohren beim Blick zurück Richtung sprungbereitem Eber. Der Ovulationszeitpunkt fällt in den Übergang vom mittleren in das letzte Drittel der Hauptbrunst. Eine Sau wirft ungefähr 2,2 × im Jahr bei einer durchschnittlichen Tragezeit von 114 Tagen und mindestens 14 lebend geborenen (Geburtsgewicht: 1,2–1,5 kg) und 12–13 abgesetzten Ferkeln pro Wurf, wobei die Ferkel je nach Reproduktionsrhythmus nach 3 oder 4 Wochen mit einer Körpermasse von rund 7 bzw. 10 kg abgesetzt werden. Würde die Säugezeit nicht vom Menschen künstlich unterbrochen werden, so dauerte sie wie bei der Bache rund 3 Monate. Im Schnitt 5–6 Tage nach dem Absetzen wird die Sau wieder rauschig. In der Altersklasse nach dem Absetzen bis zum Mastbeginn, mit rund 10 Wochen entsprechend 25–30 kg Körpermasse, werden die Schweine als Absetzer oder Läufer bezeichnet. Das ist die Gruppe, die in den biomedizinischen Versuchseinrichtungen am häufigsten verwendet wird. Bei der Versuchsplanung und -durchführung (z. B. Medikamenten- oder Versuchssubstanzdosierungen) gilt zu bedenken, dass die Tiere in dieser Alterskategorie Tagesgewichtszunahmen von rund 440 g haben und damit nach einer beispielsweise dreiwöchigen Versuchsdauer sozusagen andere Tiere sind als zu Versuchsbeginn.

Schafe sind rasseabhängig ganzjährig oder saisonal polyöstrisch mit einer Sexualzykluslänge von annähernd 17 Tagen. Der Proöstrus dauert 2–3 Tage, der Östrus 1–2 Tage. Die Ovulation fällt in die zweite Brunsthälfte. Die saisonal züchtenden Rassen gehören zur Tiergruppe der *short-day-breeders*. Durch die abnehmende Tageslichtlänge im Herbst wird verstärkt Melatonin aus der Epiphyse freigesetzt und stimuliert über eine Aktivierung des Hypothalamus (GnRH) das Sexualzyklusgeschehen. Die Geschlechtsreife erlangen Schafe mit rund 6–9 Monaten. Die Trächtigkeitsdauer beträgt im Schnitt 150 Tage. Die einer Geburt folgende Brunst tritt nach 3–5 Wochen (oder in der nächsten Saison) ein. Rasseabhängig tendieren Schafe entweder zu Einzel- oder zu Zwillingsgeburten, aber auch Drillinge kommen vor.

Den spontanen Ovulationen bei Schwein und Schaf steht die induzierte Ovulation bei Maus und Ratte gegenüber, was bedeutet, dass bei diesen Tierarten der Paarungsakt ausgeführt werden muss, damit es durch die taktilen Stimulationen zur Ovulation kommt. Ratten (Männchen wie Weibchen) erreichen die Geschlechtsreife mit 6–8 und die Zuchtreife ab einem Alter von etwa 12 Wochen. Der Zyklus dauert bedeutend kürzer als bei den Huftieren, nämlich nur 4–5 Tage, der Östrus selber 14 h. Die Dauer der Gravidität beläuft sich auf gute 3 Wochen. Es werden 6–12 Junge geworfen, welche ein Geburtsgewicht von rund 5 g aufweisen. Wie bei Mäusen (nächster Absatz) auch, kommt es innerhalb von 24 h p.p. zur erneuten Brunst. Im Alter von 3 Wochen werden die Jungen bei einem Gewicht von 40–50 g entwöhnt. Adulte weibliche Ratten erreichen ein Gewicht von bis 300 g, Männchen können doppelt so schwer werden. Die reproduktive Seneszenz tritt typischerweise im Alter von 15–18 Monaten ein und geht einher mit erniedrigten Östrogenspiegeln bis zum hohen Alter von 2 Jahren, ohne dass die Tiere azyklisch werden müssen. Daher kann nicht von einer Menopause im Sinne der Humanbiologie gesprochen werden.

Mäuse, ebenfalls beide Geschlechter, erreichen die Geschlechtsreife mit rund 5 und die Zuchtreife mit rund 10 Wochen. Der Zyklus dauert 3–9 Tage und der Östrus 13 h. Die mittlere Tragzeit ist mit 19 Tagen etwas kürzer als bei der Ratte. Die Wurfgröße entspricht mit 6–12 (−15) Jungen der der Ratte. Das Geburtsgewicht liegt im Bereich von 1,0–1,5 g und die Säuglinge werden im Alter von rund 3 Wochen bei einem Gewicht von 10 g entwöhnt. Erwachsene Mäuse erreichen ein Gewicht von 20–40 g. Ab etwa einem Jahr tritt die reproduktive Seneszenz ein, wie bei der Ratte können aber oft noch bis zum hohen Alter von 2 Jahren niedrige Östrogenwerte nachgewiesen werden.

Allein dieser kurze Exkurs in einige tierartliche Besonderheiten von Schweinen, Schafen und Labornagern zeigt, wie viele unterschiedliche Parameter für die Auswahl eines für die jeweilige Fragestellung geeigneten Modells eine Rolle spielen.

1.2 Eignung von Tiermodellen für die biomedizinische Forschung

Es ist unmöglich, im Rahmen dieses Buches alle möglichen Einsatzgebiete für die eben besprochenen Tierarten als Modellspezies im Detail abzuhandeln. Einige Beispiele über den Einsatz von Schweinen in bestimmten experimentellen Szenarien werden in Kap. 8 beschrieben. Dieses Kapitel hat zum Ziel, anhand des Einsatzes von Versuchstieren in Forschungsarbeiten am Gebiet der postmenopausalen Osteoporose (Abschn. 8.2) die konkreten Überlegungen vorzustellen, die man sich im Vorfeld der Auswahl einer Modellspezies durch den Kopf gehen lassen sollte. Dies mit dem Ziel, den Versuch, auch in Hinblick auf die 3R-Regel (Abschn. 6.1), möglichst effizient an einer geeigneten Spezies durchzuführen. Abschließend wird dann auch die Entscheidung erläutert, das Schwein für eine bestimmte endokrinologisch-osteologische Fragestellung aufgrund der angesprochenen Überlegungen entgegen dem ursprünglichen Plan nicht zu verwenden.

1.2.1 Pathophysiologie der Osteoporose

In der Veterinärmedizin spielt die Osteoporose keine besonders große Rolle. Wenn, dann betrifft sie vielleicht unsere nächsten Verwandten und könnte somit Zootierärzte beschäftigen. Was aber sehr wohl auch für Tierärzte eine Rolle spielt, sind andere, der Osteoporose zum Teil ähnliche Krankheitsbilder, die ebenfalls mit einer Abnahme der Knochendichte einhergehen, dann aber als Osteopenien bezeichnet werden. Die Osteoporose betrifft rund 40 % der westlichen Frauen nach der Menopause, bei älteren Männern sind es nur etwa 13 %. Es handelt sich also um eine vor allem bei Frauen weit verbreitete Erkrankung mit teilweise schwerwiegenden klinischen Folgen, wie Wirbel- und Hüftgelenksfrakturen, die bei älteren Patienten zu Schmerzen und aufgrund von Komorbiditäten auch zum Tod führen können. Die Osteoporose ist deshalb aus medizinischer Sicht so interessant, da sie eine so vielschichtige Erkrankung ist, die per definitionem im Gegensatz zu Osteopenien nicht nur mit einer Knochendichteabnahme, sondern auch mit einer veränderten Knochenarchitektur und einem erhöhten Frakturrisiko verbunden ist. Die Ursachen, die zur Osteoporose führen, sind vielfältig, aber weitgehend geklärt. Vor allem spielen die sinkenden Sexualhormonspiegel – vor allem der Östrogene – bei älteren Frauen und Männern eine Rolle. Es gibt aber eine ganze Reihe weiterer Faktoren, die das Entstehen einer Osteoporose begünstigen (z. B. bestimmte Medikamente, Bewegungsmangel und übermäßiger Alkoholkonsum) oder aber auch hinauszögern oder verhindern können (wie gesunde Ernährung und adäquate sportliche Aktivität). Auf zellulärer Ebene sehen wir beim osteoporotischen Patienten, dass die knochenabbauenden Zellen, die Osteoklasten, vermehrt aktiv sind und die knochenaufbauenden Zellen, die Osteoblasten, eine verminderte Aktivität aufweisen [3, 4]. Auch der gesunde Knochen wird permanent umgebaut („bone remodelling"), um die Kortikalisdicke und die Trabekelstruktur an die jeweiligen Erfordernisse anzupassen. Das heißt, die Osteoklasten und die Osteoblasten sind permanent aktiv. Bei der Osteoporose ist dieses Gleichgewicht jedoch zu Ungunsten der Osteoblasten verschoben. Diese Ansicht ist noch nicht so lange unter den Klinikern verbreitet, da bis noch vor gar nicht allzu langer Zeit nur eine pharmakologische Hemmung der Osteoklastenaktivität angestrebt wurde und dabei übersehen wurde, dass es für eine Gesundung und Gesunderhaltung der Knochen nicht reicht, nur deren Abbau zu verhindern, sondern dass gleichzeitig auch danach getrachtet werden muss, den Knochenaufbau anzukurbeln. Andernfalls ist das Endergebnis ein mehr oder weniger konservierter Knochen, in dem sich Fissuren anhäufen, die nicht mehr repariert werden können, was genauso ungünstig ist.

1.2.2 Spezifische Eignung von Tiermodellen

In erster Instanz ist zu überprüfen, ob die grundlegenden Voraussetzungen eines Modells für eine bestimmte Fragestellung gegeben sind. Im Falle von Studien im Themenfeld der Osteologie müssen die prinzipiellen makro- und mikroanatomischen Knochenstrukturen der Modelltierarten mit denjenigen des Menschen zusammenpassen. Einen Überblick über die Skelette der hier besprochenen Spezies gibt Abb. 1.3a–c. Ebenso ist Augenmerk auf die Ausbildung eines prinzipiell ähnlich strukturierten trabekulären und kortikalen Knochens zu legen. Bei letzterem ist das Vorhandensein der sogenannten Haver'schen Kanäle, die das Zentrum der Osteone – also der funktionellen Grundeinheiten der Kortikalis – bilden, ein entscheidendes Kriterium für die Übertragbarkeit der an den langen Röhrenknochen erhobenen Daten. Ebenso sind die im vorigen Abschnitt besprochenen sexualendokrinologischen Besonderheiten der einzelnen Tierarten zu berücksichtigen [5, 6].

Während die Huftiere, wie der Mensch, ein Haver'sches Remodelling aufweisen, weist die Kortikalis der Labornager keine Haver'schen Kanäle auf. Damit

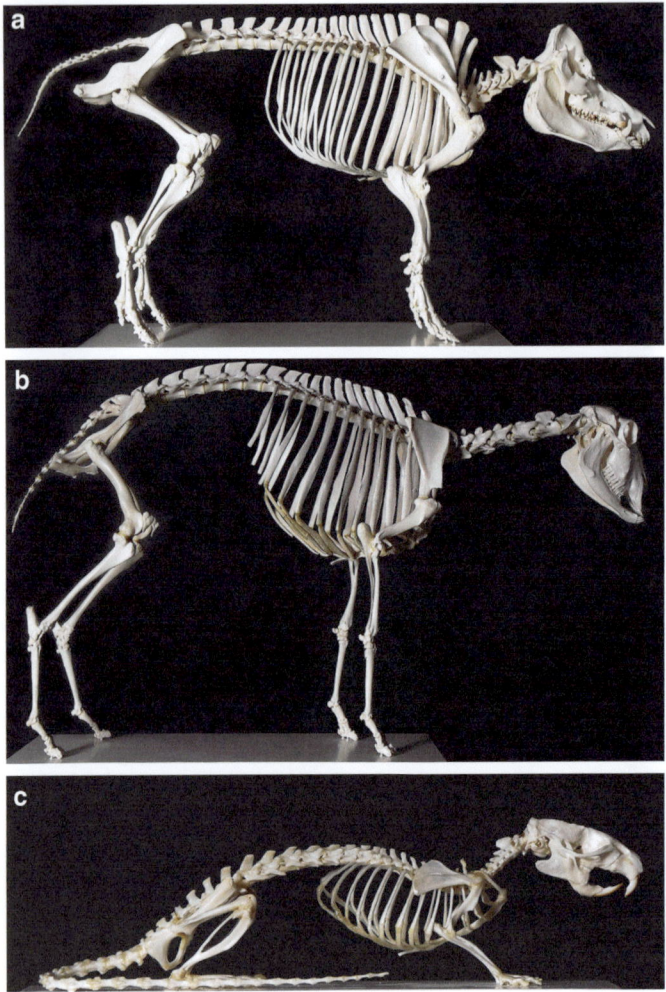

Abb. 1.3 Skelette von **a** Schwein, **b** Schaf, **c** Ratte (Aus Sipos, 2016, Springer Verlag)

findet bei diesen auch kein intrakortikales Remodelling statt. Der kompakte Knochen ist bei jüngeren Schafen und Schweinen noch plexiform. Gut entwickelte Haver'sche Kanäle mit sekundären Osteonen entwickeln sich bei Schafen erst ab einem Alter von 7–9 Jahren, bei Schweinen schon früher.

Ein weiteres grundlegendes Ziel der Osteoporoseforschung ist, die molekularen Signalwege aufzuklären, die die Aktivitäten von Osteoklasten und Osteoblasten sowie deren Vorläuferzellen steuern. Diese wiederum werden unter anderem von Zytokinen moduliert. Bevor also mit der Arbeit mit Tiermodellen zur Pathophysiologie und zur pharmakologischen Beeinflussung der postmenopausalen Osteoporose begonnen werden konnte, musste untersucht werden, ob die entsprechenden molekularen Regelkreisläufe auch in den Versuchstierspezies vorkommen. Grundlegend war davon auszugehen, dass der Knochenmetabolismus und daher auch die basalen Regelkreisläufe bei allen Vertebraten hoch konserviert sein müssten [7]. Das Wissenschaftsgebiet, das sich mit der hochkomplexen Interaktion von Mediatoren und Zellen des Immunsystems und des Knochenapparats beschäftigt, und das bei allen folgenden Überlegungen eine zentrale Rolle spielt, ist die Osteoimmunologie [8–10]. Eine Schlüsselrolle für die Osteoklastenaktivierung kommt hierbei der RANKL-RANK-OPG-Achse zu, die bei bisher allen untersuchten Spezies, so auch bei Labornagern, Schafen und Schweinen, beschrieben wurde. RANKL (Receptor Activator of Nuclear Factor-κB Ligand), welcher die Osteoklastogenese aktiviert, ist ein Zytokin aus der Tumornekrosefaktor-Superfamilie und wird von Osteoblasten, Osteozyten, aktivierten T- und B-Lymphozyten und anderen Zellen produziert. RANK ist der kognate Rezeptor auf den Osteoklastenvorläuferzellen und OPG (Osteoprotegerin) fängt als *decoy receptor* zirkulierenden RANKL ab und supprimiert folglich die Osteoklastogenese. OPG wird primär von Osteoblasten, aber unter anderem auch von Epithelzellen des Gastrointestinaltraktes, der Lunge, der Mamma, sowie auch von Endothelzellen und B-Zellen synthetisiert. Der Wnt/β-Catenin-Signalweg (mit seinen Regulatoren Dkk-1 und vor allem dem von den Osteozyten produzierten Sclerostin) sowie die BMPs (BMP, Bone Morphogenetic Protein) wiederum sind die Treiber der Osteoblastogenese. Neben der Osteoporose wird eine Verschiebung des RANKL-OPG-Gleichgewichts bei vielen rheumatologischen Erkrankungen, wie bspw. auch bei der ankylosierenden Spondylitis beobachtet und als Ansatzpunkt für therapeutische Interventionen in Betracht gezogen [11–16].

Gleichzeitig mit dem osteoporotischen Knochenbefund, gemessen an Hüfte und L1–4 mittels DEXA (Dual Energy X-ray Absorptiometry) und definiert als Abnahme der BMD (Bone Mineral Density = Knochenmineraldichte, angegeben in g/cm^2) mit einem T-Score unter $-2,5$ SD, wobei der T-Score den Dichtewert der gemessenen Person mit dem eines normalen jungen Erwachsenen im Alter von 20–30 Jahren vergleicht, der eine maximale Knochendichte hat, machen sich aber auch Änderungen in der Funktion diverser Leukozyten bemerkbar, sodass hier von einem komplexen systemischen Geschehen auszugehen ist. Auch dieser osteoimmunologische Konnex sollte sich idealerweise im Modell widerspiegeln.

Die Osteoporose als systemische Erkrankung mit der charakteristischen Kombination aus Osteopenie, Knochenstrukturveränderungen und erhöhter Frakturneigung kommt nach derzeitigem Wissensstand nur beim Menschen vor. Säugetiere können zwar, wie bereits erwähnt, auch osteopenische Veränderungen aufweisen, wie sie unter anderem beim sekundären alimentären Hyperparathyreoidismus bei falsch gefütterten Fleischfressern oder Schweinen beobachtet werden können, entwickeln aber natürlicherweise keine Osteoporose im Sinne der Humanmedizin [17]. Zudem ist die Osteoporose primär sexualendokrinologischen Ursprungs und tritt vor allem bei Frauen in der Postmenopause, einhergehend mit dem relativ rapide einsetzenden Hypoöstrogenismus, auf. Dazu kommen noch Veränderungen im Life-Style sowie Ernährungsfehler in den westlichen Zivilisationen, die das osteoporotische Geschehen begünstigen. Östrogene wirken einerseits direkt als Suppressor der RANKL- und andererseits als Aktivator der OPG-Produktion, womit sie ebenfalls indirekt RANKL-inhibierend und im Endeffekt knochenanabol sind. Daher ist es naheliegend, bei Versuchstieren einen osteoporotischen Zustand ebenfalls durch einen artifiziellen Östrogenmangel zu induzieren. Dies wird mittels einer Ovariektomie (OVX) angestrebt.

Ein Problem bei der Verwendung der gängigen Versuchstiere in der Osteoporoseforschung ist, dass diese keine natürliche Menopause durchmachen. Bei alternden Schafen kommt es aber dennoch zu einem teilweisen Abbau der Knochensubstanz. Primaten eignen sich zwar von ihren Grundvoraussetzungen aufgrund der engen phylogenetischen Verwandtschaft verständlicherweise am besten auch für Fragestellungen der Osteoporoseforschung, unter anderem auch deshalb, da sie als eine der wenigen bekannten Taxa auch eine natürliche Menopause durchmachen, ihre Verwendung ist aber aus ethischen Gründen nicht mehr zu verantworten und im Falle der Hominoidea (Menschenaffen im weiteren Sinn, also Hominiden + Hylobatiden) in Österreich, anders als in Deutschland, außerdem gesetzlich strikt verboten. Ebenso ist das Handling dieser Tiere Spezialisten vorbehalten und aufgrund ihres Bewegungsdranges – vor allem der relativ häufig verwendeten Makakenarten – behindern sie viele Bemühungen der vollen Ausprägung des osteoporotischen Phänotyps. Auch von älteren Menschen ist bekannt, dass regelmäßige Bewegung sowohl für die Prophylaxe als auch in der Therapie der Osteoporose ein wichtiges Instrument darstellt.

Die bisherigen Ausführungen machen noch einmal deutlich, wie schwierig es ist, für komplexe Erkrankungen ein aussagekräftiges Modell zu etablieren, vor allem bei Spezies, in denen die entsprechenden pathologischen Entitäten natürlicherweise nicht vorkommen. An den Zustand beim Menschen kann man sich daher nur annähern.

1.2.3 Die ovariektomierte Ratte

Die wesentlichen Herausforderungen an das Modelldesign in der Osteoporoseforschung sind also – in Abhängigkeit von der verwendeten Spezies – die im Vergleich zum Menschen zum Tragen kommenden Unterschiede in der Körpermasse und der Biomechanik, der Aktivitätsmuster, der osteoimmunologischen Auswirkungen eines osteoporoseähnlichen Zustandes, der Sexualendokrinologie, der Verfügbarkeit und Mobilisierung von Kalziumreserven und der Knochen(fein)strukturen. Trotz all dieser Schwierigkeiten wurden diverse Modelle getestet. Ein Modell für die postmenopausale Osteoporose ist die im Alter von 4 Monaten ovariektomierte und kalziumrestriktiv gefütterte Sprague-Dawley-Ratte, die innerhalb von 3 Monaten einen osteoporotischen Phänotyp an den Wirbelknochen und innerhalb von 12 Monaten an der Kortikalis der langen Röhrenknochen entwickelt. Das Standardmodell ist die im Alter von 6–9 Monaten – zu dem Zeitpunkt, an dem die höchste Knochendichte erreicht wird – ovariektomierte Ratte.

Die OVX führt zu einem rapiden Abfall der Masse und Stärke der trabekulären Knochen, der dann in einen weniger dramatischen Abfall übergeht und schlussendlich in einer *steady-state*-Phase mit einem gesteigerten *bone turnover* endet. Der früheste Zeitpunkt, um einen Knochenabbau (an der proximalen Metaphyse der Tibia) nachweisen zu können, beträgt 14 Tage nach einer OVX, am Femurhals sind es 30 Tage und an der Lendenwirbelsäule 60 Tage post-OVX. Am trabekulären Knochen der Epiphysen der langen Röhrenknochen und an der distalen Tibiametaphyse findet hingegen kein OVX-induzierter Knochenabbau statt. Die Zeitdauer bis zum Erreichen einer 50 %igen Abnahme der Knochenmasse beträgt an der proximalen Tibia 30–60 Tage und am Femurhals 180–270 Tage [18, 19].

Nachteil der Nagermodelle ist das bereits erwähnte Fehlen des intrakortikalen Remodellings (anstelle dessen kommt es zur vermehrten Knochenresorption am Endosteum der Diaphyse der langen Röhrenknochen, was durch ein vermehrtes periostales Knochenwachstum antagonisiert wird, weshalb die Vergrößerung der Markhöhle bei Ratten der beste Marker für kortikalen Substanzverlust ist), der sich nur langsam entwickelnde kortikale Substanzverlust und das lebenslange Knochenwachstum, das aufgrund der bis ins hohe Alter offen bleibenden epiphysealen Wachstumszonen an vielen langen Röhrenknochen bei männlichen Ratten möglich ist. Demgegenüber hört das Knochenwachstum an der distalen Tibia bei weiblichen Ratten im Alter von 3 Monaten auf.

Man muss sich nun aber vor Augen führen, dass bei der Maus und der Ratte aufgrund ihres ungleich geringeren Gewichts die wichtige biomechanische Komponente, die beim Menschen auf die (osteoporotisch veränderten) Knochen wirkt, mehr oder weniger fehlt. Außerdem, oder auch deshalb, entwickeln sie natürlicherweise keine pathologischen Frakturen. Um dennoch Aussagen über die mechanische Belastbarkeit der osteoporotischen Knochen treffen zu können, werden mechanische Funktionstests an den zum Versuchsende isolierten Knochen, wie Torsionstests, 3-Punkt-Biegetests und Kompressionstests, durchgeführt. Zusätzlich hat der Mensch auch noch eine bipede Fortbewegungsweise, im Gegensatz zur quadrupeden der Versuchstiere, mit einer entsprechend differenzierten mechanischen Belastung der beim Menschen kritischen Positionen, nämlich am Oberschenkelhals und in der Lendenwirbelsäule. Dem Umstand der großen Gewichtsdifferenz zwischen Mensch und Nager versucht man durch die (zusätzliche) Verwendung von Großtiermodellen zu begegnen, da hier größere mechanische Kräfte an den empfindlichen Knochenstellen einwirken – das Problem der Quadrupedie bleibt aber.

1.2.4 Ovariektomierte Schaf- und Schweinemodelle

Im Vergleich zu Großtieren ist die Haltung von Nagern relativ unkompliziert und kostengünstig. Außerdem sind aufgrund der niedrigeren Lebensspanne viel rascher verwertbare Ergebnisse zu erzielen. Trotzdem wurden auch Bemühungen unternommen, Großtiermodelle zu etablieren, da man sich von diesen unter anderem verbesserte Aussagen zur Biomechanik erwartete. Unsere Gruppe sah zusätzlich die Vorteile der Möglichkeit der Entnahme größerer Blutprobenvolumina für osteoimmunologische Untersuchungen. Außerdem fordert die US-amerikanische FDA in den diesbezüglichen Guidelines aus 1994 auch Studien an Großtiermodellen als Ergänzung zu Nagermodellen im Rahmen der präklinischen Testung von antiosteoporotischen Substanzen [20]. Dafür wurden Ovariektomiemodelle bei Schafen und Schweinen mit oder ohne nutritive Kalziumrestriktion sowie auch Glukokortikoid-induzierte Osteoporosemodelle beschrieben [18, 21].

Die bei jungen Schafen und Schweinen plexiforme Kortikalis des Femurs wird bei Schweinen früher als bei Schafen in einen gut entwickelten osteonalen Knochen umgewandelt, was im Sinne eines passenden Tiermodells wäre. Die meisten Untersuchungen zum Thema der Osteoporose an Großtieren wurden an wachsenden Minipigs durchgeführt, was in zweifacher Hinsicht die Situation der postmenopausalen Frau kaum widerspiegelt. Erstens passt das Alter nicht, da sich der Knochenapparat der juvenilen Tiere in einem anabolen Zustand befindet und zweitens sind die meisten Minipigrassen – und so auch die Rassen, die primär in der biomedizinischen Forschung verwendet werden, wie die Göttinger Minipigs – chondrodystrophische Zwerge. Auf der anderen Seite werden Minipigs früher geschlechtsreif als konventionelle Schweine und damit könnte zumindest theoretisch der gewünschte Phänotyp der OVX-bedingten Östrogenablation bereits in einem jüngeren Alter induziert werden. Die OVX bei 10 Monate alten Minipigs führt nach einem halben Jahr zu einer 6 %igen Abnahme der BMD, zu einer 15 %igen Abnahme des Knochenvolumens (BV), zu einer 13 %igen Reduktion der Trabekelanzahl (Tb.N.) und zu einer 15 %igen Zunahme der trabekulären Separation (Tb.Sp.), während eine mit einer milden alimentären Kalziumrestriktion (0,75 % Kalzium) kombinierte OVX im Alter von 4 Monaten zu einer 10 %igen Abnahme der vertebralen BMD führt. Adulte konventionelle Sauen zeigen ein Jahr nach einer OVX, aber mit einem regulären alimentären Kalziumgehalt von 1,5 %, nur leichte und vorübergehende Anstiege von PTH (Parathormon), Calcitriol und BAP (knochenspezifische alkalische Phosphatase), aber keine signifikanten Änderungen der Knochenzusammensetzung oder histomorphometrischer Kenngrößen. Die hier kurz zusammengefassten, recht unterschiedlichen Knochenphänotypen des OVX-Modells mit oder ohne Kalziumrestriktion – wobei die Kombination nur bei den eher bedingt geeigneten Minipigs angewandt worden war – sowie das völlige Fehlen osteoimmunologischer Daten waren der Grund für unsere Arbeitsgruppe, Klarheit in die Eignung des OVX-Modells bei konventionellen Schweinerassen bringen zu wollen (mehr dazu in Abschn. 8.2).

Ähnlich wie beim Schwein ist die Datenlage auch beim Schaf recht uneinheitlich, was auf ebensolche Schwierigkeiten bei der Etablierung eines einheitlichen Phänotyps hinweist. Mittels DEXA können ein halbes Jahr nach einer OVX signifikante Knochendichteabnahmen in L5 und distalem Radius festgestellt werden, während andere Knochenregionen, wie der proximale Femur, der Humerus oder die Tibia, nicht in diesem Umfang auf den operativen Eingriff ansprechen. Demgegenüber konnten bei ovariektomierten Schafen auch signifikante Knochendichteabnahmen in den Femora, nicht aber in den Lendenwirbeln – gemessen nach 3 bzw. 6 Monaten post-OVX – festgestellt werden. Eventuell führt eine extragonadale Östrogensekretion bei Schafen, welche bis dato beim Schwein noch nicht beschrieben worden war, zu diesen sich teilweise widersprechenden Phänotypen. Nicht ganz in dieses Bild passt die Beobachtung, dass es bei Schafen bereits 3 Monate nach einer OVX zu einer signifikant erhöhten Osteoklastenanzahl und erst 2 Jahre post-OVX zu signifikanten mikrostrukturellen Veränderungen der Lendenwirbelarchitektur im Sinne einer Osteoporose mit einer Abnahme der BV/TV (Volumenfraktion) um 30 %, der trabekulären Dicke (Tb.Th.) um 13 % und einer erhöhten Tb.Sp. um 46 % kommt. Eine mögliche Erklärung wäre eine nur transiente extragonadale Östrogenproduktion. Abgesehen davon ist eine Zeitspanne von 2 Jahren für die Erreichung eines gewünschten Phänotyps für angewandte Forschungsvorhaben unpraktikabel.

1.2.5 Die Glukokortikoid-induzierte Osteoporose

Eine andere prinzipielle Möglichkeit der Schaffung eines osteoporotischen Phänotyps ist die Glukokortikoid-(GC-)induzierte Osteoporose, wobei diese in einigen Modellen mit einer OVX und einer Kalziumrestriktion kombiniert wird. Die GC-Gaben, meist in Form eines subkutanen Implantats, haben aber den Nachteil systemischer Nebenwirkungen, wie einer Muskelatrophie und auch hämatologischer Veränderungen. Letztere umfassen eine Neutrophilie und eine Lymphpenie, die den *read-out* von solchen Modellen zusätzlich verfälschen können und im Besonderen die Beurteilung osteoimmunologischer Daten erschweren. Außerdem ist durch den (in anderen Zusammenhängen erwünschten) immunsuppressiven Effekt der GCs bei Langzeitversuchen eine erhöhte Infektanfälligkeit zu erwarten, wie es sich in entsprechenden Schafmodellen unter anderem über eine erhöhte Inzidenz einer Pseudotuberkulose zeigt.

Nichtsdestotrotz verstärken GC-Langzeitgaben bei adulten, 7- bis 9-jährigen Mutterschafen bei wöchentlichen Methylprednisoloninjektionen über 7 Monate die Effekte einer mit einer Kalziumrestriktion kombinierten OVX. Die BMD der Spongiosa des distalen Radius und der distalen Tibia nehmen hierbei um rund 36–39 % ab. Ebenso lassen die Ergebnisse der Mikro-CT-Analysen von Beckenkamm-, Lendenwirbelkörper- und Femurkopfbioptaten auf Osteoporose-assoziierte Veränderungen schließen. Die signifikante Reduktion der BMD der Lendenwirbel zeigt sich auch im signifikant schlechteren Abschneiden dieser in den Kompressionstests. In einem ähnlichen Setting, aber mit täglichen GC-Injektionen über 6 Monate, kann an der distalen Tibia eine Reduktion der trabekulären BMD um 55–58 % und der kortikalen BMD um 7–22 % erreicht werden. Ebenso spricht der spongiöse Knochen der Lendenwirbelkörper und des Beckenkammes stark auf die Osteoporose-induzierenden Maßnahmen an (LW: Tb.N. −35 %, Tb.Th. −63 %, Tb.Sp. +150 %; Beckenkamm: Tb.N. −19 %, Tb.Th. −22 %, BV/TV −37 %). Dies trifft aber nicht auf den Femurkopf zu. Die mikrostrukturellen Änderungen spiegeln sich auch in den biomechanischen

Eigenschaften wider, wobei die an Tibiasegmenten getestete Torsionsfestigkeit und Torsionssteifigkeit um rund 50 % abnehmen. Diese Ergebnisse sind einerseits sehr ermutigend, dies gilt aber primär für den trabekulären Knochen. Die Veränderungen am kortikalen Knochen, dem beim Menschen mittlerweile eine immer stärkere Bedeutung für die Biomechanik beigemessen wird, sind im Schafmodell eher begrenzt abgebildet. Daher wird beim Schaf der Fokus mehr auf die Wirbel gelegt, die primär aus spongiösem Knochen bestehen. Bei 5 Monate alten ovariektomierten Merinoschafen, die über 5,5 Monate wöchentliche Dexamethasoninjektionen erhalten, sinkt die BMD im L2 von 0,14 auf 0,11 g/cm^3 (im Vergleich dazu die Werte am distalen Radius: 0,27 vs. 0,19 g/cm^3), was sich gut in den experimentell induzierten Lendenwirbelkompressionsfrakturen darstellt. Nicht vergessen werden dürfen dabei die komplett unterschiedliche Belastung der Wirbelsäule bei Vier- vs. Zweibeinern und damit einhergehend auch die anderen biomechanischen Grundanforderungen, die physiologischerweise auf die Wirbel der beiden Lokomotionstypen wirken und diese dann entsprechend anatomisch formen.

Beim Schwein wirken sich GC-Gaben stärker als beim Schaf aus und müssen nicht mit einer OVX kombiniert werden, um einen osteoporoseähnlichen Phänotyp zu induzieren. Bei adulten primiparen Göttinger Miniaturschweinen führen tägliche orale Prednisolongaben (1 mg/kg) über einen Zeitraum von 2 Monaten und eine folgende Dosisreduktion auf die Hälfte über einen weiteren Zeitraum von 8 bzw. 15 Monaten zu einer Knochendichteabnahme in den Lendenwirbeln um 48 mg/cm^3 (und von 12 mg/cm^3 in der Kontrollgruppe) sowie zu einer entsprechenden Abnahme der Aktivität der BAP bereits nach 8 Monaten. Die Änderungen sind nach 15 Monaten noch stärker ausgeprägt. Der Knochenmineralgehalt, die Trabekeldicke und die mechanische Stabilität tendieren aber nur zu einer Abnahme. Bei wachsenden, 8 Monate alten Göttinger Minipigs, welche an 5 Tagen pro Woche über ein halbes Jahr hinweg subkutane Prednisolongaben (0,5 mg/kg) erhalten, kann nach 3 Monaten eine signifikante Reduktion der Knochenumsatzmarkertiter gemessen werden. Ebenso sind bei diesen Tieren die Wirbelkörper- und Femurlängen verkürzt, sowie die trabekuläre BMD im Femur, nicht aber im L2, reduziert – beide Knochen sind aber mechanisch signifikant weniger belastbar.

Auch im Rattenmodell sind die Angaben zur GC-induzierten Osteoporose unterschiedlich. Eine Addition von GCs, wie Dexamethason oder Prednisolon (entweder über das Futter oder als subkutane Depots), über einen Zeitraum von 3 Monaten zu einer Kombination von OVX + Kalziumrestriktion, führt aber auch bei Ratten wie bei Schafen zu einer Verstärkung des gewünschten osteoporotischen Phänotyps.

1.2.6 Synoptische Beurteilung

Wie in den einführenden Erläuterungen zum Wesen der Osteoporose gesagt worden ist, ist das Kennzeichen dieser Erkrankung nicht nur eine verminderte Knochenmineraldichte (die *per se* eine Osteopenie darstellt), wobei eine entsprechend erniedrigte BMD zweifelsfrei ein sehr guten Indikator für eine Osteoporose ist. Es müssen auch entsprechende Änderungen der Knochenmikroarchitektur und eine erhöhte Frakturanfälligkeit vorliegen. Zusätzlich ist die postmenopausale Osteoporose mit anderen systemischen Effekten assoziiert, die sich auch im Immunsystem zeigen. Auf Ebene des Skelettsystems wurden in einigen Modellen gute Näherungen geschaffen, da bei diesen die durchgeführten Mikro-CT-Analysen und die biomechanischen Tests entsprechende Änderungen der Mikroarchitektur und der mechanischen Belastbarkeit zeigten. Auf osteoimmunologischer Ebene konnten aber derzeit noch keine der Situation bei Osteoporosepatientinnen vergleichbaren Alterationen nachgewiesen werden. Aus Gründen der Praktikabilität und der nicht gänzlich ausgeräumten Unklarheiten bei den Großtiermodellen, die eine Verwendung dieser im großen Stil in Fragen der Osteoporoseforschung rechtfertigen würden, sollten nach derzeitigem Kenntnisstand trotz einiger Schwächen die besser charakterisierten Nagermodelle verwendet werden. Anders schaut die Situation bei einfacheren, osteologischen Fragestellungen aus, wie bei Untersuchungen zur Knochenheilung nach Frakturen, für die es neben Nagermodellen auch gut etablierte Großtiermodelle gibt. Tab. 1.1 gibt noch einmal einen Überblick über die für osteologische Fragestellungen relevanten Merkmale der am häufigsten verwendeten Versuchstierarten.

Bei Nagern gibt es noch eine Reihe weiterer Modelle, die derzeit keine Pendants bei Großtieren haben, wie OPG$^{-/-}$ oder RANKL$^{-/-}$Mausstämme, die

Tab. 1.1 Überblick über die für Fragestellungen der Osteoporoseforschung wichtigsten Merkmale der genannten Arten

Parameter	Mensch	Maus	Ratte	Schwein	Schaf
Sexualzyklus	asaisonal polyöstrisch, spontane Ovulationen	asaisonal polyöstrisch, induzierte Ovulation	asaisonal polyöstrisch, induzierte Ovulation	asaisonal polyöstrisch, spontane Ovulationen	(a)saisonal polyöstrisch, spontane Ovulationen
Zyklusdauer	28 Tage	3–9 Tage	4–6 Tage	21 Tage	17 Tage
Menopause	ja	nein	nein	eher nein	eher nein
Ansprechbarkeit auf E_2-Depletion	ja	nur trabekulärer Knochen	nur trabekulärer Knochen	schwach	schwach
osteoporotische Frakturen	ja	nein (nur SAM/P6-Maus)	nein	nein	nein
Haver'sches Remodelling	ja	nein	nein	ja (ab 2–3 Jahren)	ja (ab 7–9 Jahren)

zwar osteoporotische Frakturen zeigen, aber im Falle der RANKL-Knock-outs auch schwere Defizite bei der Entwicklung des Immunsystems zeigen. Neben den Modellen für die postmenopausale Osteoporose gibt es auch Rattenmodelle für die Osteoporose des alternden Mannes. Ein gut charakterisiertes Modell dafür ist die 23 Monate alte, männliche Sprague-Dawley-Ratte, die im Vergleich zu jungen, adulten Tieren im Alter von 5 Monaten eine deutlich verminderte Knochenmineraldichte und Trabekelanzahl sowie ein stark reduziertes Knochenvolumen aufweist, was sich auch in verminderten Serumtitern von IGF-1, Osteocalcin, Cathepsin K und RANKL ausdrückt [22].

Die angeführten Beispiele mögen der Veranschaulichung der Schwierigkeiten dienen, die bei den Bemühungen um die Nachbildung komplexer Phänotypen zu beachten sind [23]. Daraus lässt sich ableiten, dass bei Tierversuchen die Prämisse „keep it simple" gelten sollte. Zusätzlich muss beachtet werden, dass pathoanatomisch ähnliche Krankheitsbilder bei unterschiedlichen Spezies andere Ätiologien oder Pathogenesen haben bzw. in Details derart voneinander abweichen können, dass sich die eine Art entweder nicht oder nur sehr bedingt als Modell für die andere Art eignet. Als Beispiel sei die erosive Form der immunmediierten Polyarthritis des Hundes (IMPA) genannt, die viele Ähnlichkeiten mit der humanen rheumatoiden Arthritis (RA), welche in hohem Ausmaß auch mit dem Auftreten einer systemischen Osteoporose korreliert, aufweist. Aufgrund grundlegender Unterschiede in der Ätiologie, wie vor allem dem Fehlen eines bekannten Autoantigens und dem Auftreten vor allem bei jungen, männlichen Hunden, kann die erosive Form der IMPA aber trotz einer hohen pathoanatomischen Ähnlichkeit nicht mit der RA gleichgesetzt werden [24]. Umgekehrt kann aber auch der Fall eintreten, dass sich definierte Genotypen in unterschiedlichen Rassen einer Spezies klinisch (phänotypisch) unterschiedlich manifestieren. Als Beispiel seien die prinzipiell mit einem bestimmten Resistenzgrad gegenüber Scrapie assoziierten Prionprotein-Genotypen genannt, die aber nicht bei allen Schafrassen ein einheitliches Empfänglichkeitsmuster für diese transmissible spongiforme Enzephalopathie bedingen, was zeigt, wie hochkomplex die Pathogenese vieler Krankheitsbilder ist [25]. Es soll abschließend noch anhand eines Beispiels gezeigt werden, wie grundlegende Überlegungen zur Machbarkeit eines geplanten Großtiermodells am endokrinologisch-osteologischen Sektor zur gruppeninternen Ablehnung desselben und zum Ausweichen auf ein Nagermodell geführt haben.

1.2.7 Hypoparathyreoidismus: Großtier- vs. Nagermodell

Der Hypoparathyreoidismus ist eine insgesamt selten auftretende endokrine Entgleisung und durch einen Mangel an PTH charakterisiert. Als Ursache kommen eine Autoimmunerkrankung, eine Aplasie, ein postoperativer Hypoparathyreoidismus infolge einer Thyroidektomie, bei der Nebenschilddrüsengewebe mit entfernt wurde, oder eine Parathyreoidektomie (PTX), meist zur Entfernung adenomatösen Drüsengewebes, sowie ein Pseudohypoparathyreoidismus, der die Folge einer peripheren Resistenz gegenüber PTH ist, in Frage. Klinisch bedeutsame Konsequenz des PTH-Mangels ist eine Hypokalzämie, die bis zu Herzrhythmusstörungen, Tetanus, aber auch zu Müdigkeit und Depressionen führen kann. Die Therapie erfolgt mit Kalzium- und VitD$_3$-Gaben und in komplizierten Fällen mit einer PTH-Substitution. Da wir die osteoimmunologischen Charakteristika dieser Erkrankung näher unter die Lupe nehmen wollten, suchten wir nach einer geeigneten Modellspezies für eine PTX und fokussierten uns primär auf die beiden möglichen Großtierarten, Schwein und Schaf.

Die Literaturrecherchen und eigene Präparationsarbeiten ergaben, dass beim Schaf die äußeren Epithelkörperchen (III. Pharyngealtasche) weit kranial dorsolateral der Karotisgabelung oder am kaudodorsalen Rand der Glandula mandibularis unter dem Atlasflügel liegen und im Gegensatz zu den Epithelkörperchen des Schweines leicht auffindbar sind. Die inneren Epithelkörperchen sind meist tief im Schilddrüsengewebe eingebettet und auch aufgrund des Fehlens einer Bindegewebekapsel nicht von diesem zu separieren. Häufig finden sich zusätzlich akzessorische Epithelkörperchen, die im ventralen Halsbereich bis ins Mediastinum über eine weite Strecke disseminiert angelegt sein können. Damit wird eine totale PTX beim Schaf in der Regel nicht zu erreichen sein. In der älteren Literatur wird zwar beschrieben, dass Schafe eine PTX gut vertragen (im Gegensatz zu Hund und Katze, die akut tetanische Zustände entwickeln und bald danach sterben), das ist aber als deutlicher Hinweis auf die Aktivität der akzessorischen/äußeren sowie der inneren Epithelkörperchen und damit als ein Nichterreichen eines hypoparathyreoiden Zustandes zu werten.

Beim Schwein sind die in unterschiedlicher Zahl vorkommenden äußeren Epithelkörperchen nicht konstant an einen bestimmten Situs gebunden. Entweder sind sie lateral der Karotisgabelung lokalisiert oder in deren unmittelbarer Nachbarschaft in Fettgewebe oder in Läppchen des kranialen Spitzenteils des Thymus eingebettet und damit nur schwer auffindbar. Die etwa linsengroßen Organe liegen somit weit kranial in der Tiefe der bei Schweinen aufgrund von umfangreichem, lockerem und teilweise sulzigem Binde- und Fettgewebe soundso sehr massigen kranioventralen Halsregion in der Nähe leicht verletzbarer Strukturen und können außerdem leicht mit anderen Organen (lymphatischen Geweben, versprengtem Schilddrüsengewebe oder Thymusläppchen) verwechselt werden. Sicherheit brächte hier nur eine histologische Untersuchung, die unter experimentellen Bedingungen kaum *intra operationem* durchzuführen wäre, was eine PTX bei dieser Tierart zusätzlich zum unübersichtlichen chirurgischen Zugang erschwert. Innere Epithelkörperchen scheinen bei Schweinen (wie übrigens auch Nagern) zu fehlen. Hingegen finden sich bei Schweinen ebenso wie beim Schaf häufig akzessorische Epithelkörperchen, die eine Total-PTX de facto unmöglich machen, da sie funktionell die primäre Parathyreoidea ersetzen können.

Zusammenfassend ließ sich somit feststellen, dass weder das Schwein noch das Schaf die anatomischen Voraussetzungen für eine sichere Total-PTX mitbringen. Damit war klar, dass für die Untersuchungen Ratten verwendet werden mussten, da bei diesen eine PTX gut durchführbar ist.

Literatur

1. Proskuryakova AA, Kulemzina AI, Perelman PL, Makunin AI, Larkin DM, Farré M, Kukekova AV, Johnson JL, Lemskaya NA, Beklemisheva VR, Roelke-Parker ME, Bellizzi J, Ryder OA, O'Brien SJ, Graphodatsky AS (2017) X Chromosome Evolution in Cetartiodactyla. Genes 8(216):1–16
2. Sipos W, Hirschberger J, Breuer W, Zenker I, Elicker S (2010) Partial remission of mast cell leukemia in a minipig after chemotherapy. Vet Rec 166:791–793
3. Pietschmann P, Rauner M, Sipos W, Kerschan-Schindl K (2008) Osteoporosis: an age-related and gender-specific disease – a mini-review. Gerontology 55:3–12
4. Sipos W, Pietschmann P, Rauner M, Kerschan-Schindl K, Patsch J (2009) Pathophysiology of osteoporosis. Wien Med Wochenschr 159:230–234
5. Sipos W (2011) Tiermodelle in der Osteoporoseforschung – aktuelle Entwicklungen. In: Pietschmann P (Hrsg) Osteoimmunologie – Zytokine und Biologika in der Osteologie. 2. Aufl. UNI-MED Verlag AG, Bremen, S 55–63
6. Sipos W, Föger-Samwald U, Pietschmann P (2014) Supporting Apparatus of Vertebrates: Skeleton and Bones. In: Jensen-Jarolim E (Hrsg) Comparative Medicine – Anatomy and Physiology. Springer, Wien, S 35–44
7. Jaschke N, Sipos W, Hofbauer LC, Rachner T, Rauner M (2021) Skeletal endocrinology: where evolutionary advantage meets disease. Bone Res 9(28):1–10
8. Pietschmann P, Föger-Samwald U, Butylina M, Sipos W (2021) Evolution and history of osteoimmunology. Osteologie 30:286–291
9. Rauner M, Sipos W, Pietschmann P (2007) Osteoimmunology. Int Arch Allergy Immunol 143:31–48
10. Rauner M, Sipos W, Thiele S, Pietschmann P (2013) Advances in osteoimmunology: pathophysiologic concepts and treatment opportunities. Int Arch Allergy Immunol 160:114–125
11. Dovjak P, Heinze G, Rainer A, Sipos W, Pietschmann P (2017) Serum levels of Dkk-1 are a potential negative biomarker of survival in geriatric patients. Exp Gertontol 96:104–109
12. Pietschmann P, Föger-Samwald U, Sipos W, Rauner M (2013) The role of cathepsins in osteoimmunology. Crit Rev Eukaryot Gene Expr 23:11–26
13. Rauner M, Sipos W, Pietschmann P (2008) Age-dependent Wnt gene expression in bone and during the course of osteoblast differentiation. Age 30:273–282
14. Rauner M, Sipos W, Wutzl A, Foisner R, Pietschmann P, Hofbauer LC (2009) Inhibition of lamin A/C attenuates osteoblast differentiation and enhances RANKL-dependent osteoclastogenesis. J Bone Miner Res 24:78–86
15. Rauner M, Stupphann D, Haas M, Fert I, Glatigny S, Sipos W, Breban M, Pietschmann P (2009) The HLA-B27 transgenic rat, a model of spondyloarthritis, has decreased bone mineral density and increased RANKL to osteoprotegerin mRNA ratio. J Rheumatol 36:120–126
16. Rauner M, Föger-Samwald U, Kurz MF, Brünner-Kubath C, Kapfenberger A, Varga P, Kudlacek S, Wutzl A, Höger H, Zysset PK, Shi GP, Hofbauer LC, Sipos W, Pietschmann P (2014) Cathepsin S deficiency increases bone remodeling leading to subtle changes in bone microarchitecture. Bone 64:281–287
17. Sipos W, Föger-Samwald U, Pietschmann P (2017) Comparing two major bone pathologies in humans and companion animals: osteoporosis and hyperparathyroidism. In: Jensen-Jarolim E (Hrsg) Comparative Medicine – Disorders Linking Humans with Their Animals. Springer, Wien, S 87–96
18. Sipos W (2016) Antibodies for the treatment of bone diseases: preclinical data. In: Pietschmann P (Hrsg) Principles of Osteoimmunology. 2. Aufl Springer Verlag, Wien, S 217–237
19. Yousefzadeh N, Kashfi K, Jeddi S, Ghasemi A (2020) Ovariectomized rat model of osteoporosis: a practical guide. EXCLI J 19:89–107

20. Guidelines for Preclinical and Clinical Evaluation of Agents Used for the prevention or Treatment of Postmenopausal Osteoporosis. Division of Metabolism and Endocrine Drug Products, Food and Drug Administration. 1994
21. Eschler A, Röpenack P, Herlyn PKE, Roesner J, Pille K, Büsing K, Vollmar B, Mittlmeier T, Gradl G (2015) The standardized creation of a lumbar spine vertebral compression fracture in a sheep osteoporosis model induced by ovariectomy, corticosteroid therapy and calcium/phosphorus/vitamin D-deficient diet. Injury 46 Suppl 4: S 17–23
22. Sipos W, Rauner M, Skalicky M, Viidik A, Hofbauer G, Schett G, Redlich K, Lang S, Pietschmann P (2008) Running has a negative effect on bone metabolism and proinflammatory status in male aged rats. Exp Gerontol 43:578–583
23. Sipos W (2019) Are pigs a suitable model species for osteoporosis research? J Trans Sci 5:1–2
24. Pietschmann P, Butylina M, Kerschan-Schindl K, Sipos W (2022) Mechanisms of systemic osteoporosis in rheumatoid arthritis. Int J Mol Sci 23(8740):1–14
25. Sipos W, Kraus M, Schmoll F, Achmann R, Baumgartner W (2002) PrP genotyping of Austrian sheep breeds. J Vet Med A 49:415–418

Die klinische Untersuchung des Schweines

2

Zusammenfassung

Die gekonnte und exakt durchgeführte klinische Untersuchung eines Versuchstieres ist grundlegende Voraussetzung für den Erhalt korrekter klinischer Befunde. Im Gegensatz zu anderen Tierarten wird die internistische Untersuchung des Schweines dadurch erschwert, dass diese Tierart meist sehr wenig an einer Kooperation mit dem Menschen interessiert ist. Zusätzlich erfordern manche anatomische Besonderheiten dieser Tierart Abweichungen von bei anderen Großtieren angewandten Untersuchungstechniken. Hat man sich aber einmal näher mit dem Schwein und der Kunst der eingehenden klinischen Untersuchung dieser Spezies auseinandergesetzt, dann macht das Arbeiten mit diesen Tieren viel Freude. Da Schweine immer öfter auch für Experimente in notfallmedizinischen Fragestellungen herangezogen werden, beschäftigt sich ein Abschnitt dieses Kapitels mit der speziellen neurologischen Untersuchung des Schweines und stellt einen im experimentellen Setting gut erprobten Neurological Deficit Score und einen Overall Performance Category Score vor. Abgeschlossen wird das Kapitel mit dem dermatologischen Untersuchungsgang, im Zuge dessen exemplarisch wichtige Hauterkrankungen des Schweines präsentiert werden.

2.1 Grundlagen der klinischen Diagnostik

Das Beherrschen der klinischen Untersuchung und das Entwickeln eines Gefühls oder „sechsten Sinnes" für den Patienten ist die Basis nicht nur für die kurative Tätigkeit des Arztes oder Tierarztes, sondern auch im Rahmen von komplexeren Tierversuchen unumgänglich, um einerseits klinische Befunde überhaupt korrekt erheben zu können und andererseits diese dann auch im klinischen oder experimentellen Kontext richtig interpretieren zu können. Deshalb ist eine gute Ausbildung in der klinischen Propädeutik so essentiell.

Beim internistischen Untersuchungsgang werden eine topographische und eine systematisch-organbezogene Vorgangsweise unterschieden, wobei bei der ersten das Tier sozusagen von vorne nach hinten und bei der zweiten nach Organsystemen, wie Atmungstrakt und Gastrointestinaltrakt, untersucht wird. Als Student der Veterinärmedizinischen Universität Wien wurde mir von meinen Lehrern selbstredend die Wiener Schule des Untersuchungsganges, welche die oben genannten Vorgangsweisen kombiniert, eingebläut. Das Standardwerk der Klinischen Propädeutik der Haus- und Heimtiere, begründet 1976 von den Professoren Jaksch und Glawischnig, war unsere Bibel. Umso mehr freute es mich, dass ich in der nunmehr aktuellen 9. Auflage dieses Standardwerkes in die Riege der Autoren mit aufgenommen wurde und das dazu nutzte, den Untersuchungsgang des Schweines, der bis dahin unverändert von einer Auflage in die nächste übernommen worden war, grundlegend zu überarbeiten und auszubauen sowie aktuelle Daten und neue Erkenntnisse über die physiologischen Referenzwerte bei Schweinen mit einfließen zu lassen [1, 2]. Auf diese Vorarbeiten stützt sich das nächste Kapitel. Hier sei angemerkt, dass im Folgenden die schweinespezifischen Untersuchungstechniken und die Befundinterpretation detailliert besprochen werden, die Definitionen der Fachtermini sowie die pathologischen und pathophysiologischen Grundlagen zu von der Norm abweichenden Untersuchungsbefunden aber in oben genanntem Lehrbuch und verwandten Werken zur Physiologie und allgemeinen Pathologie nachgelesen werden können, da eine Ausführung derselben den Rahmen dieses Buches sprengen würde.

2.2 Internistischer Untersuchungsgang

2.2.1 Allgemeines

Einen schnellen Überblick über den internistischen Untersuchungsgang beim Schwein und die dazugehörenden physiologischen Befunde gibt Tab. 2.1.

Im Folgenden sollen die einzelnen Punkte im Detail abgehandelt werden. Prinzipiell sollte der Untersuchungsgang beim Schwein in zwei Blöcken durchgeführt werden, dem adspektorischen Block und dem Block nach Fixierung des Tieres. Dies liegt darin begründet, dass Schweine – im Gegensatz zu den meisten anderen Haustieren – ihre Freiheit lieben und sich in den allermeisten Fällen nur äußerst widerwillig fixieren lassen. Daraus folgt, dass sich die Tiere im Rahmen der Fixierung stark aufregen und sich daher wichtige klinische Befunde, wie die innere Körpertemperatur (IKT) oder die Herzschlag- und Atemfrequenz entsprechend verändern, was bei der Befundinterpretation berücksichtigt werden muss. Um diesen Umstand bestmöglich zu umgehen, wird daher versucht, so viele Parameter wie möglich am unfixierten Schwein, also rein adspektorisch, zu erheben. Wenn nun im Folgenden die Punkte auf die beiden großen Blöcke aufgeteilt sind, so heißt dies nicht, dass die Punkte, welche unter dem zweiten

2.2 Internistischer Untersuchungsgang

Tab. 2.1 Übersicht über die Punkte des internistischen Untersuchungsganges beim Schwein und die physiologischen Befunde (o. B.: ohne Besonderheiten)

Untersuchungspunkt	Physiologischer Befund
Block vor der Fixierung	
Nationale	Rasse, Geschlecht, Alter, Abzeichen, Körpermasse, Verwendungszweck
Anamnese	„5 W": Was hat Wann, Wie begonnen, Wie ist der Verlauf. Weiteres: Impfstatus, Leistungs- bzw. Reproduktionsdaten, Fütterung, Aufstallungsform
Allgemeinverhalten und Körperhaltung	Adulte Tiere: ruhig und aufmerksam Jungtiere: lebhaft und aufmerksam Körperhaltung schweinetypisch
Hautfarbe	hellrosa
Atmung und Husten	Sau: 20–60 Atemzüge/min Eber: 20–50 Atemzüge/min Ferkel: 60–90 Atemzüge/min kostoabdominaler Typus, regelmäßig, kein spontaner Husten
Harn- und Kotabsatz	o. B.
Block nach der Fixierung	
Innere Körpertemperatur (rektal)	Sau: 38,0–39,0 °C Eber: 37,0–38,0 °C Ferkel: 38,5–39,5 °C
Ernährungszustand	gut
Borstenkleid und Klauenhorn	o. B.
Hautoberfläche	o. B.
Hautelastizität	erhalten
Hauttemperatur	regelmäßig verteilt
Puls	Sau: 80–100 Schläge/min Eber: 80–110 Schläge/min Ferkel: 150–200 Schläge/min kräftig, regelmäßig, gleichmäßig, Arterie gut gefüllt und gut gespannt
Kopf und Kopfschleimhäute	
Auge, Lidbindehaut	Stellung des Bulbus und der Lider o. B., kein Ausfluss Konjunktiven blaßrosa, Skleren von weißer Farbe und mit fein dargestellten Episkleralgefäßen
Ohrmuschel und äußerer Gehörgang	o. B.
Rüsselscheibe und Nasenschleimhaut	rosarot, feucht, kein Ausfluss
Kapillarfüllungszeit (Maulschleimhaut)	< 3 s
Zähne	dem Alter entsprechende Abnützung

(Fortsetzung)

Tab. 2.1 (Fortsetzung)

Untersuchungspunkt	Physiologischer Befund
Untersuchung des Thorax	
Palpation des Herzstoßes	Herzstoß links/bds. fühlbar
Perkussion der Lunge	bds. heller und lauter Schall
Perkussion des Herzens	relative Herzdämpfung nachweisbar, 2–3 Finger breit
Auskultation der Lunge	Adulte: bds. vesikuläres Atemgeräusch Jungtiere: bds. ggr. verschärft vesikuläres Atemgeräusch
Auskultation des Herzens	Frequenz siehe Puls kräftig, regelmäßig, Herztöne gut abgesetzt, keine Herzgeräusche hörbar
Untersuchung des Abdomens	
Adspektion und Palpation	o. B., Bauchdeckenspannung nicht erhöht
Auskultation des Darms	Darmperistaltik rege und auslaufend
Oberflächliche Lymphknoten des Abdomens	Größe siehe Text, verschieblich, nicht schmerzhaft, nicht höher temperiert, von derb-elastischer Konsistenz
Untersuchung des äußeren Genitales und der Mamma	o. B., dem Stadium des Reproduktionszyklus entsprechend

Block aufgeführt werden, zwingend erst nach der Fixierung an die Reihe kommen müssen, sondern sie können und sollen nach Möglichkeit bei ruhigen Tieren vor der Fixierung abgearbeitet werden. Bei unruhigen Tieren funktioniert die in Tab. 2.1 beschriebene Vorgangsweise aber immer. Jedoch auch bei dieser ist es wichtig, die Reihenfolge der Punkte einzuhalten, da diese bewusst so gewählt ist, dass die Fixierung des Tieres einen möglichst geringen störenden Einfluss auf die einzelnen Parameter hat. Als Beispiel sei das Voranstellen des Erhebens der IKT als ersten Punkt nach Fixierung des Tieres genannt, da sich dann das Tier – rasches Einfangen vorausgesetzt – noch nicht allzu lange aufgeregt hat und damit die IKT unverhältnismäßig in die Höhe getrieben wurde. Im umgekehrten Fall bietet es sich an, bei halbwegs kooperativen Tieren das Einführen des Rektalthermometers ohne Fixieren vorzunehmen, wobei man sich beispielsweise den meist großen Appetit der Schweine zu Hilfe nehmen und die Tiere durch Gabe von Futter ablenken kann, sodass dieses Prozedere oft komplikationslos vonstatten geht. Spätestens ab der Untersuchung der Hautelastizität wird aber eine Fixierung unumgänglich sein.

2.2.2 Fixierungsmaßnahmen

2.2.2.1 Saugferkel

Saugferkel werden wie kleine Hunde hochgehoben, in dem man sie in Brust-Bauchlage auf den Unterarm legt und den Brustkorb mit der Hand umfasst. Das

2.2 Internistischer Untersuchungsgang

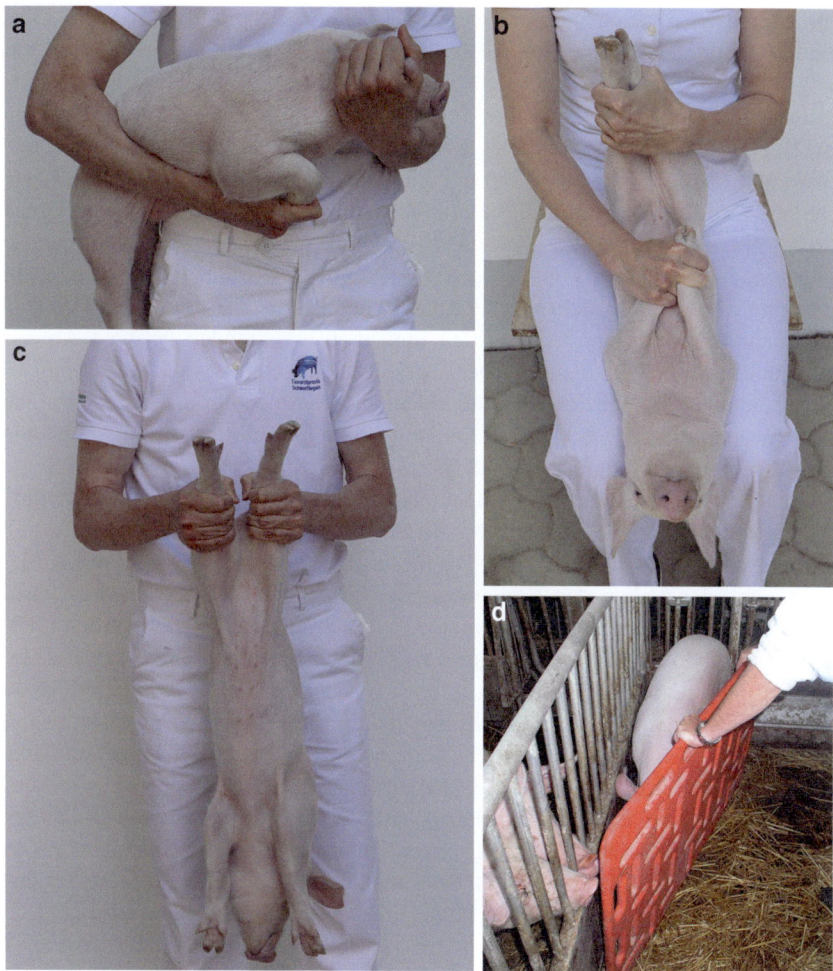

Abb. 2.1 Fixierungsmaßnahmen: **a** Fixierung eines Ferkels für eine IM- oder SC-Injektion, **b** Fixierung eines Ferkels für eine Blutabnahme in Rückenlage, **c** Fixierung für eine intraabdominale Injektion, **d** Verwendung des Treibbretts zum Fixieren oder Abdrängen größerer Schweine

Hochheben kann so erfolgen, dass eine Hinterextremität am Sprunggelenk erfasst wird und die Tiere dann an dieser hochgehoben werden, wobei dann auch gleich die zweite Hinterextremität in gleicher Weise fixiert wird, um eine Beleidigung der Hüftgelenke zu vermeiden. In dieser kopfabwärtsgerichteten hängenden Haltung können die Ferkel auch für kurze Zeit transportiert werden, um sie beispielsweise in eine andere Bucht zu verbringen (Abb. 2.1a–c).

2.2.2.2 Oberkieferschlinge

Spätestens ab einem Alter von rund 10 Wochen, entsprechend einem Gewicht von rund 30 kg, also dem Gewichtsbereich, in dem sich die meisten in der biomedizinischen Forschung verwendeten Tiere bewegen, werden die Tiere mittels Oberkieferschlinge, die in abgewandelter Form als Catcher (eine Oberkieferschlinge mit einem starren Führungsrohr) bezeichnet wird, fixiert (Abb. 3.1b und 3.5b). Der richtige Sitz der Oberkieferschlinge ist hinter den Canini des Oberkiefers, die als Widerlager bei der meist nach rückwärts gerichteten Ausweichbewegung der Schweine ein Abrutschen der Schlinge über die Rüsselscheibe verhindern. Sollte die Schlinge beim Anbringen nicht weit genug kaudal, also Richtung Maulspalte, gezogen werden, um damit den richtigen Sitz zu garantieren, sondern kranial der Canini zu liegen kommen, so muss damit gerechnet werden, dass nicht nur die Rüsselscheibe blau anläuft und das Tier keine Luft mehr bekommt, sondern bei den immer zu erwartenden heftigen Abwehrbewegungen die Schlinge eher früher als später abrutscht und das ganze Spiel von vorne beginnt, was natürlich auch mit einem großen Stress für die Tiere verbunden ist. Schweine, die die Oberkieferschlinge noch nicht kennen, kann man aufgrund ihrer angeborenen Neugierde damit überlisten, dass man ihnen die Schlinge zum Untersuchen und Bekauen einfach hinhält und dann im geeigneten Augenblick in die Maulspalte zieht und zuzieht. Ab dem zweiten Mal kennen die Tiere die Schlinge dann schon und flüchten vor dieser beziehungsweise pressen das Maul zusammen oder drehen den Kopf weg. Hier hilft meist nur mehr sanfte Gewalt. Das heißt, dass die Tiere dann an einem Ohr mit einer Hand fixiert werden („Ohrbremse") und aufgrund der Aufregung zu schreien beginnen. Damit ist das Maul geöffnet und die Schlinge kann nun schnell mit der anderen Hand eingeführt und zugezogen werden. Sobald die Schlinge richtig sitzt, muss sie permanent unter Zug gehalten werden, was bei den wenigen Tieren, die nach vorne und nicht nach rückwärts drängen, schwierig werden kann, sonst wird sie bei gelockerter Position umgehend abgestreift. In Versuchsställen mit planbefestigten Böden mag das ein geringeres Problem sein, in konventionellen Ställen mit Spaltenboden verschwindet die Schlinge dann aber in der Güllegrube und ist weg. Soll die Schlinge nach Beendigung der gewünschten Maßnahmen entfernt werden, so wird am Ring, der am Nasenrücken zu liegen gekommen ist, gezogen und dadurch der Sitz der Schlinge gelockert und sie kann aus dem Maul gezogen werden. Vor allem in den Sommermonaten muss bei unzureichend klimatisierten Ställen darauf geachtet werden, die aufregungsbedingte Belastung durch die Fixationsmaßnahmen gering zu halten, also die Tiere nur für kurze Zeiträume zu fixieren, da die Hausschweine im Vergleich zu den Wildschweinen ein geringeres Herzgewicht haben und so a priori eine relative Herzinsuffizienz aufweisen, die rasch in eine absolute übergehen kann. Ein frühes Anzeichen ist eine hochgradig zyanotische Verfärbung der Rüsselscheibe bei gleichzeitig immer ruhiger werdendem Tier. Dann sollte die Fixierung umgehend beendet werden. Falls das Tier bereits in Seitenlage liegt und noch keinen venösen Zugang hat, reicht es meist, das Tier mit kaltem Wasser abzuspritzen.

2.2.2.3 Treibbrett

Für intramuskuläre (IM) Injektionen oder ähnliche kurze Eingriffe reicht es, größere Tiere mit einem Treibbrett in einer Buchtenecke zu fixieren (Abb. 2.1d).

Abb. 2.2 Die selbst schärfenden Canini (Hauer) der Eber sind gefährliche Waffen

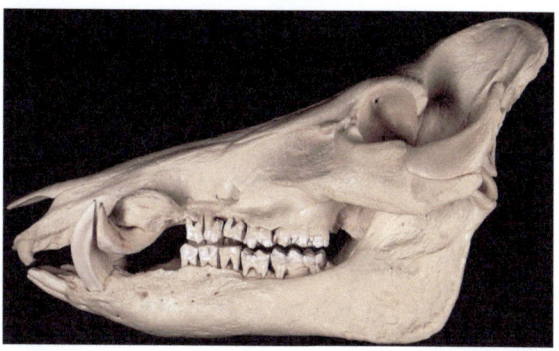

Bei allen diesen Maßnahmen muss beim Arbeiten mit adulten Tieren daran gedacht werden, dass diese aufgrund des außerordentlich stark entwickelten Gebisses, namentlich der massiven Canini der Eber, auch Hauer genannt, dem Menschen massive, teilweise lebensgefährliche Verletzungen zufügen können (Abb. 2.2). Dabei stürzt sich vor allem die ferkelführende Sau, der bei der sogenannten freien Abferkelung (also ohne Fixierung in einem Sauenkäfig) immer mit besonderer Vorsicht begegnet werden muss, mit geöffnetem Maul auf die vermeintliche oder tatsächliche Bedrohung zu, um ihre Nachkommenschaft zu verteidigen, während der Eber mit seinen messerscharfen Hauern eine von unten nach oben gerichtete Bewegung ausführt und damit die Femoralarterie des Untersuchers aufschlitzen kann. Als Sonderform der Fixierung muss die Sedierung genannt werden, welche in Abschn. 5.1 besprochen wird.

2.2.3 Erhebung des Nationale

Das Nationale eines Tieres beschreibt das Tier so, dass es eindeutig wiedererkannt werden kann. Folgende Punkte werden beim Nationale erhoben: Rasse, Geschlecht, Alter, Abzeichen, Körpermasse und Verwendungszweck. In der biomedizinischen Forschung werden entweder diverse Minipigrassen oder konventionelle Schweinerassen verwendet. Für Minipigs gilt, dass die Untersuchungsgänge prinzipiell wie bei den konventionellen Schweinerassen ablaufen, obwohl natürlich rassespezifische Besonderheiten eine Rolle spielen können. Die wichtigsten konventionellen Schweinerassen sind die sogenannten weißen Rassen (Landrasse mit Hängeohren, engl. Landrace, und Edelschwein mit Stehohren, engl. Large White), sowie das Duroc (rotes Borstenkleid), das Pietrain (weiß mit schwarzen Schecken) und das Hampshire (schwarz mit weißem Sattel über Schulter und Vorderextremität und Stehohren im Unterschied zum Angler Sattelschwein mit gleicher Zeichnung, aber Hängeohren). Die früher vor allem beim Pietrain zu beobachtende extrem hohe Stressanfälligkeit, welche regelmäßig bei Narkosen zu einer malignen Hyperthermie geführt hatte, konnte durch gezielte

Zuchtprogramme (Target war der Ryanodinrezeptor, ein Kalziumionenkanal des sarkoplasmatischen Retikulums) mehr oder weniger ausgemerzt werden.

Bei den Geschlechtern wird beim Schwein nicht nur männlich, weiblich, oder Hermaphrodit unterschieden, sondern auch männlich kastriert (die meisten Ferkel wandern in die Mast und müssen daher im Saugferkelalter kastriert werden, um den später auftretenden Ebergeruch zu vermeiden, der das Fleisch ungenießbar machen würde) sowie ein- oder beidseitiger, bzw. unvollständiger oder vollständiger Kryptorchismus („Binneneber" oder „Kreuzbär").

Das Alter der Schweine wird in den meisten biomedizinischen Forschungseinrichtungen bekannt sein. Die geläufigen Bezeichnungen für die einzelnen Altersabschnitte lauten: Saugferkel, Absetzferkel, Läufer und schlussendlich Mastschweine bzw. Jungsauen/Sauen sowie Jungeber/Eber. Obwohl auch beim Schwein theoretisch eine Zahnaltersbestimmung möglich ist, wird bei konventionellen Schweinen das Alter am Gewicht geschätzt, was aber nur eine begrenzte, für in der biomedizinischen Forschung eingesetzte Tiere jedoch meist völlig ausreichende Zeit möglich ist. Dafür ist allerdings Voraussetzung, dass es sich um keinen Kümmerer handelt, den man am sogenannten Kümmerhabitus (relativ zu großer Kopf, minderguter bis schlechter Ernährungszustand, haariges Borstenkleid) erkennen kann (Abb. 2.3).

Bei den Abzeichen wird zwischen angeborenen und erworbenen Abzeichen unterschieden, wobei dies bei den angeborenen Abzeichen auffallende Pigmentflecken und bei den erworbenen Abzeichen Ohrmarken, Chips, Ohrstanzen, kupierte Schwänze und dergleichen sein können. Die Körpermasse ist bei Versuchstieren genau zu erheben, da sie in vielerlei Hinsicht von Bedeutung ist, angefangen aufgrund der Notwendigkeit für die Ermittlung von Narkosemittel- oder Medikamentendosierungen bis hin zur Verfolgung der Einflussnahme bestimmter Maßnahmen auf die Körpergewichtsentwicklung. Als Verwendungszweck kommen in der biomedizinischen Forschung nur zwei Typen in Frage, nämlich die Verwendung als Versuchstier oder als Zuchttier.

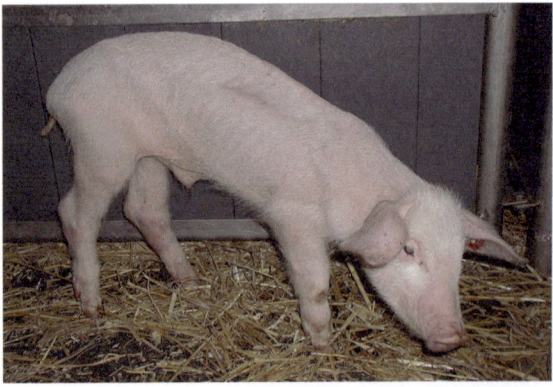

Abb. 2.3 Beim Kümmererhabitus fallen neben dem schlechten Ernährungszustand der relativ zu große Kopf und das haarige Borstenkleid auf

2.2.4 Erhebung der Anamnese

Die Anamnese ist zwar ein äußerst wesentlicher Punkt im Rahmen der tierärztlichen Untersuchung eines Patienten, sollte aber im biomedizinischen Kontext normalerweise eine untergeordnete Rolle spielen, da davon auszugehen sein sollte, dass vom Züchter nur gesunde Tiere angeliefert werden. Sollten jedoch kranke Tiere angeliefert werden, wofür das Tierpflegepersonal ein gutes Auge entwickeln sollte, so hat der betreuende Tierarzt die entsprechenden Maßnahmen einzuleiten. In jedem Falle sollte der Tierarzt aber über den Vakzinationsstatus der angelieferten Tiere Bescheid wissen. Mehr dazu in Abschn. 6.3.

2.2.5 Adspektorischer Block (Untersuchung vor der Fixierung)

2.2.5.1 Allgemeinverhalten und Körperhaltung

Erster Punkt ist die Erhebung des Allgemeinverhaltens und der Körperhaltung. Physiologischerweise sind Ferkel lebhaft und aufmerksam und adulte Tiere ruhig und aufmerksam. Die Körperhaltung ist der Tierart entsprechend. Das Allgemeinverhalten kann geringgradig (ggr.), mittelgradig (mgr.) oder hochgradig (hgr.) vermindert (Apathie/Somnolenz – Stupor/Sopor – Koma) bzw. erhöht (Übererregbarkeit – Tremor – Exzitationen und tonisch-klonische Krämpfe) sein. Abb. 2.4 zeigt Ferkel mit klassischen Symptomen einer Meningitis, nämlich Seitenlage, Ruderbewegungen bzw. Streckkrämpfe und einen Opisthotonus, also einen krampfhaft nach hinten überstreckten Kopf. Im Stand sollte das Tier alle vier Extremitäten gleichmäßig belasten und in der Bewegung keine Anzeichen einer Lahmheit oder Lähmung zeigen. Somit ist dieser erste Punkt des Untersuchungsganges von besonderer Bedeutung, da bereits hier ein sehr guter Eindruck über den gesamten internistischen, neurologischen und orthopädischen Gesundheitszustand des Tieres gewonnen werden kann. Eine pathologische Veränderung der Körperhaltung wäre beispielsweise das Festliegen aufgrund unterschied-

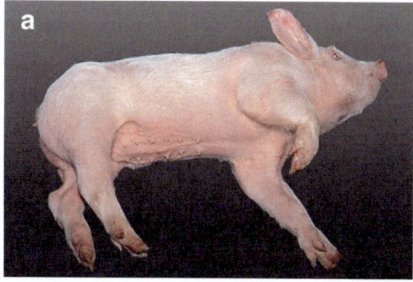
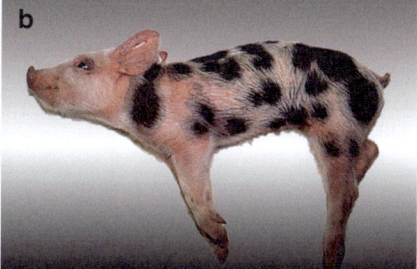

Abb. 2.4 Meningitische Symptome: **a** Seitenlage und Ruderbewegungen, **b** Seitenlange und Opisthotonus

lichster Ursachen oder auch das Einnehmen einer hundesitzigen Stellung, welche neben neurologischen oder orthopädischen Problemen auch eine Pneumonie als Ursache haben könnte, da durch die eingenommene Haltung Druck von der Lunge genommen und die Atmung erleichtert wird.

2.2.5.2 Hautfarbe

Die Hautfarbe – deren Beurteilung wird selbstredend vor allem bei den nicht pigmentierten Schweinerassen Sinn machen – sollte hellrosa sein. Die Bedeutung dieses Punktes wird oft unterschätzt, ist aber hoch, da mit der Beurteilung der Hautfarbe ein verlässlicher erster Eindruck von der Funktion des Atmungs- und Herz-Kreislaufapparates gewonnen werden kann. Vor allem eine zyanotische Verfärbung der Haut, die am frühesten an der Rüsselscheibe und an den Ohrmuscheln festgestellt werden kann, gibt einen Hinweis auf eine Dysfunktion eines oder beider der genannten Organsysteme (Abb. 2.5). Ebenso können gestaute Ohrrandvenen einen Hinweis auf eine kardiale Insuffizienz geben, welche bei anderen Tierarten mit oberflächlich liegender Vena jugularis externa anhand eines vermehrten Blutangebotes bei Durchführung der Venenstauprobe bzw. bei einer hgr. Insuffizienz anhand des Auftretens des präsystolischen, negativen Venenpulses diagnostiziert wird. Im Gegensatz dazu ist ein positiver Venenpuls in einer Insuffizienz der Trikuspidalklappe begründet.

2.2.5.3 Atmung und Husten

Die Atmung sollte neben einer physiologischen Frequenz (Tab. 2.1) von kostoabdominalem Typ, regelmäßig und nicht vertieft sein. Die Beurteilung der Exkursionen des Rippenbogens erfolgt von schräg hinter dem Tier. Außerdem sollte kein spontaner Husten auftreten. Beim Schwein wird routinemäßig nur dieser beurteilt, da bei dieser Tierart im Gegensatz zu den anderen Haussäugern aufgrund der anatomischen Verhältnisse kein Husten durch Kompression und Durchschnalzenlassen der Trachealspangen zwischen Daumen und Mittelfinger provoziert werden kann. Eventuell kann beim Schwein ein Husten durch Perkussion des Thorax provoziert werden.

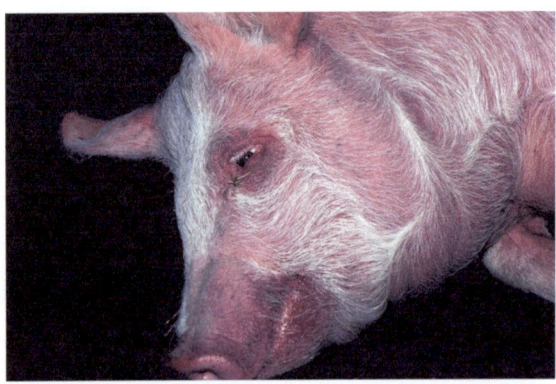

Abb. 2.5 Zyanotische Verfärbung der Haut aufgrund einer Herz-Kreislaufinsuffizienz (in diesem Fall aufgrund eines septikämischen Rotlaufs)

2.2.5.4 Harn- und Kotabsatz

Der Harn- und Kotabsatz sollte ohne Besonderheiten (o. B.) sein, wobei weibliche Tiere den klaren Harn kontinuierlich im Strahl absetzen, während Eber einen rhythmisch pulsierenden Harnabsatz haben. Der Kot ist beim Schwein physiologischerweise strangförmig, fest und (fütterungsabhängig) von brauner bis braungelblicher Farbe. Vor allem Ferkel leiden häufig an Durchfallerkrankungen, welche häufig durch Infektionen mit Rotaviren, enterotoxischen *E. coli* (ETEC), enteropathogenen *E. coli* (EPEC), Shigatoxin-bildenden *E. coli* (STEC), *Clostridium perfringens* Typ A und C sowie *Cystoisospora suis* hervorgerufen werden, während ältere Tiere eher an (oft subklinischen) Intestinalinfektionen durch *Lawsonia intracellularis* oder *Brachyspira hyodysenteriae* bzw. *Brachyspira pilosicoli* erkranken. Manche dieser Erreger induzieren sehr typische Durchfallbilder, sodass diese beinahe pathognomonischen Charakter haben. So finden sich bei clostridiell bedingten Durchfällen meist Gasbläschen im Durchfallkot, während pathogene Brachyspiren einen als zementfarben beschriebenen Durchfall hervorrufen.

2.2.6 Untersuchung nach der Fixierung

2.2.6.1 Innere Körpertemperatur (IKT)

Als erster Punkt unmittelbar nach der Fixierung wird die IKT mittels Rektalthermometer gemessen. Ferkel haben eine höhere IKT als adulte Tiere, wobei die Werte der Jungtiere die Adultwerte bereits im Alter von rund 4 Monaten erreichen (Tab. 2.1). Bei Zuchtsauen ist zu beachten, dass bei diesen die IKT in Abhängigkeit vom Reproduktionsstadium gewissen Veränderungen unterworfen ist. Es sind in einem Zyklus drei Spitzen der IKT zu beobachten. Die erste tritt auf im peripartalen Zeitraum mit im Mittel 39,1 °C vor der Geburt bis zu drei Tagen p.p., die zweite rund 2 Wochen p.p. zum Zeitpunkt der Hochlaktation mit im Mittel 39,7 °C und eine dritte, schwächere nach der Besamung, die ja eine Immunreaktion gegen die Spermien auslöst. Bei den Sauen ist vor allem die zweite Spitze von großer klinischer Bedeutung, da diese häufig als Anzeichen für eine MMA (Mastitis-Metritis-Agalaktie, welche auch als PPDS = postpartales Dysgalaktiesyndrom bezeichnet wird) fehlinterpretiert wird. Die MMA ist eine immer wieder auftretende, fieberhafte, bakterielle oder toxinogene Erkrankung der Sau, die im Gegensatz zur physiologischen temporären Erhöhung der IKT zum Zeitpunkt der Hochlaktation einer intensiven medikamentösen Therapie bedarf. Zu beachten ist weiter, dass Eber im Mittel eine um rund 1 °C niedrigere IKT als Sauen haben.

Wie aus obigem Kontext mit der MMA bereits klargestellt, ist es wichtig festzuhalten, dass nicht jede Erhöhung der IKT einem fieberhaften Geschehen gleichzusetzen ist. Eine erhöhte IKT kann beispielsweise auch stressbedingt oder Folge einer hohen Umgebungstemperatur sein. Fieber hingegen ist ein durch endo- oder exogene Pyrogene (wie TNF-α oder LPS), die am Temperaturregulationszentrum im Hypothalamus angreifen, hervorgerufener Symptomenkomplex, von dem der wichtigste Parameter die erhöhte IKT ist. Daneben ist Fieber aber auch durch ein vermindertes Allgemeinverhalten und Zeichen einer Sympathikotonie, wie eine Tachykardie, eine Tachypnoe und ein Aufstellen der Körperbehaarung (Kontraktion der Mm. arrectores pilorum) charakterisiert.

2.2.6.2 Ernährungszustand

Der Ernährungszustand soll gut sein und wird vom geübten Untersucher adspektorisch beurteilt oder von weniger geübten Personen durch Palpation der Dornfortsätze der Brust- und Lendenwirbel, der Rippen und der Hüfthöcker ermittelt, wobei diese Knochenstrukturen bei einem guten Ernährungszustand entsprechend einem BCS von 3 (bei einer Skala von 1 = kachektisch bis 5 = adipös) adspektorisch kaum erkennbar bzw. nur mit festem Druck palpierbar sind. Bei eigener Nachzucht der Versuchsschweine ist bei den Zuchtsauen zu beachten, dass der BCS im Verlauf des Reproduktionszyklus variiert und vor allem ein zu starker Gewichtsverlust gegen Ende der Laktation und vor der erneuten Belegung vermieden werden muss. Folglich sollte beim Abferkeln ein BCS von 3,0–3,5 und beim Absetzen von mindestens 2,5 angestrebt werden, was vor allem über ein entsprechendes Fütterungsmanagement zu erreichen ist. Auf der anderen Seite neigen besonders Minipigs, die häufig in Tierversuchen eingesetzt werden, zur Ausbildung einer Adipositas, die auch gesundheitlich zu Folgeproblemen führt und daher strikt zu vermeiden ist. Die häufig fehlerhafte Fütterung von (privat gehaltenen) Minipigs führt generell dazu, dass einer der häufigsten internistischen Vorstellungsgründe in der tierärztlichen Praxis gastrointestinale Probleme sind [3].

2.2.6.3 Borstenkleid, Haut und Klauenhorn

Das Borstenkleid und der Klauenschuh sollten o. B. sein. Vor allem bei Langzeitversuchen bei bewegungsarmer Haltung auf einer suboptimalen Bodenoberfläche, die den Klauenhornabrieb nicht in hinreichendem Maße fördert, sollte auf regelmäßige, also mindestens zweimal jährliche Klauenpflege geachtet werden, um der Entstehung von sogenannten Stallklauen mit all ihren, vor allem orthopädischen, Folgeproblemen vorzubeugen. Gleichfalls ist vor allem bei Zuchtsauen an die Möglichkeit einer peripartalen Pododermatitis aseptica („Klauenrehe") und bei Tieren, die auf Spaltenboden gehalten werden, an Klauenverletzungen, die durch Hängenbleiben in nicht richtig dimensionierten Spalten entstehen, zu denken.

Die Hautoberfläche sollte o. B. sein (Abb. 2.6a). Die genauere Beurteilung der Haut wird beim dermatologischen Untersuchungsgang (Abschn. 2.4) besprochen. Die Hautelastizität, welche zur Beurteilung des Hydratationszustandes dient, wird beim Schwein am Oberlid durch Anheben einer Hautfalte mit Zeigefinger und Daumen senkrecht zur Lidspalte überprüft und sollte erhalten sein, also unmittelbar nach Loslassen sollte die Hautfalte verstreichen (Abb. 2.6b). Dabei ist zu beachten, dass die Beurteilung nach dem ersten Hochheben und Loslassen erfolgen sollte und dieser Untersuchungspunkt bei wiederholter Durchführung früher oder später zwangsläufig zu einer verlängerten Zeitspanne bis zum

2.2 Internistischer Untersuchungsgang

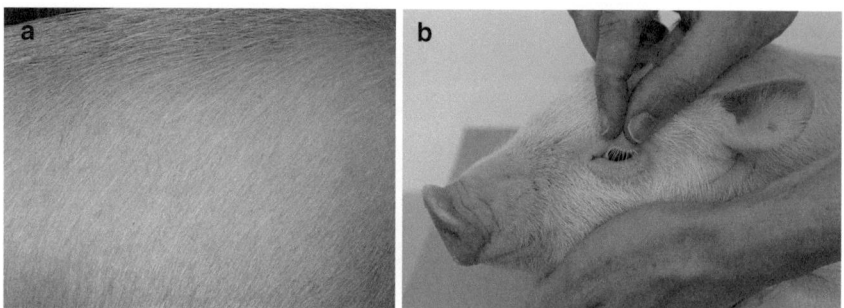

Abb. 2.6 Überprüfung **a** der Hautoberfläche (in diesem Fall o. B.), **b** der Hautelastizität

Verstreichen der Hautfalte führen wird, was dann nicht falsch als Dehydratation interpretiert werden darf. Die Hauttemperatur sollte regelmäßig verteilt sein, das heißt, dass die Körperakren (Rüsselscheibe, Ohrmuscheln und distale Extremitäten) aufgrund der verhältnismäßig geringeren Durchblutung eine niedrigere Temperatur aufweisen sollten als die restliche Körperoberfläche. Hier wird von kranial nach kaudal vorgegangen (Abb. 2.7). Zuerst wird mit dem Handrücken (hier haben wir eine höhere Temperatursensitivität als an der Handinnenfläche) die Rüsselscheibe befühlt. Sodann werden die Ohrmuscheln an der Basis umfasst und von basal nach apikal befühlt. In weiterer Folge werden dann wieder mit dem Handrücken beginnend vom seitlichen Kopf in mäanderförmigen Bewegungen die seitliche Körperwand und dann die Vorder- und Hinterextremitäten befühlt, wobei auf Höhe des Karpus bzw. Tarsus umgegriffen wird, also ab diesen Gelenken bis hin zum Klauenhorn mit der Handinnenfläche weiteruntersucht wird. Bei kleineren Tieren wird auch die Sohlenfläche untersucht. Es ist sehr wichtig, die Untersuchung der distalen Extremitäten ernst zu nehmen, da andernfalls beispielsweise eine akute Klauenrehe oder bei stärkeren Verschmutzungen ein Klauenspitzenabriss übersehen werden können. Bei letzteren Erkrankungen bzw. Verletzungen ist dann die Hauttemperatur erhöht und würde im Falle einer ggr. Änderung zu einer gleichmäßigen Verteilung (im Gegensatz zur physiologischerweise regelmäßigen Verteilung) der Hauttemperatur führen. Bei aufgeregten Schweinen wird aber selbstredend nicht nur eine Erhöhung der IKT, sondern auch eine Erhöhung der Hauttemperatur, vor allem an den Ohrmuscheln, feststellbar sein und ist entsprechend zu interpretieren.

Sogenannte Technopathien, also haltungsbedingte Verletzungen und Erkrankungen des Tieres, machen sich primär am Integument und am Klauenschuh bemerkbar (Abb. 2.8). Dazu gehören die bereits bei der Untersuchung der Klauen erwähnten Stallklauen und durch Hängenbleiben in Spalten eingerissene Klauen sowie Panaritien, welche sehr schmerzhaft sein können. Häufige Technopathien sind Liegeschwielen, die vor allem bei Haltung auf rauhen Betonböden und ungenügender Einstreu entstehen. Ebenso kann eine nicht fachgerecht durchgeführte Desinfektion der Stallungen mit Löschkalk zu Verätzungen

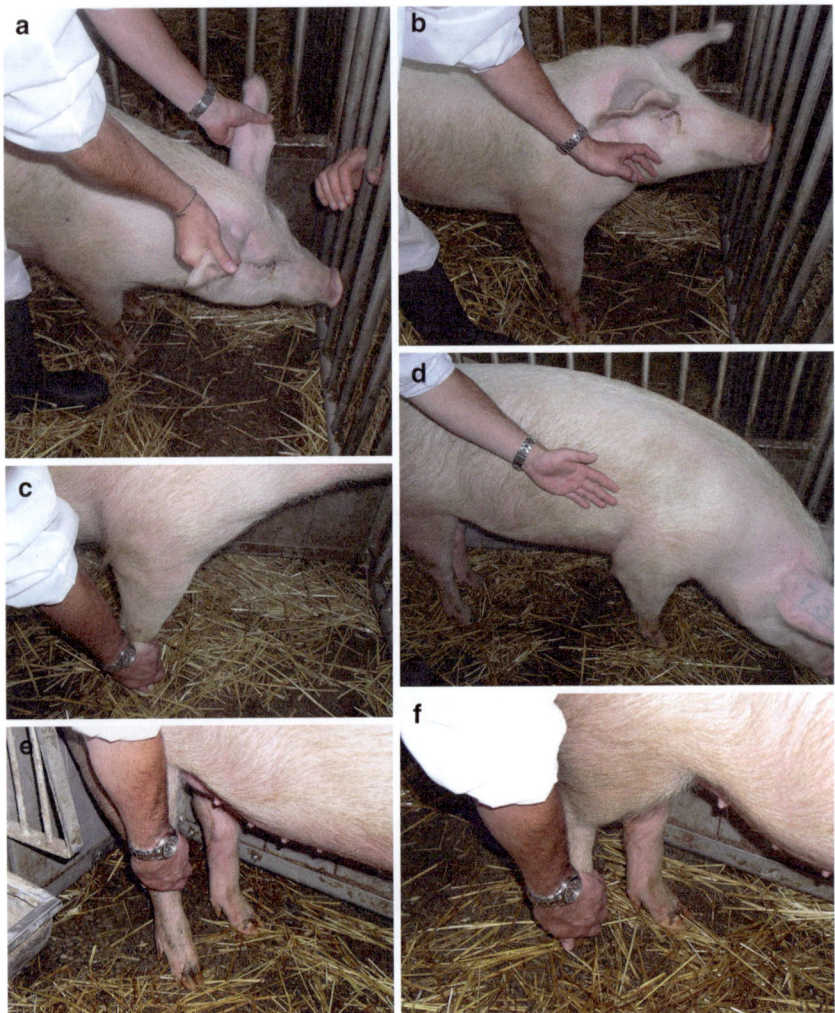

Abb. 2.7 Überprüfung der Hauttemperatur: **a–f** zuerst Ohrmuscheln und Rüsselscheibe, dann mäanderförmiges Streichen mit dem Handrücken entlang der Seiten des Tieres. An Karpus sowie Tarsus wird umgegriffen und mit der Handfläche die Hauttemperaturverteilung bis zum Klauenschuh (und bei kleineren Tieren auch an der Sohlenfläche) beurteilt

der Tiere an den Kontaktflächen der Haut führen. Eine weitere Gruppe von Technopathien im weiteren Sinne kann aufgrund von Stress, der auf Haltungsfehler zurückzuführen ist, entstehen. Stress führt zu Fehlverhalten, wie Ohren- oder Schwanzbeißen, mit äußerst unangenehmen Folgen für die betroffenen Tiere. Zu häufigen Triggern gehören Überbelegung der Buchten, Zugluft, Unterbeschäftigung oder auch Ernährungsfehler, wie Mineralstoff- oder Spurenelementmängel, und Mykotoxin-kontaminierte Futtermittel.

2.2 Internistischer Untersuchungsgang

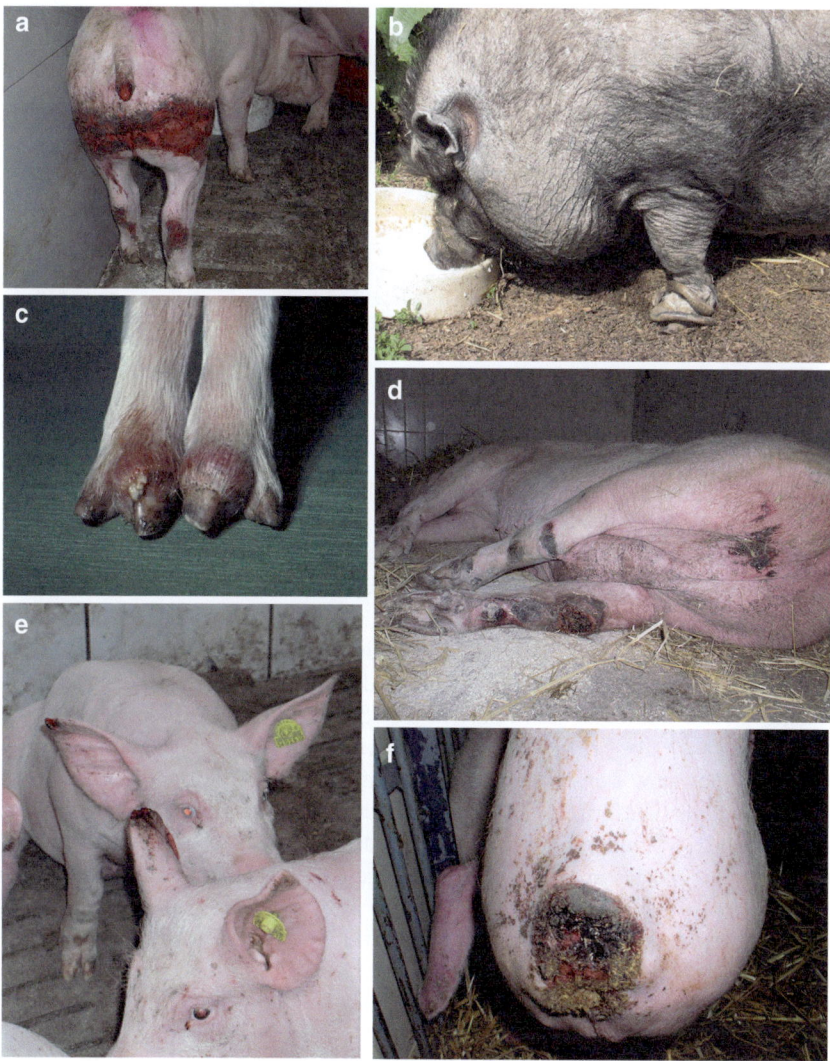

Abb. 2.8 Technopathien machen sich meist am Integument und am Klauenschuh bemerkbar: **a** Kalkverätzung nach Stalldesinfektion, **b** Rollklauenbildung, **c** tiefes Panaritium, **d** Liegeschwielen, **e** Ohrenbeißen, **f** Schwanzbeißen. Beim Schwanzbeißen besteht zusätzlich die Gefahr einer aszendierenden Myelitis

2.2.6.4 Puls

Der physiologische Pulsbefund sollte eine tierartspezifische Frequenz (Tab. 2.1) haben. Weiterhin sollte der Puls kräftig, regelmäßig und gleichmäßig sein und die Arterie sollte gut gefüllt und gut gespannt sein. Beim Ferkel wird der Femoralispuls hinter dem Tier stehend palpiert, wobei beide Hinterextremitäten

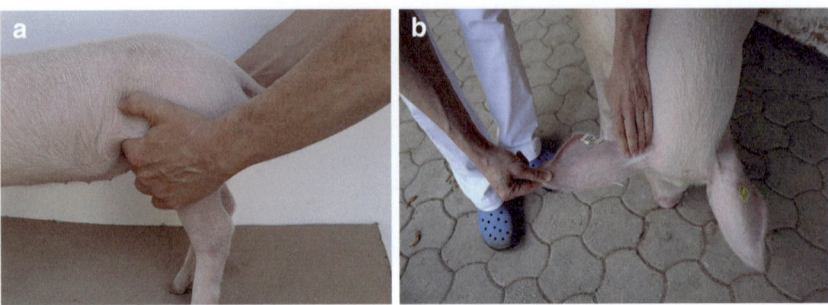

Abb. 2.9 Palpation des Pulses: **a** Femoralarterie, **b** Aurikulararterie

in Analogie zur Pulsbeurteilung beim Kleintier beidhändig umgriffen werden und mit den Fingerbeeren von Zeige- und Mittelfinger die Femoralarterie an der Medialseite der Extremität knapp oberhalb des Kniegelenks palpiert wird (Abb. 2.9a). Bei größeren Tieren (ab ca. 30 kg) verschwindet die Femoralarterie aufgrund der zunehmenden Bemuskelung in der Tiefe und anstelle dessen wird der Aurikularispuls beurteilt. Für diesen Zweck wird mit einer Hand eine Ohrmuschel sanft gestreckt und mit dem Zeige- und Mittelfinger der anderen Hand in der Grube an der Ohrbasis die A. auricularis palpiert (Abb. 2.9b). Alternativ besteht bei adulten Tieren auch die Möglichkeit der Palpation des Coccygealpulses, welcher an der ventralen Schwanzseite bei Sauen etwa auf Höhe der ventralen Vulvakommissur überprüft wird. Bei der Beurteilung des Pulses beim Schwein sollte aber beachtet werden, dass dieser, ähnlich wie die übrigen Parameter der klinischen Trias, aufgrund der fixationsbedingten Aufregung der Tiere rasch entsprechende Veränderungen zeigt, was die diagnostische Aussagekraft der genannten Parameter vor allem für unerfahrenere Untersucher vermindert.

2.2.6.5 Untersuchung des Kopfes und der Kopfschleimhäute

Es folgt nun die Untersuchung des Kopfes. Zuerst wird die Größe und Stellung der Bulbi, der Lider sowie die Augenumgebung beurteilt. Ein eventueller Augenausfluss wird näher charakterisiert: ein- oder beidseitig, kontinuierlich oder diskontinuierlich, serös oder eitrig. Im Rahmen der progressiven Rhinitis atrophicans (PAR, „Schnüffelkrankheit der Schweine"), hervorgerufen durch toxigene *Pasteurella multocida* und *Bordetella bronchiseptica*, kommt es aufgrund osteolytischer Prozesse der Conchen und der Nasenscheidewand zu einer Verlegung des Tränen-Nasenkanals und damit zu einem gestörten Abfluss der Tränenflüssigkeit, welche nun über den nasalen Kanthus abfließt, sich mit dem Stallstaub vermischt und als schwarze Tränenrinne sichtbar wird (Abb. 2.10a). Diese Sekretrinnen können als pathognomon für eine PAR angesehen werden und treten bereits im Anfangsstadium der Erkrankung auf, noch bevor die typischen Symmetrieabweichungen des Rüssels oder die Verkürzung des gesamten Oberkiefers (die allerdings auch einen genetischen Hintergrund haben kann) sichtbar werden. Ebenso sollte bei der Beurteilung der Nasengegend auf Ödembildungen

2.2 Internistischer Untersuchungsgang

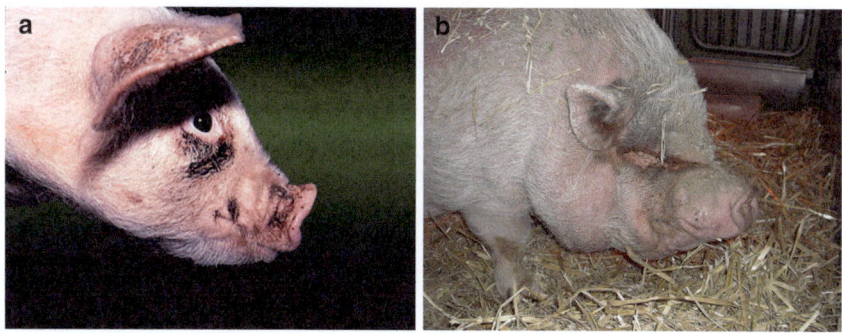

Abb. 2.10 Augenumgebung und Adnexe: **a** Augenausfluss (Sekretrinne) bei einem Ferkel mit einer progressiven Rhinitis atrophicans, die sich hier auch durch die Verkürzung des Oberkiefers und die in Falten gelegte Haut am Nasenrücken zeigt, **b** für ein Entropium sind vor allem adipöse Minipigs prädestiniert

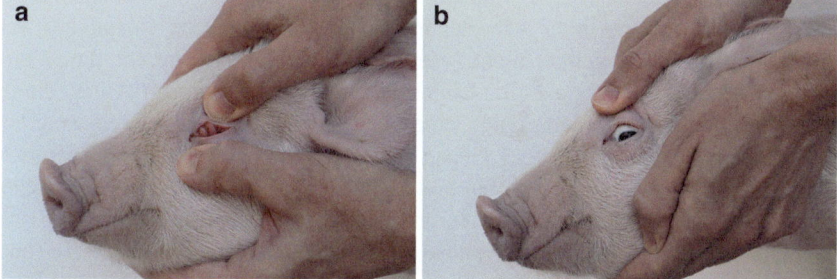

Abb. 2.11 Untersuchung der Augenschleimhäute: **a** Untersuchung der Konjunktiven durch Druck auf den hinteren oberen Quadranten des Bulbus, der einen Nickhautvorfall induziert. Am 3. Augenlid kann dann die Konjunktivalfarbe beurteilt werden. **b** Untersuchung der Sklera durch Drehen des Kopfes um die Längsachse und Hochziehen des oberen Augenlides

an Rüsselrücken und Oberlidern geachtet werden, welche Anzeichen für die Ödemkrankheit sind, hervorgerufen durch STEC (Shigatoxin-produzierende *E. coli*), und vor allem im Absetzalter auftreten. Adipöse Minipigs sind prädestiniert für die Entwicklung eines Entropiums, das zu schweren Konjunktiviten und Keratitiden führen kann (Abb. 2.10b).

Nun folgt die Beurteilung der Konjunktiven. Zu diesem Zwecke wird der Kopf des Tieres mit beiden Händen umfasst. Mit dem Daumen der oben liegenden Hand wird auf den hinteren oberen Quadranten des Bulbus (über das Oberlid und nicht direkt auf die Kornea!) der Druck so lange erhöht, bis das dritte Augenlid (die „Nickhaut") mit einem „Plops" von nasal kommend vorfällt und quer über das ganze Auge sichtbar wird (Abb. 2.11a). Dabei ist zu beachten, dass beim Ausüben des Druckes mit dem Daumen mit der flachen Beere gearbeitet wird und nicht der Daumennagel auf das Oberlid gepresst wird, weil dies erstens dem Tier unnötige Schmerzen bereitet und andererseits auch weit weniger effektiv als der Druck mit der flachen Daumenfläche ist. Mit dem Daumen der anderen Hand, die den Unterkiefer des Tieres umgreift, wird die nasale Hälfte des Unterlides nach ventral gezogen, um das Gesichtsfeld zu erweitern. Die an der Nickhaut überprüfte Konjunktiva sollte blassrosa sein. Manche Untersucher überprüfen die Konjunktivalfarbe durch Hervorpressen der ebenfalls von Konjunktivalschleimhaut überzogenen Innenseite des Oberlides durch Ausüben eines Druckes auf ganzer Breite des Oberlides, was dann aber zu einer Chemosis und damit zu einer falsch positiven Rötung der Schleimhaut führen kann. Häufig sind die Konjunktiven bei Aufstallung der Tiere in einer nicht optimalen Umgebung (Staubentwicklung beim Einstreuen, erhöhte Reizgaskonzentrationen oder Zugluft bei falsch eingestellter Lüftung) ggr.-mgr. gerötet, was aber nicht toleriert werden sollte, da jede Konjunktivitis pathologisch ist.

Die physiologischerweise blaßrosa Farbe der Konjunktivalschleimhaut kann, wie die Farbe auch der anderen Schleimhäute, ggr.-hgr. blasser (anämisch) oder ggr.-hgr. gerötet (hyperämisch) sein. Neben diesen beiden grundlegenden, durch den unterschiedlichen Durchblutungsgrad bedingten Farbänderungen gibt es eine Reihe weiterer Abweichungen. Eine zyanotische (bläuliche) Verfärbung ist definitionsgemäß nicht, wie meist angenommen, direkt durch eine geringere Sauerstoffsättigung des Blutes bedingt (wobei dies im Alltag durchaus zutreffen mag), sondern Folge eines über den bestimmten Grenzwert von 3,1 mmol/l erhöhten (absoluten) Gehalts an Deoxyhämoglobin. Dies entspricht einem Anteil von Deoxyhämoglobin von mehr als 30 % an einer physiologischen Hämoglobinkonzentration. Das heißt im Umkehrschluss, dass anämische Tiere ab einem gewissen Grad keine Zyanose entwickeln können, während Tiere (oder Menschen) nach einem Höhentraining eine Erythrozytose und damit einhergehend eine Zyanose selbst bei physiologischer Sauerstoffspannung im Blut aufweisen. Wieder anders verhält es sich bei Arten, wie den Neuweltkamelen, die an ein Leben in großen Höhen angepasst sind und deren Hämoglobin andere Sauerstoffdissoziationskurven aufweist. Normalerweise aber wird eine Zyanose Zeichen einer verminderten Sauerstoffversorgung des Blutes und damit einer Verbreiterung der pulmonalen Diffusionsstrecke sein, wie sie beispielsweise im Zuge einer Pneumonie auftritt. Auf der anderen Seite kann eine Zyanose auch durch eine aufgrund einer Herzinsuffizienz relativ verstärkte Sauerstoffutilisation in der Peripherie bedingt sein. Zu einer ikterischen Verfärbung (Gelbstichigkeit) kommt es in Folge einer Hyperbilirubinämie. Bilirubin entsteht beim hepatischen Abbau von Hämoglobin. Eine Erhöhung dieses Farbstoffes kann damit Folge einer Leberschädigung (intrahepatischer Ikterus) sein, aber auch durch Substanzen oder infektiöse Agentien bedingt sein, die zu einem vermehrten Zerfall von Erythrozyten führen (prähepatischer Ikterus), oder posthepatische Ursachen, wie Gallensteine, haben. Eine livide (grünliche) Verfärbung ist eine Kombination von Anämie und Zyanose. Als prognostisch ungünstig zu beurteilen ist eine verwaschene (gräuliche) Verfärbung der Schleimhäute. Diese wird durch eine *capillary leakage* und Plasmaaustritt aus dem Gefäßlumen bedingt und ist meist Folge einer Intoxikation.

Als nächster Schritt wird die Sklera beurteilt, wobei der Kopf um die Längsachse gedreht und das Oberlid nur hochgezogen wird (Abb. 2.11b). Da das Tier versucht, weiterhin eine horizontale Position des Bulbus einzunehmen, rotiert der Augapfel nach unten und die Sklera stellt sich dem Untersucher schön dar. Physiologischerweise ist die Sklera von weißer Farbe und zeigt eventuell auch fein dargestellte episklerale Gefäße. Als tierartliche Besonderheit kommen beim Schwein immer wieder grau pigmentierte Flecken an der Sklera vor, die aber keine pathologische Bedeutung haben.

Bei der Beurteilung der Ohrmuschel und des äußeren Gehörganges ist vor allem auf Anzeichen einer Räudeerkrankung zu achten, da die Sarkoptesräude oft hier ihren Ausgang nimmt. Diese stellt sich in grauen bis schwarzen Belägen dar und wird mittels tiefem Hautgeschabsel (also dem Abtragen von Hautschichten mit einer gebauchten Skalpellklinge bis zum ersten Austreten von Blut) untersucht. Die Rüsselscheibe und die Schleimhaut der Nasenscheidewand, soweit einsehbar, sollten rosarot und feucht sein, aus den Nasenlöchern sollte kein Ausfluss sichtbar sein.

Der Beurteilung der Nebenhöhlen des Kopfes sowie der Maulhöhle kommt beim Schwein aufgrund der Schwierigkeiten bei der Untersuchung nur eine geringere Bedeutung zu. Beim mittels Oberkieferschlinge fixierten („angerüsselten") Schwein kann die Maulhöhle nach Einführen eines Maulkeiles genauer untersucht werden. Dieses Prozedere wäre auch Voraussetzung für das Einführen einer Magensonde, welches problemlos funktioniert, oder für die Durchführung eines Tonsillargeschabsels, welches für die Diagnostik bestimmter Erreger zur Anwendung kommt. Beim Ferkel kann seitlich die Oberlippe in die Höhe gezogen werden und so die Kapillarfüllungszeit durch kurzen Druck auf die Gingiva überprüft werden, wobei diese wie bei anderen Tierarten weniger als 3 s betragen sollte. Die Beurteilung der Zähne ist ebenso von geringerer praktischer Relevanz, bei *Foetor ex ore* sollten diese aber einer eingehenderen Untersuchung unter Narkose unterzogen werden.

2.2.6.6 Untersuchung des Thorax

Auf die Untersuchung des Kopfes folgt bei den anderen Tierarten die Untersuchung der oberen Halsgegend, was bei Schweinen aufgrund der anatomischen Gegebenheiten nicht möglich ist. Anstelle dessen wird gleich zur Untersuchung des Thorax übergegangen. Zuerst wird am stehenden Tier die linke Hand unter den Ellbogen der linken Vorderextremität geschoben und der Herzstoß palpiert. Beim Saugferkel kann dieser beidseits (bds.) gefühlt werden. Darauf folgt bds. die Lungenperkussion. Physiologischerweise hört man einen hellen und lauten Schall. Bei Ferkeln und Läufern bis zu einem Gewicht von rund 20 kg wird die Finger-Finger-Perkussion (hier wird mit beiden Mittelfingern gearbeitet), bei größeren Tieren die Hammer-Plessimeter-Perkussion durchgeführt, wobei es bei beiden Techniken sehr wichtig ist, mit dem Plessimeter (oder dem als solchen verwendeten Finger) einen starken Druck auf die Thoraxwand auszuüben, um eine gute Schallqualität zu erzielen (Abb. 2.12). Bei subadulten und adulten Tieren ist dann aber eine Lungenperkussion aufgrund der Schwartenbildung nicht mehr möglich. Da aber Bronchopneumonien und Pneumonien gerade bei Jungtieren am häufigsten vorkommen, ist die Lungenperkussion beim Schwein entgegen oft

Abb. 2.12 Finger-Finger-Perkussion des Lungenfeldes

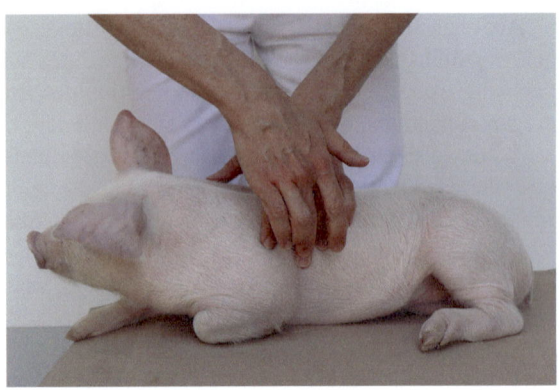

geäußerter anderweitiger Behauptungen ein wertvolles diagnostisches Instrument. Beim Schwein ist es nicht nötig wie bei anderen Großtieren die Interkostalräume zu verfolgen, sondern es werden einfach drei senkrechte Linien im Abstand von etwa zwei Fingern, beginnend bei der Ankonäenlinie von dorsal nach ventral und von kranial nach kaudal perkutiert. Dieses Vorgehen liefert absolut aussagekräftige und ausreichende Informationen. Beim Pferd wäre diese Vorgehensweise beispielsweise nicht legitim, da es bei dieser Spezies auch um die Ermittlung der kaudalen Lungengrenzen geht, was für die COPD-Diagnostik (auch RAO – *recurrent airway obstruction* genannt) von großer Bedeutung ist. Beim Schwein wäre der Verlauf der kaudalen Lungengrenze von dorsal nach ventral im 11., 9. und 7. Interkostalraum.

Nach Vorziehen der linken Vorderextremität wird die Perkussion des Herzens, ebenfalls nur bei jüngeren und somit leichteren Tieren, durchgeführt. Es sollte eine 2–3 Finger breite, relative Herzdämpfung im 2.–4. Interkostalraum zu hören sein. Dazu werden die senkrechte Ankonäenlinie von dorsal Richtung Ellbogen und daraufhin eine zweite Linie im Winkel von 45° in Richtung Olekranon perkutiert. Um als Anfänger relative von absoluten Dämpfungen bei Herz und Lunge auseinanderhalten zu können, empfiehlt es sich, als Bezugsschall für eine absolute Dämpfung eine starke Muskelpartie zu perkutieren („Muskelschall"). Eine relative Lungendämpfung wäre beispielsweise ein Hinweis für eine Bronchitis, während eine absolute, großflächige Dämpfung über dem Lungenfeld für eine Pneumonie sprechen würde. Junge Schweine entwickeln initial vor allem im Spitzenlappenbereich (also in Ellbogennähe) Pneumonien, oft bedingt durch eine Infektion mit *Mycoplasma hyopneumoniae* (enzootische Pneumonie). Nach durchgeführter Perkussion von Lunge und Herz folgt die Auskultation der Lunge und des Herzens.

Bei der Lungenauskultation ist es ebenso wichtig, die Stethoskopmembran fest an die Thoraxwand zu drücken, da bei geringerem Druck einerseits die Schallqualität leidet und andererseits die Borsten Reibegeräusche verursachen, die äußerst störend wirken. Es sollte an folgenden drei Stellen auskultiert werden: 1. hinter dem Schulterblatt auf Höhe der dorsalen Lungenlinie, welche sich auf

Hüfthöckerebene befindet, 2. etwa in der Mitte des Lungenfeldes auf Höhe der mittleren Lungenlinie, welche sich auf Höhe des Buggelenks (= Schultergelenks) befindet, und 3. ventral im Spitzenlappenbereich. Physiologischerweise sollte die Auskultation bei Ferkeln bds. ein ggr. verschärftes vesikuläres Atemgeräusch und bei adulten Tieren ein reines vesikuläres Atemgeräusch ergeben. Besonders bei Ferkeln wird man wie bei der Lungenperkussion besonderes Augenmerk auf den Spitzenlappenbereich legen, da hier in aller Regel die pneumonischen Veränderungen im Zuge einer enzootischen Pneumonie beginnen und dann in diesem Bereich ein bronchiales Atmen hörbar wird. Im Gegensatz zum vesikulären Atmen, das aufgrund der inspiratorischen Aufspaltung des Luftstromes an den kleinen Bronchiolen hervorgerufen wird, hat das bronchiale Atmen seine Ursache in der Verschiebung einer Luftsäule in einem großlumigeren luftführenden Gefäß, also einem Bronchus. An sich könnte auch bei einem gesunden Tier ein bronchiales Atmen über dem Lungenfeld hörbar sein, doch wird dieses in der Tiefe der Lunge entstehende Geräusch vom vesikulären Geräusch des mehr oberflächlich gelegenen alveolären Parenchyms überdeckt. Für Anfänger, die oft Schwierigkeiten haben, ein hgr. verschärft vesikuläres von einem bronchialen Atemgeräusch zu unterscheiden, ist es hilfreich, vergleichend die Region über der Trachea auszukultieren, da dies das Referenzgeräusch für das bronchiale (= tracheale) Atmen ist. Bei Bronchitiden, die ja auch häufig vorkommen, wäre ein mgr.-hgr. verschärft vesikuläres Atemgeräusch, eventuell vergesellschaftet mit Rasselgeräuschen, zu erwarten. Sollten zusätzlich Pleuritiden, wie sie unter anderem bei Infektionen mit *Actinobacillus pleuropneumoniae*, *Mycoplasma hyorhinis* oder *Glässerella parasuis* auftreten, vorhanden sein, so sind zumindest zu Beginn des Geschehens, wenn es noch zu keinen großflächigen Verwachsungen der beiden Pleurablätter gekommen ist, auch noch Reibegeräusche zu vernehmen. Wie aus dem Beschriebenen abzuleiten ist, spielen Infektionen des Atmungstraktes (neben denen des Gastrointestinaltraktes) bei Ferkeln und Läufern die veterinärmedizinisch relevanteste Rolle (siehe auch Abschn. 6.3).

Die Herzauskultation sollte die altersspezifische Herzschlagfrequenz (Tab. 2.1) ergeben. Die Herzaktionen sollten kräftig und regelmäßig und die Herztöne gut abgesetzt sein und es sollten keine Herzgeräusche wahrnehmbar sein. Beim Schwein sind nur zwei Herztöne, nämlich der erste oder Muskelton und der zweite oder Klappenton (Schluss der Semilunarklappen), zu differenzieren. Die Puncta maxima liegen für die Mitralklappe links auf Ellbogenhöckerhöhe, für die Aorten- und die Pulmonalklappe links in Buggelenkshöhe und für die Trikuspidalklappe rechts wiederum in Ellbogenhöckerhöhe. Aufgrund der extrem hohen Herzschlagfrequenz bei Saugferkeln ist eine aussagekräftige Auskultation des Herzens bei dieser Altersgruppe nur äußerst schwer möglich.

2.2.6.7 Untersuchung des Abdomens und der Lymphknoten

Im Gegensatz zu anderen Haustierarten spielt die Untersuchung des Abdomens beim Schwein nur eine untergeordnete Rolle. Zuerst wird das Abdomen adspektiert. Die Bauchdeckenspannung wird durch sanften Druck mit den Fingerrücken der mittleren Fingerglieder des 2.–5. Fingers ermittelt und sollte nicht

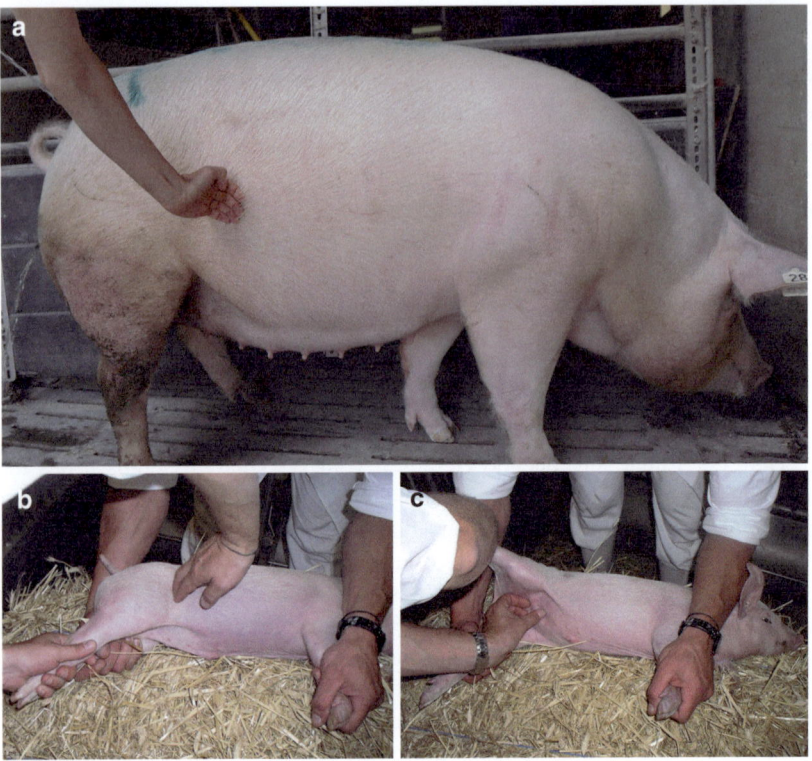

Abb. 2.13 Untersuchung des Abdomens und der Lymphknoten: **a** Überprüfen der Bauchdeckenspannung, **b** Kniefaltenlymphknoten, **c** Inguinallymphknoten

erhöht sein (Abb. 2.13a). Aufgrund der fixationsbedingten Aufregung weisen aber die allermeisten Schweine eine erhöhte Bauchdeckenspannung auf, sodass der Untersuchung derselben kaum eine praktische Bedeutung zukommt. Nur eine hgr. Spannungserhöhung kann als Hinweis auf ein peritonitisches Geschehen gewertet werden. Bei trächtigen Sauen wird man aber eine physiologische Erhöhung der Bauchdeckenspannung sowie eine Änderung der Kontur des Unterleibes in Abhängigkeit vom Trächtigkeitsstadium feststellen können. Die auskultatorisch ermittelte Darmperistaltik soll rege und auslaufend sein.

Die einzigen der einer palpatorischen Untersuchung zugänglichen Lymphknoten beim Schwein sind die Lnn. inguinales superficiales (Leistenlymphknoten) und die Lnn. subiliaci (Kniefaltenlymphknoten). Beide können beim in Seitenlage fixierten Ferkel oder bei subadulten Tieren im Stehen palpiert werden und sollten nicht vergrößert, verschieblich, derb-elastisch, nicht höher temperiert und nicht schmerzhaft sein. Die beim Ferkel etwa 2 cm langen, spindelförmigen Kniefaltenlymphknoten liegen auf mittlerer Höhe der seitlichen Bauchwand etwas oberhalb des Kniegelenks kranial der Oberschenkelmuskulatur und dürfen bei der von kaudal nach kranial durchgeführten Palpation mit den Fingerbeeren der gekrümmten 2.–4. Finger nicht mit dem M. tensor fasciae latae verwechselt werden (Abb. 2.13b). Eine Verwechslung wird dadurch ausgeschlossen, dass die Lymphknoten nach dorsal und ventral abgegrenzt werden können, was beim seitlichen Faszienspanner im Untersuchungsbereich nicht möglich ist. Die Wahl des Druckes der Fingerbeeren verlangt etwas Erfahrung, denn sowohl zu starker wie auch zu schwacher Druck bringt kein brauchbares Ergebnis. Der etwa kirschgroße, kugelige Leistenlymphknoten liegt auf Höhe des letzten Zitzenpaares tief im Schenkelspalt und wird mit Hilfe eines von Daumen, Zeige- und Mittelfinger gebildeten Zangengriffes untergriffen und dann durch die gebildete Zange durchschlüpfen gelassen (Abb. 2.13c). Im klinischen Alltag ist die Untersuchung der Lymphknoten nur bei Ferkeln von Relevanz, da die mitunter beachtliche Vergrößerung der Leistenlymphknoten für eine als PMWS (Postweaning Multisystemic Wasting Syndrome, Abschn. 4.3) bezeichnete Erkrankung pathognomon ist. Seit Einführung der (beinahe) routinemäßigen Impfung der Saugferkel gegen den verantwortlichen Erreger, das porcine Circovirus Typ 2 (PCV2), hat das PMWS aber seinen Schrecken verloren und wird mittlerweile kaum mehr diagnostiziert. Eine rektale Untersuchung von Zuchtsauen ist bei entsprechend schlanken Händen und Unterarmen zwar möglich und könnte für die Überprüfung des Uterustonus bei rauschenden Sauen eingesetzt werden, hat aber keine praktische Bedeutung.

2.2.6.8 Untersuchung des Gesäuges

Die Untersuchung des Gesäuges ist naturgemäß vor allem bei Zuchtsauen von Bedeutung. Die Sau hat sieben paarig angeordnete Mammakomplexe mit jeweils 2–3 Strichkanälen und zwei voneinander getrennten Drüsensystemen. Das laktierende Gesäuge sollte aus gut ausgeprägten und homogenen Komplexen bestehen, wobei die kranialen Komplexe etwas stärker ausgebildet sind als die kaudalen Komplexe. Da die stärkeren Ferkel die vorderen Komplexe für sich in Anspruch nehmen, spiegelt die Lage der Ferkel an den Zitzen auch deren Rangordnung wider. Bei Vorliegen einer MMA ist das Gesäuge gerötet, verhärtet und schmerzhaft, was sich dadurch ausdrückt, dass sich die Sau nicht zum Säugen auf die Seite niederlegen will, bzw. nach dem Niederlegen rasch wieder aufsteht, da ihr die Ferkel beim Saugen Schmerzen bereiten. Aufgrund der Schmerzen wird auch ein Einschießen der Milch unterdrückt. Insgesamt merkt der Beobachter eine starke Unruhe unter den Ferkeln, da diese von der Sau nicht an die Milchbar gelassen werden. Somit ist die MMA nicht nur eine rein die Sau betreffende Erkrankung, sondern stellt auch eine ernsthafte Gefahr für die Ferkel dar, sodass tierärztlich rasch mit Antiphlogistika- und Oxytocingaben (+ event. Antibiotika, bei einer unkomplizierten MMA meist aber nicht nötig) interveniert werden muss. Sollte eine chemische oder bakteriologische Milchuntersuchung nötig sein, so kann durch eine intramuskuläre Gabe von 5–10 I.E. Oxytocin eine Milchejektion induziert werden.

2.3 Neurologischer Untersuchungsgang

Der neurologische Untersuchungsgang beim Schwein in der biomedizinischen Forschung wird primär bei diversen notfallmedizinischen Modellen zum Tragen kommen. Auch der hier vorgestellte Untersuchungsgang wurde in derartigen Settings, wie unter Abschn. 8.1 beschrieben, von der bereits existierenden Grundform der neurologischen Untersuchung von Großtieren weiterentwickelt und auf die notfallmedizinischen Bedürfnisse abgestimmt [4]. Das heißt aber nicht, dass der hier behandelte Untersuchungsgang sich nicht auch für andere neurologische Fragestellungen einsetzen ließe. Am Ende dieses Kapitels wird das von uns entwickelte und in den reanimationsmedizinischen Studien der Universitätsklinik für Notfallmedizin am Wiener AKH verwendete Formblatt zur Erfassung des neurologischen Status der Versuchsschweine besprochen.

Ganz allgemein beginnt auch die neurologische Untersuchung beim Schwein mit einer (abgekürzten) internistischen Untersuchung, wobei bereits die im adspektorischen Block des Untersuchungsganges aufgelisteten Punkte, vor allem der Punkt „Allgemeinverhalten und Körperhaltung", ganz wesentliche Eindrücke vom neurologischen (und orthopädischen) Status des Tieres liefern. Auch das Atmungsmuster (zerebral bedingte Dyspnoe) oder ein unkontrollierter bzw. nicht stattfindender Harn- oder Kotabsatz können neurologische Ursachen haben. Eine erhöhte IKT kann bei entsprechenden klinischen Symptomen, wie Seitenlage, Ruderbewegungen und Opisthotonus, Hinweise auf eine infektiös bedingte ZNS-Erkrankung, wie die bei Ferkeln aus entsprechenden Problembetrieben immer wieder zu beobachtenden Streptokokkenmeningitiden, liefern. Bei diesen Patienten wird man häufig auch gerötete Konjunktiven feststellen. Eine veränderte Verteilung der Hauttemperatur, Hautveränderungen im Sinne von Erosionen (Abschürfungen, Abschn. 2.4) oder Liegeschwielen sowie auffällige Abriebe des Klauenhornes können ebenso einen neurologischen Hintergrund haben.

2.3.1 Mentaler Status, Körperhaltung und Atmungsmuster

Nach der abgekürzten internistischen Untersuchung folgt der eigentliche neurologische Untersuchungsgang. Zuallererst wird der mentale Status ermittelt. Dieser entspricht im Wesentlichen der Beurteilung des Allgemeinverhaltens und schließt auch die Untersuchung des 2. Hirnnervs (HN II) mit ein. Zum hgr. gesteigerten Allgemeinverhalten werden tonische Krämpfe gezählt, welche auch einen Tetanus, einen Opisthotonus, sowie einen Trismus umfassen. Spontane Nystagmen wiederum können zu den klonischen Krämpfen gezählt werden. Bei neonatalen Ferkeln kommt die sogenannte Myoclonia congenita vor, die unterschiedliche, meist virale Ursachen haben kann – es muss aber auch an die einfache Möglichkeit einer Hypoglykämie infolge eines Mangels an Milch gedacht werden.

Die Körperhaltung wird im Stande der Ruhe und in der Bewegung überprüft. Ein zunehmender Verlust der sensomotorischen Kontrolle reicht von einer (statischen vs. dynamischen) Ataxie bis zu einer Dysmetrie, einer Parese oder im höchsten Ausprägungsgrad zu einer Paralyse. Ein Intentionstremor und eine Hypermetrie sind Anzeichen für eine Kleinhirnschädigung. Bei den Lähmungen wird zwischen einer myogenen Lähmung (diese macht sich als motorische Schwäche bemerkbar) und einer neurogenen Lähmung unterschieden. Bei Letzterer kann eine zentrale Parese/Paralyse mit Schädigung des OMN (oberes motorisches Neuron) und konsekutiver spastischer Lähmung mit einem erhöhten Muskeltonus und gesteigerten Muskeleigenreflexen von einer peripheren Parese/Paralyse mit Schädigung des UMN (unteres motorisches Neuron) und folgenden schlaffen Lähmung mit verringertem Muskeltonus, Muskelatrophie und verminderten Reflexantworten getrennt werden. *Cave*: Bei Lahmheiten oder Lähmungen muss immer auch an orthopädische oder internistische Probleme, wie an Wirbelfrakturen, einen Diskusprolaps oder auch Rückenmarkabszesse infolge einer durch Schwanzbeißen bedingten, aufsteigenden Myelitis gedacht werden.

Danach wird das Atmungsmuster wie im vorigen Kapitel beschrieben ermittelt. Der Sitz des Atemzentrums liegt in der Medulla oblongata, weshalb zerebrale Dyspnoen eine sehr schlechte Prognose haben. Bei peripheren Dyspnoen mit neurologischem Hintergrund muss an eine Schädigung des N. phrenicus gedacht werden.

2.3.2 Kopfnervenfunktionen

Der nächste große Block umfasst die Untersuchung der Kopfnervenfunktionen. Der Pupillarreflex (HN II, III) wird wie bei anderen Tieren mithilfe einer punktförmigen Untersuchungslampe durchgeführt und dabei wird beobachtet, wie sich die Pupille durch Hin- und Wegdrehen der Lichtquelle verengt (Miosis) bzw. weitstellt (Mydriasis). Diese Untersuchung sollte idealerweise in einer etwas dunkleren Umgebung durchgeführt werden, die Miosisreaktion kann aber auch bei normaler Beleuchtung überprüft werden.

Dem Auftreten eines Strabismus kann eine Schädigung der Hirnnerven III, IV oder VI zugrunde liegen oder es kann sich um einen vestibulären Strabismus handeln. Ein spontaner Nystagmus ist ein Zeichen für eine Schädigung des Vestibulärapparates.

Als nächstes werden der Lid- und der Kornealreflex überprüft (HN V und VII). Beim Lidreflex wird das Oberlid sanft berührt und dies sollte einen prompten Lidschluß zur Folge haben. Ebenso wird bei der Überprüfung des Kornealreflexes die Kornea mit einem weichen und sauberen Gegenstand, z. B. einem Wattetupfer, berührt und das Tier sollte auf gleiche Weise reagieren.

Der Rüsselscheibenreflex (HN V) wird so durchgeführt, dass dem Schwein mit Daumen und Mittelfinger einer Hand in die Nasenlöcher gegriffen und zugekniffen wird. Daraufhin sollte das Tier eine Ausweichbewegung mit dem Kopf machen und wird eventuell auch niesen. Zur Überprüfung des Ohrreflexes (HN V, X) wird mit dem kleinen Finger in den äußeren Gehörgang gefahren und das Tier sollte wiederum mit dem Kopf zurückweichen und diesen dabei schütteln (Abb. 2.14a).

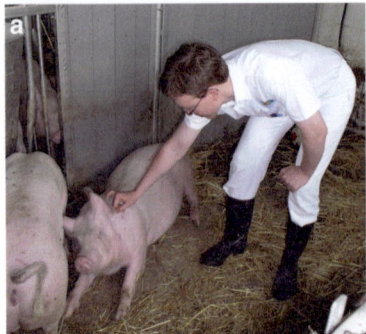
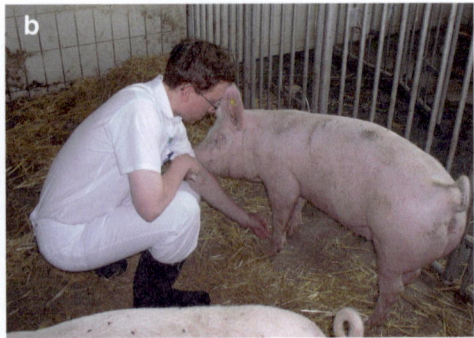
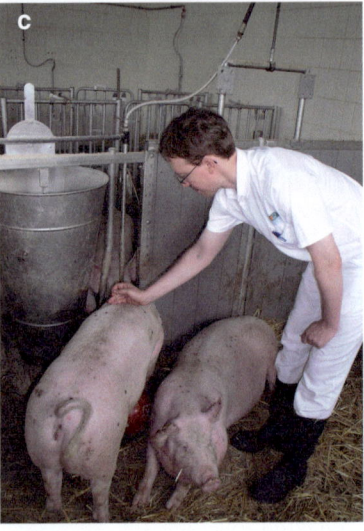

Abb. 2.14 Methodik ausgewählter Reflextestungen: **a** Ohrreflex, **b** Flexorreflex, **c** Pannikulusreflex

Durch Anbieten von Leckerbissen – sehr gut eignet sich Apfelmus, welches mit einer Janetspritze in den Mundwinkel appliziert wird, da Schweine, die sich einer Untersuchung unterziehen müssen, oftmals zu aufgeregt sind und auch kein ihnen an sich gut schmeckendes Fressen aus der Schüssel oder dem Trog aufnehmen würden, auch wenn sie es könnten – werden der Ablauf der Kaubewegungen (N. mandibularis des HN V) und in weiterer Folge auch das Abschlucken (HN IX und X) beurteilt.

Ein beim Schwein nur mit Übung zu beurteilender Reflex ist der Drohreflex (HN II, VII, Cerebellum). Dabei wird schräg hinter dem Tier stehend eine Hand seitlich des Tieres in einer raschen Bewegung von kaudal nach kranial Richtung Auge geführt, ohne aber das Tier dabei zu berühren oder – vor allem in Augennähe – einen stärkeren Luftzug zu verursachen, da sonst auch der N. trigeminus gereizt würde und damit keine sichere Befundung dieses Reflexes möglich wäre. Nun verhält es sich aber so, dass auch völlig gesunde Schweine nicht

2.3 Neurologischer Untersuchungsgang

immer lehrbuchmäßig auf den Drohreflex antworten, sondern gänzlich unberührt bleiben können oder vielleicht einmal kurz mit den Wimpern zucken. Deshalb ist bei der Interpretation der Antwort auf diesen Reiz etwas Vorsicht geboten. Physiologischerweise sollte das Tier den Kopf von der überraschend als Gefahr wahrgenommenen Hand wegreißen. Zumindest sollte ein Zucken der Nackenmuskulatur bemerkt werden.

Von allen genannten Kopfnervenreflexen bzw. -reaktionen sind das Auftreten eines spontanen Nystagmus und der Lid- bzw. Korneareflex am verlässlichsten sowie auch von ungeübten Untersuchern am leichtesten richtig durchzuführen bzw. zu beurteilen.

2.3.3 Spinalreflexe, Halte- und Stellreaktionen

Nachdem der Überprüfung der meisten Spinalreflexe beim Schwein kaum eine Bedeutung zukommt (obwohl sie in Analogie zum Wiederkäuer zumindest theoretisch, wenn auch eingeschränkt, durchgeführt werden könnten), wird zuerst zur Beurteilung der Halte- und Stellreaktionen übergegangen. Zuerst wird der Muskeltonus durch Palpation größerer Muskelpartien überprüft. Es folgt die Untersuchung der Korrekturreaktion. Dabei werden die Hand- und Fußwurzelgelenke der Reihe nach flexiert, sodass das Tier mit dem dorsalen Bereich der Klauen oder zumindest den Klauenspitzen die Unterlage berührt. Diese Stellung sollte es aber unmittelbar korrigieren und wieder plan fußen. Bei nervösen Tieren wird aufgrund des erhöhten Muskeltonus diese Reaktion aber kaum zu prüfen sein. Als nächstes wird die Hüpfreaktion in der Art, wie sie bei anderen Großtieren auch durchgeführt wird, überprüft. Dabei wird seitlich neben dem Tier stehend auf die Schulter- und dann auf die Hüftgegend ein immer stärker werdender Druck ausgeübt, bis das Tier physiologischerweise die ipsilaterale Extremität überkreuzt und vor (oder auch knapp neben) der gegenüberliegenden Extremität auffußt sowie die nun freigewordene kontralaterale Extremität im richtigen Abstand neu plaziert, um nicht umzufallen. Als nächstes wird der Widerstand gegen Niederdrücken durch Druckausübung im Interskapular- und im Kreuzbereich getestet.

Danach werden ausgewählte Spinalreflexe überprüft. Der Flexorreflex ist, obwohl er ein Massenreflex ist, einer der wertvollsten peripheren Reflexe, da er einerseits auch bei aufgeregten Tieren sehr gut durchgeführt und kaum unterdrückt werden kann und andererseits auch bei festliegenden Tieren oder solchen mit stark vermindertem Allgemeinverhalten im positiven wie im negativen Falle eine große Aussagekraft hat. Hierbei wird mit einer Nadel vorsichtig in die Haut des Zwischenklauenspaltes gestochen, woraufhin das Tier diese Extremität rasch zurückziehen sollte (Abb. 2.14b). Es soll darauf hingewiesen werden, dass mit einer heftigen Bewegung der Extremität gerechnet werden muss, was natürlich bei größeren Tieren ein gewisses Gefahrenpotenzial für den Untersucher darstellt. Mit anderen Worten, der Untersucher sollte den Arm lang machen und mit dem eigenen Kopf einen schützenden Abstand zum Tier bzw. der provozierten Extremität einhalten.

Der Pannikulusreflex (oder Fliegenreflex) hat sein Reflexzentrum wischen C8 und Th1 und dient dazu, Rückenmarkschädigungen im Bereich von C8 bis L4 genauer zu lokalisieren. Zur Überprüfung werden mit einer feinlumigen Nadel, deren Konus zwischen Daumen, Zeige- und Mittelfinger genommen wird, wobei der Untersucher dann den seitlichen Handballen auf Höhe des Handwurzelgelenks am Rücken des Tieres abstützen kann, um die diagnostischen Nadelstiche mit mehr Gefühl verabreichen zu können und dem Tier auch nicht bei eventuellen Abwehrbewegungen die Nadel ungewollt tiefer einzustechen, mehr oder weniger leichte Nadelstiche paramedian in die Rückenhaut versetzt, beginnend im Interskapularbereich nach kaudal fortschreitend bis auf Höhe der Hüfthöcker (Abb. 2.14c). Diese sollten umgehend ein Zucken der Hautmuskulatur auf Höhe des Reizes hervorrufen. Ein Ausbleiben der Reflexantwort stellt einen Hinweis für eine Rückenmarkschädigung auf eben dieser Höhe dar. Bei empfindlichen und nicht aufgeregten Tieren – aufgeregte Tiere unterdrücken die Reflexantwort häufiger und verlangen ein etwas beherzteres Zustechen – reicht es, die Nadelspitze nur anzusetzen und es wird das erwünschte Muskelzucken bemerkt.

Zuallerletzt wird der Perinealreflex (Cauda equina) überprüft, wobei auch hier mit einer feinlumigen Nadel das Perineum gereizt wird, was mit einem Einziehen des Afters und einem Einziehen des Schwanzes sowie bei weiblichen Tieren mit einem Hochziehen der Vulva beantwortet wird.

2.3.4 NDS und OPC

Tab. 2.2 zeigt den weiterentwickelten neurologischen Untersuchungsgang, der, wie eingangs erwähnt, bei unseren späteren Reanimationsversuchen mit Schweinen am Wiener AKH zur Anwendung kam, um den NDS (Neurological Deficit Score) zu ermitteln. Die neurologische Evaluierung sollte in solchen Versuchssettings im Idealfall immer von denselben Untersuchern vorgenommen werden. Das Formblatt ist jedoch so konzipiert, dass sich auch ungeübtere Personen aufgrund der Kurzbeschreibungen gut zurechtfinden sollten. Die Herausforderung bei der Erstellung dieses Scores war es, die einzelnen Punkte so zu gewichten, dass sie ihrer relativen Bedeutung für den neurologischen Gesamtzustand des Tieres entsprechend gewertet werden.

Ein Werkzeug aus der Humanmedizin zur Kategorisierung der Alltagstauglichkeit von Patienten, welche natürlich ebenfalls einen stark neurologischen Bezug hat, ist der sogenannte OPC (Overall Performance Category)-Score. Tab. 2.3 gibt einen Überblick über den auf das Schwein übertragenen Score. Die OPC-Kategorisierung wird, wenn das Tier nicht eindeutig in eine Kategorie gemäß Tab. 2.3 fällt, nach einem Ausschlussverfahren gemäß Tab. 2.4 vorgenommen, da manchmal die Unterscheidung zwischen zwei Stufen, vor allem den mittleren, auf den ersten Blick nicht immer ganz eindeutig sein kann.

2.3 Neurologischer Untersuchungsgang

Tab. 2.2 Neurological deficit score (NDS) beim Schwein

Zeit nach ROSC			3 d	9 d	Erklärungen
MENTALER STATUS 0 = normal 35 = bei Bewusstsein, aber teilnahmslos 70 = komatös 100 = hirntot					normal: ruhig und aufmerksam bei Bewusstsein: wach bzw. aufweckbar komatös: nicht aufweckbar
Subtotal					
ATMUNGSMUSTER 0 = normal, 20 = verändert (Tachypnoe, Bradypnoe, Dyspnoe), 50 = Apnoe					normal: 20–60/min, kostoabdominaler Typus, Frequenz muss angegeben werden
Subtotal					
KOPFNERVEN					
Pupillarreflex	R	0 5			mit einer Lichtquelle ins Auge leuchten, worauf eine Pupillenverengung folgen muss 0: beide Pupillen verengen sich simultan, sofort oder verzögert
	L	0 5			
Strabismus	R	0 5			permanente Fehlstellung des Bulbus 0: normale Stellung beider Bulbi
	L	0 5			
Nystagmus	R	0 5			beobachten, ob ein spontaner Nystagmus bemerkt wird 0: kein spontaner Nystagmus
	L	0 5			
Kornealreflex	R	0 5			Lidschluss nach Berühren der Kornea mit einem Wattestäbchen
	L	0 5			
Ohrreflex	R	0 5			Abwehrbewegung nach Einführen eines Fingers in den äußeren Gehörgang 0: Kopfschütteln, Wegdrehen des Kopfes
	L	0 5			
Rüsselscheibenreflex		0 20			mit zwei Fingern in die Nasenlöcher zwicken 0: Abwehrbewegung oder nur Anspannen der Nackenmuskulatur, event. Niesen
Schluckreflex		0 20			mit einer Spritze etwas Wasser oder Apfelmus in die seitliche Backentasche applizieren 0: Abschlucken
Subtotal					
MOTORISCHE & SENSORISCHE FUNKTIONEN					
Korrekturreaktion	VE	0 5			Flexion der distalen Extremität 0: Flexion sollte sofort korrigiert werden, sodass das Tier wieder plan fußt
	HE	0 5			

(Fortsetzung)

Tab. 2.2 (Fortsetzung)

Zeit nach ROSC			3 d	9 d	Erklärungen
Flexorreflex	VE	0 5			vorsichtiges Stechen des Zwischenklauenspaltes 0: die gesamte Extremität wird zurückgezogen
	HE	0 5			
Hüpfreaktion	VE	0 15			das Tier wird auf eine Seite gedrückt 0: zuerst wird mit Gegendruck geantwortet, bei stärkerem Druck durch Hüpfen mit der kontralateralen Extremität ein Umfallen verhindert
	HE	0 15			
Widerstand gegen Niederdrücken	VE	0 15			Druck auf den Rücken 0: Gegendruck
	HE	0 15			
Pannikulusreflex	0 10				sanfte paravertebrale Nadelstiche der Haut ab Schulterblatthöhe Richtung kaudal 0: Zucken der Rückenhaut auf Höhe der Reizung
Perinealreflex	0 10				sanfte Nadelstiche ins Perineum 0: Kontraktion des Schließmuskels und Ventroflexion des Schwanzes
Stehen	0 15 30				0 = eigenständig, 15 = mit Hilfe, 30 = steht nicht
Gehen	0 15 30				0 = eigenständig, 15 = mit Hilfe, 30 = geht nicht
Subtotal					
Total					0 – 400 Punkte

Tab. 2.3 Überblick über die fünf OPC-Scoregrade beim Schwein

OPC-Score	Definition	Symptome
1	**Bei Bewusstsein**, wach, fähig, ein normales Leben zu führen. Gute kognitive Leistung, event. auch ggr. funktionelle Einschränkungen, die nicht zentralnervalen Ursprungs sind.	**Kann selbstständig überleben.** Benimmt sich wie ein normales Schwein.
2	**Bei Bewusstsein**, wach. Moderate zerebrale **Einschränkungen** oder moderate funktionelle Einschränkungen, die nicht zentralnervalen Ursprungs sind, oder beides.	**Weder OPC 1 noch OPC 3.** Kann moderate Behinderungen aufweisen, ist aber **zum Großteil selbstständig.** Erkennt Futter und Wasser und kann schlucken, kann gehen, stolpert event.
3	**Bei Bewusstsein. Schwere** zerebrale **Einschränkungen** oder moderate funktionelle Einschränkungen, die nicht zentralnervalen Ursprungs sind, oder beides.	**Bei Bewusstsein, braucht aber Hilfe zum Meistern des täglichen Lebens.** Symptome (und/oder): erkennt Futter nicht; erkennt Futter, kann aber nicht schlucken; kann nicht aufstehen; steht nur mit Hilfe; kann stehen, fressen und trinken, aber nicht gehen; kann keinen Harn oder Kot absetzen.

(Fortsetzung)

2.3 Neurologischer Untersuchungsgang

Tab. 2.3 (Fortsetzung)

OPC-Score	Definition	Symptome
4	**Bewusstlos.** Die Augen werden nicht als Reaktion zu Stimuli geöffnet. Im vegetativen Status können die Tiere scheinbar wach sein, da sie die Augen spontan öffnen oder einen Schlaf-Wach-Zyklus zeigen können.	**Koma**
5	**Tot.** Entweder Hirntod oder Tod nach klassischen Kriterien diagnostiziert.	**Hirntod**

Tab. 2.4 Entscheidungsmatrix für die Score-Ermittlung des OPC beim Schwein

OPC-Score	1	2	3	4	5
	normal	**moderate Behinderung**	**schwere Behinderung**	**Koma, vegetativer Status**	**Hirntod**
Volles Bewusstsein	muss	darf	darf nicht	darf nicht	darf nicht
Apathie	darf nicht	muss zumindest	muss	darf nicht	darf nicht
Bewusstlosigkeit	darf nicht	darf nicht	darf nicht	muss	muss
Spontane Atmung	muss	muss	muss	muss	darf nicht
Normaler Gang	muss	darf	darf nicht	darf nicht	darf nicht
Stehen (muss alleine stehen, falls aufgeholfen)	muss	muss	darf nicht	darf nicht	darf nicht
Tonus: normal (Widerstand gegen passive Bewegungen)	muss	muss	darf	darf	darf nicht
Tonus: weich	darf nicht	darf nicht	darf	darf	muss
Extensorspasmus, Opisthotonus	darf nicht	darf nicht	darf	darf	darf nicht
Ruderbewegungen	darf nicht	darf nicht	darf	darf	darf nicht
Flexorreflex	muss	muss	muss	darf	darf nicht
Rüsselscheibenreflex	muss	muss	darf	darf nicht	darf nicht
Visuelle Wahrnehmung	muss	darf	darf	darf nicht	darf nicht
Drohreflex	muss	darf	darf	darf nicht	darf nicht
Pupillarreflex	muss	muss	muss	muss	darf nicht

2.4 Dermatologischer Untersuchungsgang

Effloreszenzen sind beim Schwein und hier vor allem bei den unpigmentierten Schweinerassen sehr gut erkennbar und beurteilbar. Aufgrund vieler Ähnlichkeiten mit der Haut des Menschen findet das Schwein häufig als dermatologisches Modell Verwendung (Abschn. 8.3). Wie bei anderen Tierarten auch werden folgende Punkte evaluiert:

- Lokalisation der Veränderung
- Ausbreitung (lokal, diffus, disseminiert)
- Größe und Form der veränderten Stelle(n)
- Abgrenzung zur Umgebung
- Haarausfall
- Art und Zahl der Effloreszenzen:
  - Roseola/Macula/Erythem: Eine Roseola ist ein kleines hyperämisches Areal, eine Macula ein größeres. Eritheme sind großflächige Rötungen der Haut.
  - Emphysem: Dieses stellt eine subkutane Gasansammlung dar. Es entsteht entweder im Zuge von bakteriellen (meist clostridiellen) Infektionen der Unterhaut (autochthones Emphysem) oder durch Eindringen von Luft/Gasen durch eine penetrierende Verletzung von Lunge oder Darm (aspiriertes Emphysem).
  - Petechien/Suggilationen: Petechiale Blutungen sind stippchenförmiger Natur und oft bei schwerwiegenden septikämischen oder virämischen Geschehen zu beobachten. Währenddessen sind Suggilationen flächige Blutungen, die häufig bei Gerinnungsstörungen auftreten.
  - Erosion/Exkoriation/Ulceration: Diese Trias beschreibt die unterschiedlichen Abstufungen oberflächlicher Epidermisdefekte. Die leichteste Form ist die Erosion, bei der nur die oberflächlichsten Epithelschichten abrasiert werden. Bei der Exkoriation geht der Insult schon tiefer und es kommt zum Austritt von Gewebeflüssigkeit, die Wunde „saftelt". Die Ulceration oder Geschwürbildung beschreibt einen Defekt, der bis zur Dermis (Korium oder Lederhaut) geht. In diesem Fall blutet die Wunde.
  - Vesicula/Bulla: ein Vesikel ist ein kleines, flüssigkeitsgefülltes Bläschen mit einem Durchmesser von weniger als 1 cm, eine Blase ist entsprechend größer.
  - Urticaria: Urticaria oder Nesselsucht beschreibt das klinische Bild multipler kleiner Bläschen, Quaddeln genannt, wie sie im Zuge von allergischen kutanen Reaktionen vom Typ I auftreten. Die Quaddeln entstehen durch miliare oder auch weit größere Flüssigkeitsansammlungen in der Reteschicht und im Papillarkörper (Korium).
  - Pustula/Abszess/Empyem: Eine Pustel ist eine eitergefüllte Blase. Ein Abszess ist eine eitergefüllte, nicht präformierte Höhle von größerer Dimension als eine Pustel. Demgegenüber stellt das Empyem eine Eiteransammlung in einer präformierten Höhle dar, als Beispiel sei eine Nebenhöhleneiterung genannt.

2.4 Dermatologischer Untersuchungsgang

- Papula/Tuberculum: eine Papel ist eine knötchenförmige Verdickung der Haut. Papeln der Epidermis werden von Keratinozyten gebildet, solche der Dermis sind meist entzündlicher oder neoplastischer Genese. Ein Tuberkel ist eine große Papel.
- Pachydermie/Akanthose vs. Atrophie: Von einer Pachydermie spricht man bei einer Verdickung und Verhärtung der Haut. Die Akanthose bezeichnet die Verbreiterung des Stratum spinosum der Epidermis, was einer verzögerten Differenzierung der Epidermis gleichkommt. Diese wird beispielsweise bei der Psoriasis beobachtet. Eine Atrophie bezeichnet einen Abbau von Gewebe, in diesem Fall von Hautschichten. Diese kann die Folge einer länger dauernden Glukokortikoidbehandlung sein.
- Rhagaden, Scoriae: Rhagaden, auch Schrunden genannt, sind Einrisse der Haut und kommen vor allem bei trockener und verdickter Haut vor. Schuppen entstehen durch vermehrtes Abschilfern oberflächlicher Hautschichten. Beides findet man beim Schwein häufig im Zuge eines Räudegeschehens.

- Verfärbungen der Haut (Erklärungen zur Pathophysiologie bei der Beurteilung der Farbveränderungen an den Schleimhäuten des Kopfes in Abschn. 2.2): Albinismus/Vitiligo, Hyperpigmentierung, Hyperämie = Erythem, Anämie/Ischämie, ikterische Verfärbung, Zyanose, verwaschene Farbe bei Plasmaaustritt
- auffallender Geruch
- Hautschwellungen (Ödeme)
- Verteilung der Hauttemperatur: Eine lokale Erhöhung wird oft in Kombination mit einer Hyperämie und eine lokale Verminderung gemeinsam mit einer Ischämie auftreten.
- Schmerzhaftigkeit: Juckreiz ist eine besondere Form des Schmerzes und entsteht durch Aktivierung spezialisierter afferenter, unmyelinisierter C-Fasern der Haut. Als Mediatoren treten vor allem Histamin, aber auch Tryptase, Endothelin, diverse Interleukine (ILs, Abschn. 4.3), Substanz P, Bradykinin und Prostaglandine auf. Als Besonderheit beim Schwein ist zu sagen, dass Histamin anscheinend nicht als Mediator für Juckreiz auftritt (Abschn. 8.3).

Abb. 2.15 gibt die klinischen Bilder von ein paar charakteristischen Hauterkrankungen des Schweines wieder, die im Folgenden kurz vorgestellt werden. Es sollte daran gedacht werden, dass die weißen Schweinerassen leicht einen Sonnenbrand bekommen können, was für manche Modelle auch ausgenützt wird. Deshalb ist bei einer Haltung im Freien ein überdachter (und windgeschützter) Platz eine Notwendigkeit. Der Rotlauf, hervorgerufen durch *Erysipelothrix rhusiopathiae*, ist eine wichtige Zoonose (Abschn. 7.5), aber immer noch mit dem klassischen Penillin G sehr gut behandelbar. Die Räude ist eine bei Schweinen recht häufig auftretende Erkrankung und wird von der Räudemilbe *Sarcoptes scabiei* var. *suis* hervorgerufen. Meist fällt zu Beginn eine Schuppenbildung im Kopfbereich auf, vor allem am Eingang zum äußeren Gehörgang sowie im Nackenbereich. Außerdem herrscht Unruhe im Stall und die Tiere scheuern sich aufgrund des

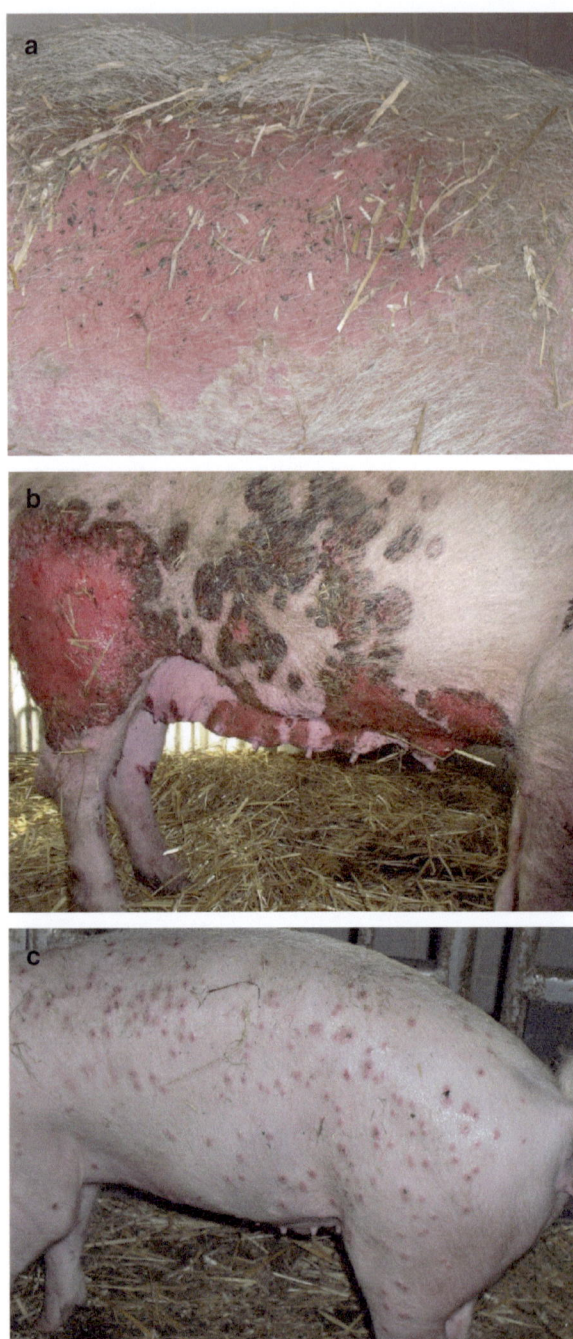

Abb. 2.15 Ausgewählte dermatologische Krankheitsbilder: **a** Sonnenbrand, **b** PUDS, **c** Pocken, **d** PDNS, **e** Ferkelruß, **f** Rotlauf-Backsteinblattern, **g** mgr. Räude, **h** hgr. Räude, **i** fibroepitheliales Hamartom

2.4 Dermatologischer Untersuchungsgang

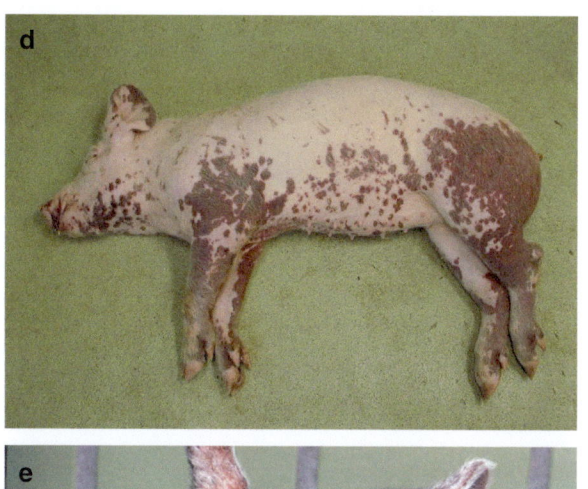

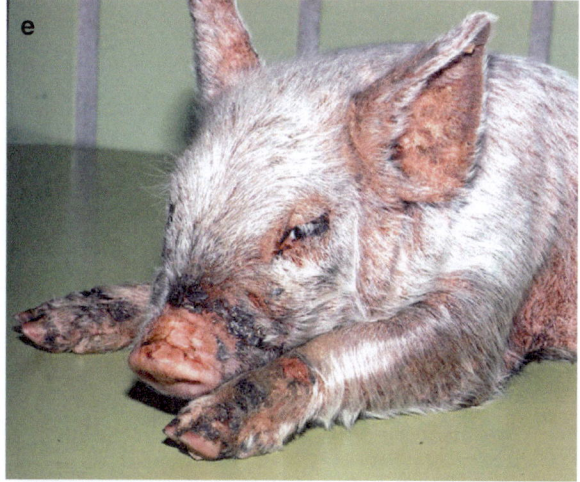

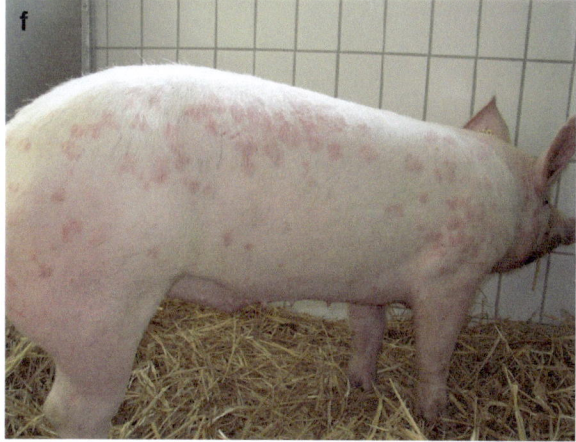

Abb. 2.15 (Fortsetzung)

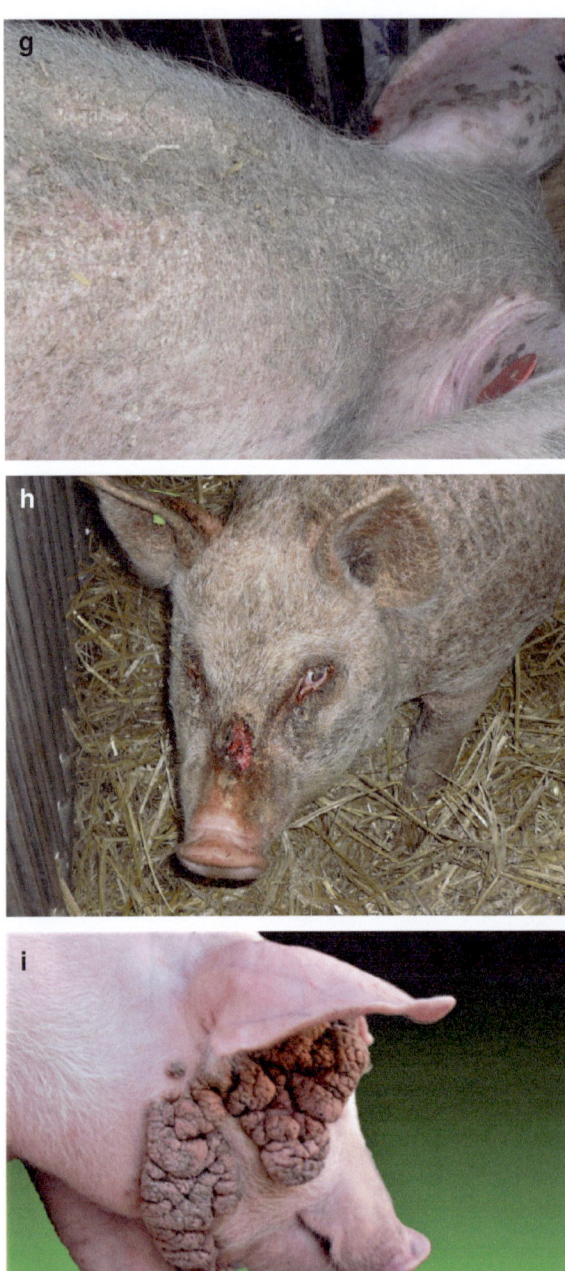

Abb. 2.15 (Fortsetzung)

Juckreizes permanent an Stalleinrichtungen. Wenn die Tiere großem Stress ausgesetzt sind und nichts gegen die Erkrankung unternommen wird, kann sich eine schwere Verlaufsform entwickeln, die tierschutzrelevant ist. Mittels entsprechender Akarizide, vor allem Avermectinen, ist die Räude jedoch gut in den Griff zu bekommen.

Zwei weitere Krankheitsbilder sollen wegen ihrer optisch beeindruckenden Manifestationen gezeigt werden. Beim PDNS (Porcines Dermatitis- und Nephropathie-Syndrom, Abschn. 4.3) handelt es sich um eine immunmediierte systemische Erkrankung infolge einer nekrotisierenden Vaskulitis nach Infektion mit dem PCV2, die sich vor allem am typischen Hautbild, an Nierenveränderungen und an Senkungsödemen zeigt, während das PUDS (Porcines Ulceratives Dermatitis-Syndrom) nur bei laktierenden Sauen in zyklischer Form auftritt und ein endokrinologisch-mediiertes, immunpathologisches Geschehen als ätiologischen Hintergrund haben dürfte. Interessanterweise bleiben die Zitzen immer ausgespart und die Veränderungen sind nicht schmerzhaft und entzünden sich trotz des beeindruckenden klinischen Bildes nicht, sodass die Sau ihre Ferkel weiterhin bereitwillig saugen lässt und therapeutisch auch nichts unternommen werden muss bzw. kann [5, 6].

Der Ferkelruß kann beinahe als Technopathie bezeichnet werden, da er vor allem bei aufgrund schlechter Haltungsbedingungen gestressten und damit immunsupprimierten Tieren auftritt. Der Erreger ist *Staphylococcus hyicus,* der eine exsudative Epidermitis hervorruft. Infolge der Staubbelastung im Stall färbt sich die nässende Haut dann schwarz, daher der Name der Erkrankung. Folgend seien die Schweinepocken, eine Viruserkrankung, erwähnt. Diese Erkrankung ist in der Regel selbstlimitierend, aber ein Hinweis auf einen Flohbefall, denn der Schweinefloh, *Hämatopinus suis,* ist der Hauptüberträger des Suipoxvirus.

Vereinzelt können beim Schwein fibroepitheliale Hamartome im Kopfbereich beobachtet werden. Dabei handelt es sich um kongenitale, fibropapillomartige Effloreszenzen, die sich aus fehlerhaft differenziertem bzw. versprengtem Keimgewebe bilden, und die gleichsam mit dem Tier mitwachsen, nicht aber metastasieren [7]. Damit sind diese Zubildungen von echten Tumoren mit ähnlicher Morphologie (Fibropapillome, zweitrangig eventuell auch Fibrosarkome), die in der Großtiermedizin vereinzelt vor allem bei Wiederkäuern beobachtet werden können, abzugrenzen, was aber bereits anamnestisch meist gut gelingt [8,9]. Zu ebenfalls tumorartigen Hautveränderungen im Sinne einer entzündlichen Fibroplasie mit auffallender Mastzellbeteiligung kann es nach dem Einziehen von handelsüblichen Ohrmarken aus Polyurethan kommen, wobei diese Zubildungen auf eine antiinflammatorische Behandlung mit topischen Glukokortikoiden zumindest teilweise ansprechen [10].

Literatur

1. Sipos W, Wiener S, Entenfellner F, Sipos S (2013) Physiological changes of rectal temperature, pulse rate, and respiratory rate of pigs at different ages including the critical peripartal period. Wien Tierarztl Monat 100:95–100

2. Schuh M, Sipos W (2017) Handling und Zwangsmaßnahmen, Nationale, Allgemeiner klinischer Untersuchungsgang – Schwein. In: Baumgartner W, Wittek T (Hrsg) Klinische Propädeutik der Haus- und Heimtiere. 9. Aufl. Thieme, Stuttgart, S 19–166
3. Sipos W, Schmoll F, Stumpf I (2007) Minipigs and potbellied pigs as pets in the veterinary practice – a retrospective study. J Vet Med A 54:504–511
4. Sipos W, Holzer M, Bayegan K, Janata A, Unterweger C, Goll A, Weihs W, Bauer P, Sterz F, Behringer W (2008) A novel highly observer-independent neurologic examination procedure for pigs in a model for cardiac arrest resuscitation. Wien Tierarztl Monat 95:28–38
5. Schmoll F, Sipos W, Weissenböck H, Schilcher F, Schuh M (2003) Erstmalige Beschreibung des Porcinen Dermatitis und Nephropathie Syndroms (PDNS) in einem österreichischen Schweinebetrieb. Wien Tierarztl Monat 90:23–27
6. Schmoll F, Sipos W, Kahlbacher H, Schilcher F, Bagó Z, Bunka S, Miller I, Schuh M (2004) Clinical and pathological features of the Porcine Ulcerative Dermatitis Syndrome (PUDS). J Vet Med A 51:15–18
7. Sipos W, Griessler A, Schilcher F, Stumpf I, Pirker E, Schmoll F (2007) Fibroepithelial hamartoma in a domestic pig. Vet Pathol 44:411–413
8. Sipos W, Schilcher F, Leeb B, Baumgartner W (2001) Rezidivierendes Fibrosarkom bei einem Bergschaf. Tierärztl Umschau 56:602–605
9. Sipos W, Schilcher F (2006) Fibropapillome in Haube und Pansen bei einem Jungrind als Ursache für eine chronische Indigestion. Wien Tierarztl Monat 93:53–56
10. Elicker S, Weissenböck H, Sipos W (2012) Chronic hyperproliferative process with major involvement of mast cells at ear tag sites of sows. Wien Tierarztl Monat 99:44–46

Diagnostische Techniken und Applikationsmodi beim Schwein

3

> **Zusammenfassung**
>
> Im Zuge der biomedizinischen Forschung müssen den Versuchstieren in der Regel Testsubstanzen auf verschiedenen Routen appliziert sowie unterschiedliche Proben, meist sind es Blutproben, gewonnen werden. Alle geläufigen Applikationstechniken (intravenös, intramuskulär, subkutan, intraabdominal, oral) sowie die wichtigsten Probennahmetechniken (Blutentnahme, inkl. der Beschreibung des Setzens eines peripheren Venenverweilkatheters, Liquorpunktion, BALF, TBS und Harngewinnung) werden für das Schwein erläutert.

3.1 Blutentnahme, peripherer Venenverweilkatheter

3.1.1 Punktion der vorderen Hohlvene

Die Blutentnahmetechnik beim Schwein gestaltet sich aufgrund der besonderen anatomischen Verhältnisse etwas schwieriger als bei den anderen Großtieren [1]. Die großen Venen liegen hier sehr tief, können daher nicht, wie bei den anderen Großtieren, aufgestaut werden und müssen folglich blind gestochen werden. Bei einiger Übung sieht man aber die fraglichen Gefäße mit dem geistigen Auge und weiß daher, wo man einstechen muss. Das Gefäß der Wahl bei Ferkeln ist die V. cava cranialis (Abb. 3.1a). Ein Helfer fixiert das Tier in Rückenlage im Sitzen auf seinem Schoß, sodass der Kopf des Tieres vom Halter wegschaut und zieht dabei die beiden Vorderextremitäten mit einer Hand nach hinten, sodass die blutabnehmende Person den Kopf des Tieres mit der freien Hand fixieren und etwas nach unten überstrecken kann. Mit der armierten Spritze in der anderen Hand wird nun eingestochen. Die Einstichstelle wird etwa einen (bei größeren Tieren zwei) Finger breit lateral des Manubrium sterni auf einer gedachten Linie zwischen Brustbeinspitze und Buggelenk (= Schultergelenk) gewählt. Die Ein-

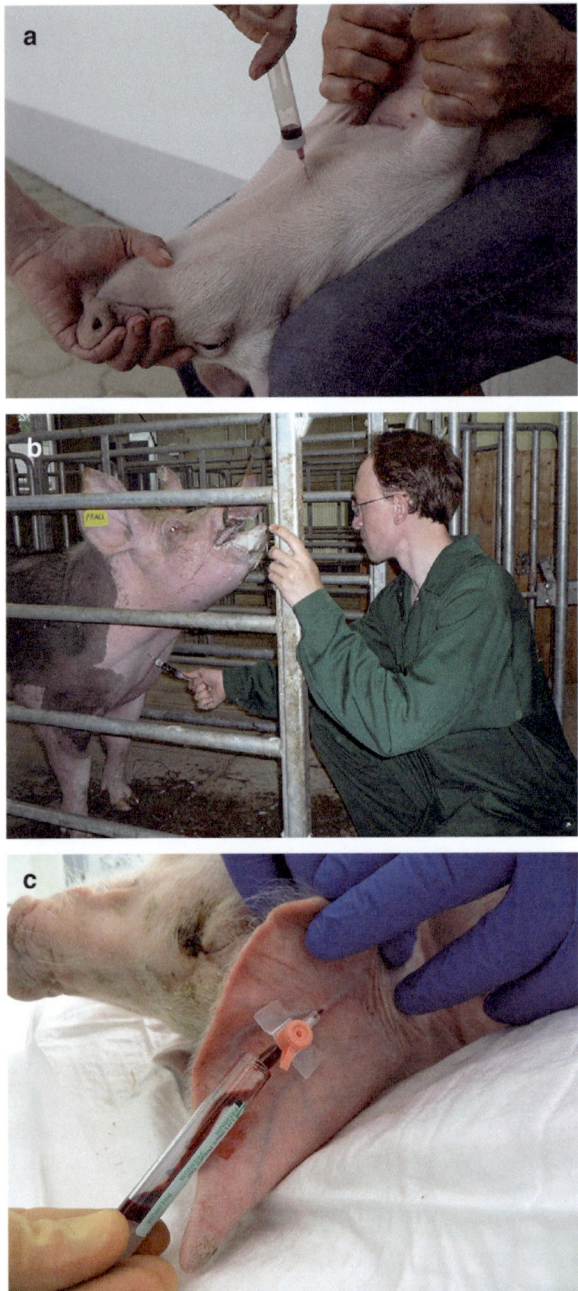

Abb. 3.1 a Für die Blutabnahme wird bei Ferkeln die Vordere Hohlvene und **b** bei größeren Tieren die Jugularvene herangezogen, **c** kleinere Blutmengen können auch aus der Ohrrandvene entnommen werden.

stichrichtung ist nahezu senkrecht zum Tierkörper etwa parallel zur Sagittalebene (leicht dorsomediokaudal geneigt). Sobald man mit der Nadelspitze die Haut des Tieres durchdrungen hat, wird ein leichtes Vakuum durch Zurückziehen des Stempels vorgelegt und die Nadel (1,2 × 40 mm) soweit vorgeschoben, bis die Hohlvene angestochen ist, was sich dadurch bemerkbar macht, dass dunkles Blut in den Spritzenzylinder einläuft. Ein zu großes vorgelegtes Vakuum wäre kontraproduktiv, da sonst das Blut in die Spritze schießen würde und dies zur Hämolyse führen kann. Sollte man das Gefäß nicht getroffen haben, so wird die armierte Spritze leicht zurückgezogen und es werden sternförmige Suchbewegungen nach vorne und wieder zurück gemacht, ohne aber dabei mit der Nadel aus dem Tier herauszugleiten. Ist im Spritzenzylinder, oder bei Aspirationssystemen (wie z. B. Monovetten) im Blutröhrchen, die gewünschte Menge Blut, so ist vor dem Herausziehen der Nadel in jedem Fall das Vakuum zu entfernen, also auf keinen Fall weiterer Zug am Stempel zu belassen, um die unvermeidbare Hämatombildung nicht noch zu begünstigen. Bei gekonnter Blutabnahme kann auf diese Weise an maximal drei Tagen hintereinander Blut abgenommen werden, aber spätestens dann ist aufgrund der Hämatombildung Schluss. Außerdem zeigen dann die Tiere aufgrund der sich entwickelnden Phlebitis immer heftigere Abwehrbewegungen. Deshalb sollte bei mehrmaliger Blutentnahme in engeren Zeiträumen auf jeden Fall ein peripherer Venenverweilkatheter gelegt werden. Die Verwendung von Vakuumsystemen für die Blutabnahme beim Schwein ist unpraktisch, da es mit diesen unmöglich ist, das leichte Suchvakuum vorzulegen. Zusätzlich schießt das Blut bei richtigem Nadelsitz in das Probenröhrchen, was, wie bereits angemerkt, beim Schwein leicht zur Hämolyse führt.

3.1.2 Punktion der Jugularvene

Bei größeren Tieren ab etwa 30 kg wird die V. jugularis externa zur Blutabnahme herangezogen (Abb. 3.1b). Das Tier wird von einem Helfer mit der Oberkieferschlinge fixiert, wobei Kopf, Hals und Rücken eine gerade Linie bilden sollten, da bei gebogenem Hals die Jugularvene in der Tiefe verschwindet und nur mehr schwer getroffen werden kann. Die Einstichstelle kann entlang des Venenverlaufs in der Drosselrinne, die gut sichtbar ist, gewählt werden, wobei eher in Nähe der Brustapertur eingestochen werden sollte. Wiederum wird senkrecht zur Körperoberfläche des Tieres (und nicht etwa schräg in Venenverlaufsrichtung wie beispielsweise beim Pferd) eingestochen. Die Einstichtiefe wird so wie oben bei der Blutabnahme aus der vorderen Hohlvene besprochen bestimmt. Prinzipiell ist aber von einer relativ großen Einstichtiefe auszugehen, die umso tiefer wird, je größer das Tier ist. Bei den üblicherweise im Rahmen der biomedizinischen Forschung eingesetzten Tieren im Gewichtsbereich von 30–50 kg reicht eine 1,5 × 50 mm Nadel, während bei adulten Schweinen mit bis zu 2,1 × 80 mm Nadeln gearbeitet werden muss. Es sollte die Punktion der rechten Jugularvene präferiert werden, da bei linksseitiger Blutabnahme die (unwahrscheinliche, aber dennoch existierende) Möglichkeit einer Vaguspunktion mit folgender Vagotonie, die tödlich sein kann, besteht. Im Falle einer Karotispunktion, die aber bei senkrechter Einstichrichtung kaum vorkommen kann, kann es als Komplikation bei gleichzeitiger Punktion der Trachea zur Blutaspiration kommen, die rasch zum Tod des Tieres führt. Sollten nur geringe Blutprobenmengen benötigt werden, kann auch Blut aus einer Ohrrandvene entnommen werden (Abb. 3.1c).

3.1.3 Setzen eines peripheren Venenverweilkatheters

Für in knappen Zeiträumen zu wiederholende Blutentnahmen, wie es beispielsweise im Rahmen von Pharmakokinetikstudien erforderlich ist, sollte ein peripherer Venenverweilkatheter gelegt werden (Abb. 3.2). Dies deshalb, da dann die Tiere während der Blutentnahmen weit weniger gestresst sind und außerdem, da wiederholte Venenpunktionen aufgrund der schwachen Gefäßwände der Schweine und folgender Hämatombildungen und aufgrund der sehr eingeschränkten Gefäßauswahl nur sehr schwer möglich sind. Beim Schwein muss sehr darauf geachtet werden, dass sich die Tiere nicht ihrer Verweilkatheter entledigen. Die effektivste Technik besteht in der Präparation der V. jugularis externa beim kurzzeitnarkotisierten Tier in Rückenlage. Bei größeren Tieren mit tieferliegendem Gefäß kann die Vene mit zwei Zügelnähten durch den Assistenten (die herznahe Zügelnaht) und den Chirurgen (die herzferne Zügelnaht) angehoben werden. Nun wird der periphere Kunststoffverweilkatheter mitsamt Mandrin in das Gefäß eingeschoben, der Mandrin zurückgezogen und die Verweilkanüle zur Gänze ins Gefäß eingeführt und mit Nähten fixiert. Dann wird der auf die entsprechende Länge gekürzte Infusionsschlauch mit dem Anschlussstück des Katheters verbunden und aus dem cut-down heraus über die Seite des Halses an die Oberseite Richtung Nacken geführt. Die Präparationswunde wird bis auf die kleine Austrittsöffnung für den Schlauch verschlossen und das Ende des Schlauches am Nacken mit einer kleinen Hautnaht fixiert. Es ist wichtig, dem Schlauch nur wenig Spiel zu geben und diesen mit einem Verband, beziehungsweise einer Flexibbinde, am Tier so zu fixieren, dass keine Schlaufen herausschauen, die dem Tier als Angriffspunkte für seine Entledigungsversuche dienen könnten. Da Schweineblut schnell koaguliert, ist auf eine der Blutabnahme rasch folgende, gründliche und regelmäßige Spülung des Systems mit Heparin Wert zu legen.

3.2 Injektionstechniken

3.2.1 Intravenöse (IV) Injektion

Für intravenöse Applikationen kleiner Volumina, wie sie für Sedierungen oder auch Narkosen (wie mit der Ketamin-Azaperon-Kombinationsnarkose, Abschn. 5.1) völlig ausreichen, werden die Ohrrandvenen herangezogen (Abb. 3.3a). Bei größeren Tieren ab etwa 20 kg sollte die IV-Injektion unter Verwendung von $0{,}8 \times 16$ mm Nadeln keine Probleme machen, aber selbst bei

3.2 Injektionstechniken

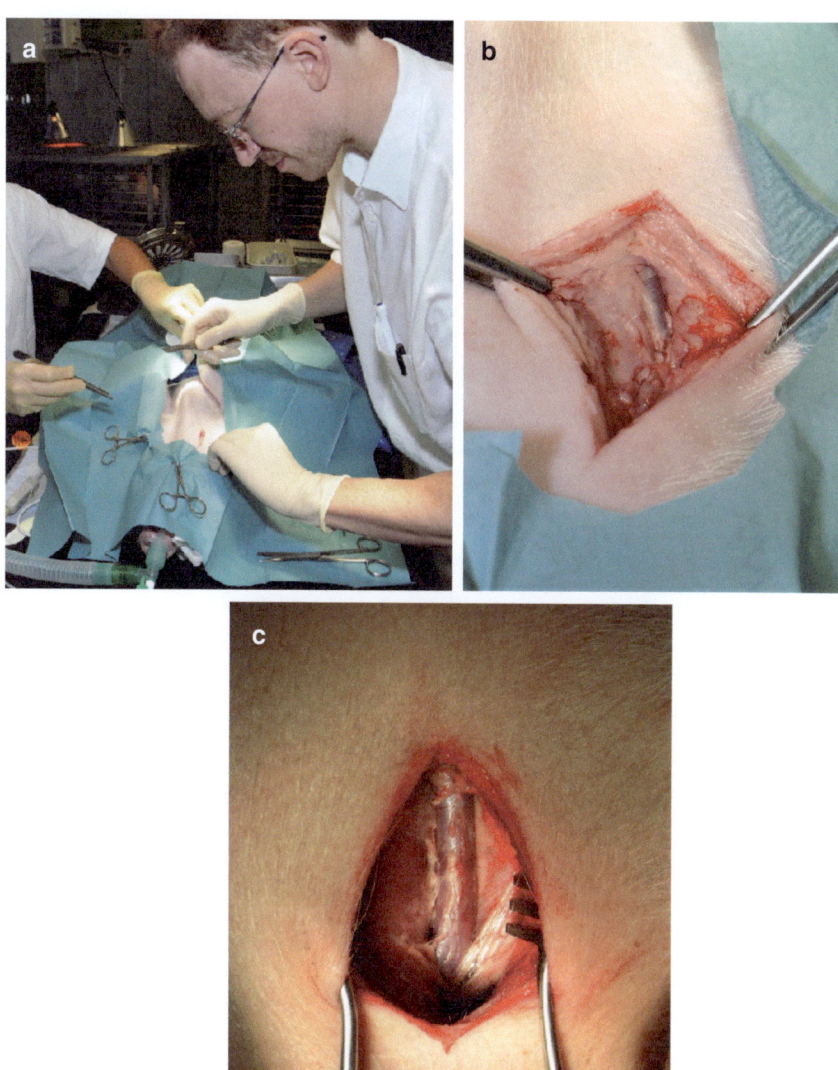

Abb. 3.2 Setzen eines peripheren Venenverweilkatheters: **a** Cut-down zur V. jugularis, **b** Venensitus, **c** Vene freipräpariert, **d** Einführen des Katheters unter Zuhilfenahme von Zügelnähten, **e** Fixieren des Katheters, **f** Wundverschluss, **g** Fixieren der Verlängerung mit Hautnähten, **h** dorsales Positionieren des Adapters am Nacken und Schutz des Systems vor dem Herausreißen mit einem Verband

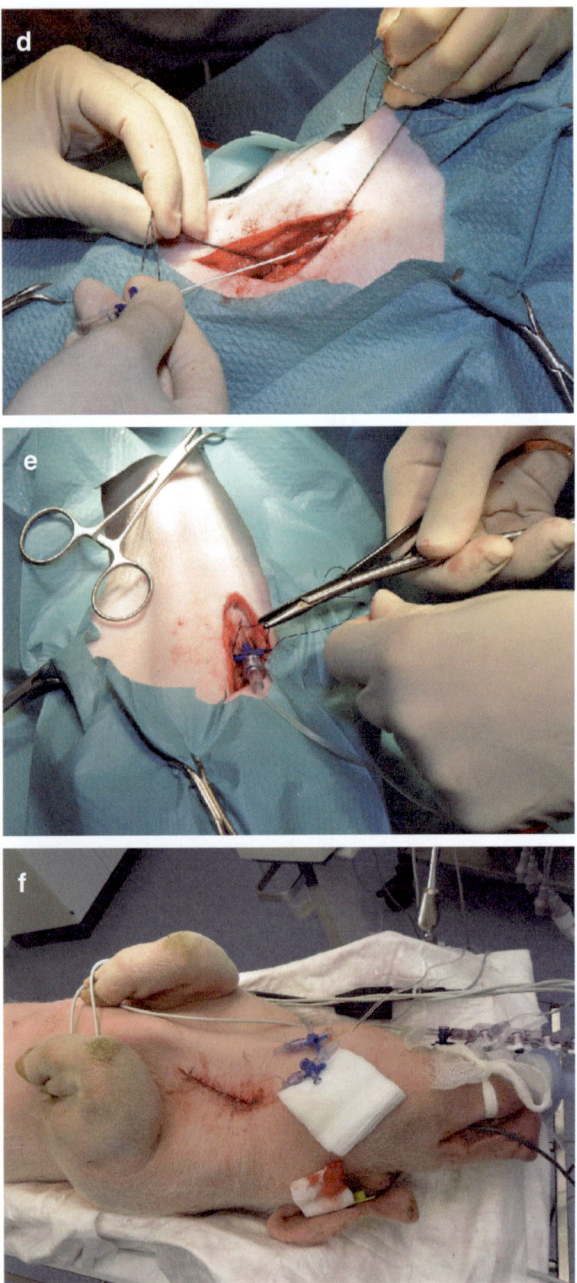

Abb. 3.2 (Fortsetzung)

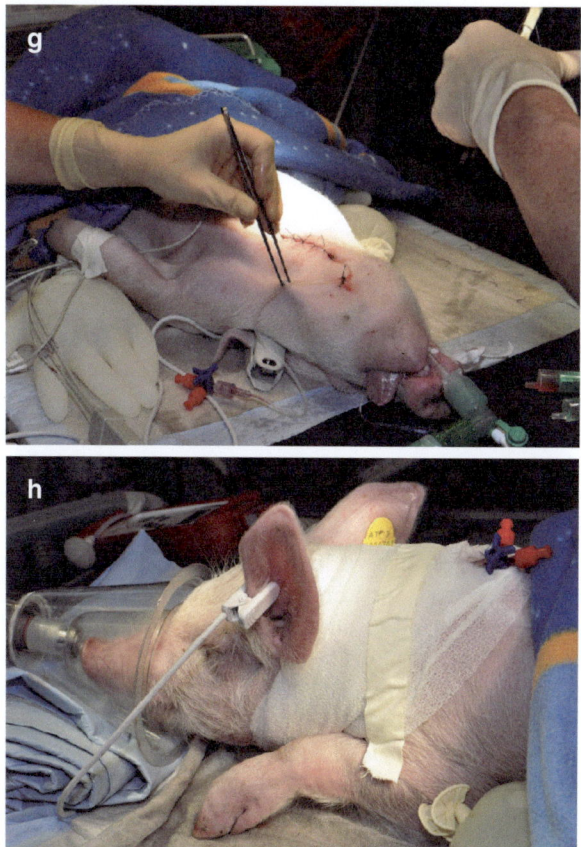

Abb. 3.2 (Fortsetzung)

Saugferkeln, bei denen sehr feine Nadeln (0,45 × 13 mm) verwendet werden, und bei Minipigs und Hängebauchschweinen mit ihren oft pigmentierten, teilweise stark behaarten und fleischigen Ohren kann eine geübte Person IV-Gaben in eine Ohrrandvene vornehmen. Während in vielen Lehrbüchern steht, dass ein Helfer die Venen an der Ohrbasis stauen soll, sollte davon vor allem bei noch jungen Tieren abgesehen werden, da sich bei diesen die Venen nicht richtig stauen lassen und das Einführen der Nadel in das Gefäß durch diese Maßnahme sogar eher erschwert wird. Sollten sich die Ohrrandvenen nicht schön darstellen, so werden die Ohren in der Hand etwas geknetet. Die Nadel sollte möglichst weit in das Gefäß vorgeschoben werden und dann mittels Daumendruckes am Konus an der Ohrmuschel fixiert werden. Im Gegensatz zu den anderen Tierarten soll beim Schwein vor Applikation des Injektionsgutes nicht aspiriert werden, da die kleinen Gefäße leicht kollabieren. Da die IV-Injektion in die Ohrrandvenen vor allem bei Ferkeln leicht paravenös gehen kann und die Gefäße dann ab dieser

Stelle (Richtung apikal) für eine weitere Injektion unbrauchbar sind, sollte, um sich weitere Punktionsmöglichkeiten offen zu halten, immer möglichst Ohrspitzen-nahe mit den Injektionsversuchen begonnen werden. Der Injektionsdruck sollte bei der IV-Injektion vorsichtig erhöht werden, da die dünnwandigen Gefäße zudem leicht reißen. Bei korrekter Nadelposition stellt sich das Gefäß bei der Injektion sehr schön dar.

3.2.2 Intramuskuläre (IM) und subkutane (SC) Injektion

Für beide Injektionsarten ist die Injektionsstelle dieselbe, nämlich der seitliche haarlose Bereich an der Nackenmuskulatur rund 2–3 Finger breit hinter dem Ohransatz bei einem Schwein mit 30 kg. In diesem Bereich liegt die Dermis der Unterhaut noch am beweglichsten auf, was für die SC-Injektion von Vorteil ist. Die Einstichrichtung ist senkrecht zur Hautoberfläche bei der IM-Injektion und in spitzem Winkel schräg zur Hautoberfläche in dorsoventraler Richtung bei der SC-Injektion (Abb. 3.3b–e). Wird bei einer SC-Injektion zu flach eingestochen, dann käme die Nadel intrakutan zu liegen und ließe sich nicht mehr fächerartig hin- und herschwenken, was zur Kontrolle des korrekten subkutanen Sitzes vorgenommen wird. Außerdem wäre im Falle einer intrakutanen Injektion ein viel größerer Widerstand beim Applizieren des Injektionsgutes zu spüren. Da die Haut beim Schwein sehr straff ist und der Unterlage fest anliegt, kann für die SC-Injektion auch keine Hautfalte angehoben werden, wie es bei unseren anderen Haussäugern praktiziert wird. Das heißt auch, dass sich subkutane Depots von Infusionslösungen als Flüssigkeitsersatztherapie beim Schwein wenig eignen. Für diesen Zweck wird bei Ferkeln die intraabdominale Injektion herangezogen (Abschn. 3.2.3). Alternativ zur SC-Injektion im Bereich hinter dem Ohrgrund kann bei an den Hinterextremitäten hochgehobenen Ferkeln auch in die Kniefalte injiziert werden, wobei die beiden Kniefaltenblätter gegeneinander verschoben werden, um ein Ausfließen des Injektionsgutes nach Entfernung der Nadel zu verhindern.

Die Einstichtiefe bei der IM-Injektion hängt von der Größe bzw. dem Alter des Tieres ab. Wichtig ist, dass die Nadelspitze IM und nicht SC zu liegen kommt, aber auch, dass die Nadel – vor allem bei kleineren Tieren, in erster Linie Saugferkeln – nicht zu tief eingestochen wird, da sonst bei nicht korrekter Stichrichtung die Halswirbel getroffen werden können, was natürlich mit periostalen Schmerzen für das Tier verbunden ist. Bei Saugferkeln wird die Einstichtiefe bei Verwendung von Nadeln im üblichen Dimensionsbereich für IM- und SC-Injektionen, also 1,8 × 40–50 mm, durch Umfassen der Nadel im gewünschten Abstand zur Nadelspitze mit Daumen und Zeigefinger der einstechenden Handfestgelegt. In der Regel sollte die Einstichtiefe bei Ferkeln etwa 1,5–2 cm betragen. Bei der SC-Injektion wird die Nadel bis zum Konus vorgeschoben und durch Schwenken die freie Beweglichkeit und somit der richtige Sitz überprüft. Vor einer IM- oder SC-Injektion wird aspiriert um sicherzugehen, dass kein Blutgefäß getroffen wurde

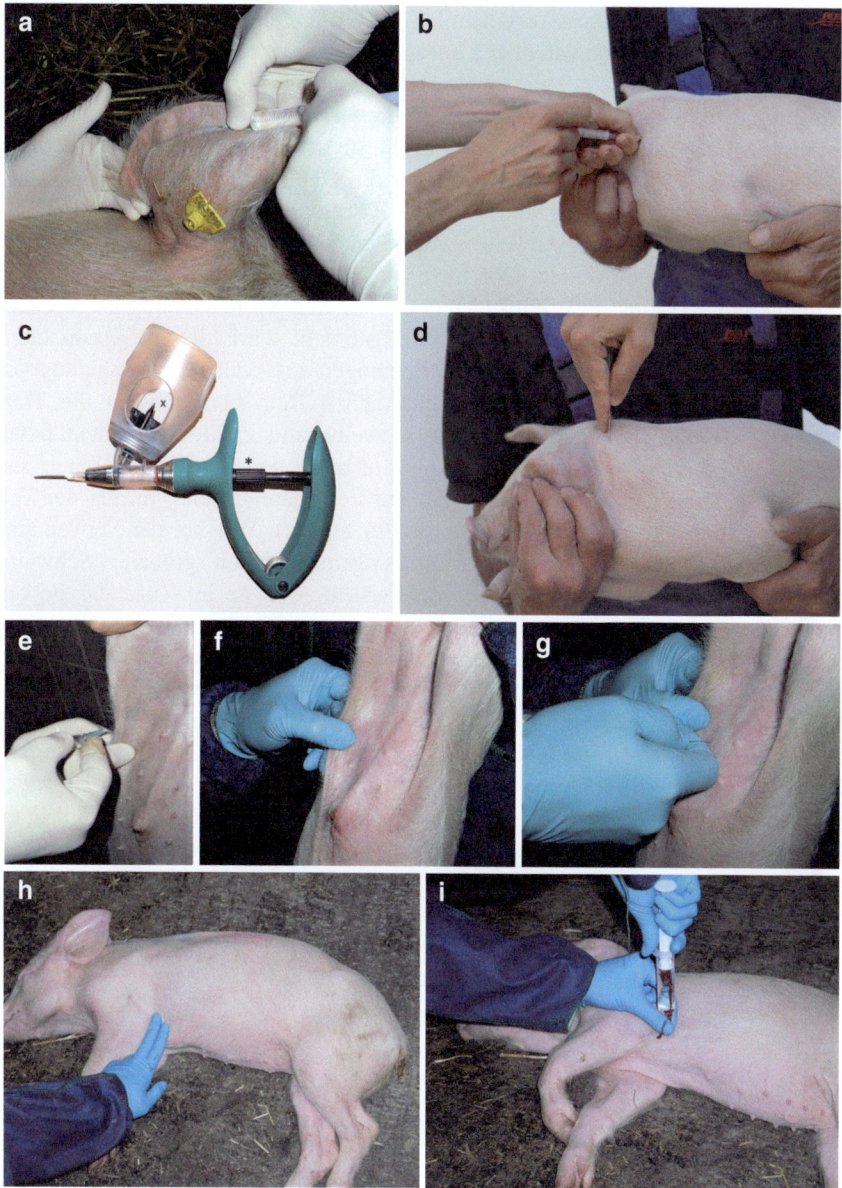

Abb. 3.3 Injektionstechniken: **a** IV-Injektion, **b** IM-Injektion, **c** Injektionspistole für Massenimpfungen (x: Dorn zum Aufsetzen des Behältnisses mit dem Injektionsgut, *: Justierschraube zum Einstellen des Injektionsvolumens), **d** SC-Injektion in den seitlichen Hals, **e** SC-Injektion in die Kniefalte (nur beim Ferkel), **f** vorbereitender Griff für eine intraabdominale Injektion zum Verschieben der Bauchhaut, **g** intraabdominale Injektion, **h** intrakardiale Injektion – Palpation des Herzstoßes, **i** intrakardiale Injektion – Aspiration von Herzblut vor Applikation des Injektionsgutes

und das Injektionsgut sonst versehentlich IV verabreicht werden würde. Dies ist vor allem bei Applikation von öligen Formulierungen von Wichtigkeit.

Zur Injektion sind Ferkel von einem Helfer hochzuheben und derart in sternaler Position zu fixieren, dass der Kopf des Ferkels (vor allem die Augen) vor unbeabsichtigtem Stechen geschützt ist, die Einstichstelle frei ist – was dadurch gelingt, dass das dem Untersucher zugewandte Ohr mit der Hand, die auch den Kopf fixiert, umfasst wird – und auch die Extremitäten des Tieres derart fixiert sind, dass dieses keine Abwehrbewegungen durchführen kann (Abb. 2.1a). Größere Tiere werden mittels Oberkieferschlinge fixiert. Bei Verwendung eines Verlängerungssystems, also entweder eines auf den Spritzenkonus aufgesetzten Schlauches, an dessen Ende die Nadel aufgebracht wird (dieses System bietet sich in biomedizinischen Forschungseinrichtungen an), oder bei Verwendung von Impflanzen, vornehmlich in landwirtschaftlichen Betrieben, müssen die Tiere (Versuchsschweine ab rund 30 kg, Mastschweine und Zuchtsauen) nicht fixiert werden. Impflanzen sind halbstarre Kunststoffrohre von rund 50 cm Länge mit aufgesetzter Nadel und einem Handgriff auf der anderen Seite, in den der Verbindungsschlauch zur Impfpistole (Abb. 3.3c) mündet. Wie bei der Verwendung von Impflanzen im Zuge von Vakzinierungsmaßnahmen größerer Schweine werden auch bei Massenimpfungen von Ferkeln, wie sie im Zuge der Ferkelimpfungen gegen die häufigsten Krankheitserreger routinemäßig durchgeführt werden (Abschn. 7.3.), Impfpistolen verwendet. Diese haben den Vorteil, dass das Injektionsvolumen voreingestellt werden kann (oder fix vorgegeben ist) und damit durch einfaches Abdrücken die definierte Menge an Injektionsgut sicher im Tier platziert ist, andererseits kann hier vor der Injektion nicht aspiriert werden. Dieser Nachteil wird aufgrund der enormen Zeitersparnis, vor allem bei großen Beständen, in Kauf genommen. Neue Systeme arbeiten vermehrt mit intradermalen Applikationen, wobei das Injektionsgut entweder mittels Sicherheitsnadel verabreicht oder bei nadellosen Systemen bei sensorgeprüftem richtigem, planen Kontakt mit Druckluft in die Haut gepresst wird, wobei dann nur mehr geringste Volumina an Injektionsgut appliziert werden, sodass diese Techniken für die Tiere mit möglichst geringem Stress verbunden sind.

3.2.3 Intraabdominale Injektion

Zur intraabdominalen (= intraperitonealen, IP) Injektion hebt ein Assistent das Ferkel – nur bei diesen kommt diese Injektionsart zum Einsatz – an der Hinterhand am Sprunggelenk hoch und lässt es kopfabwärts hängen. Das Tier wendet so die Bauchseite dem Untersucher zu. Die Injektionsstelle, die sich fingerbreit paramedian etwas kranial des letzten Zitzenpaares befindet, wird desinfiziert und es wird auch weiterhin unter sterilen Kautelen gearbeitet. Nun wird die ipsilaterale Kniefalte in die freie Hand des Untersuchers genommen, der die beiden Hautblätter zwischen Daumen und Mittelfinger gegeneinander verschiebt, mit dem Ziel, auch die Bauchhaut an der Injektionsstelle über der Bauchfaszie zu verschieben (Abb. 3.3f). Daraufhin wird die armierte Nadel ruckartig durch die Bauchwand gestochen und in annähernd horizontaler Richtung vorgeschoben (Abb. 3.3g). Durch die hängende Position des Tieres drücken die Baucheingeweide nach unten, sodass die Gefahr einer Punktion von Darmschlingen und der Harnblase kaum gegeben ist. Dann kann das Injektionsgut appliziert werden. Routinemäßig wird diese Injektionstechnik zur Flüssigkeitssubstitution bei hypoglykämischen Saugferkeln, bei denen eine Dauertropfinfusion *de facto* unmöglich ist und auch keine größeren subkutanen Depots gelegt werden können, verwendet, um körperwarme 30 %ige Glukoselösung zu applizieren. Nach Herausziehen der Nadel lässt die andere Hand die gegeneinander verschobenen Hautblätter der Kniefalte wieder los, sodass sich auch die Bauchhaut wieder in die ursprüngliche Position zurückschiebt und damit den Einstichkanal verschließt.

3.2.4 Intrakardiale Injektion

Die intrakardiale Injektion kommt in der Regel im Zuge der Euthanasie von Tieren zum Einsatz (Abschn. 5.3). Dazu wird das narkotisierte Tier in rechter Seitenlage positioniert und mit den Fingerspitzen der linken Hand der Interkostalraum gesucht, in dem der Herzstoß am stärksten spürbar ist (Abb. 3.3h). Sodann wird die Spritze mit aufgesetzter Nadel und nach Durchdringen der äußeren Haut mit leicht vorgelegtem Vakuum nahezu senkrecht mit leicht kranialer Richtung vorgeschoben. Sobald man im Herzen ist, gleitet die Nadel quasi von alleine weiter und Blut strömt in den Spritzenzylinder. Außerdem zeigen die an der Spritze deutlich spürbaren, rhythmischen Herzaktionen den richtigen Sitz an. Trotzdem sollte vor der Injektion voll aspiriert werden, wobei bei richtigem Sitz der Nadel das Blut richtiggehend in den Spritzenzylinder hineingepumpt wird (Abb. 3.3i), da durch die Herzaktionen bei suboptimaler Nadelposition diese wieder aus dem Herzlumen herausgleiten kann. Jetzt kann das Injektionsgut mit Leichtigkeit appliziert werden.

3.3 Liquorpunktion

Die lumbosakrale Punktion ist der subokzipitalen Punktion vorzuziehen, da sie leichter durchgeführt werden kann. Die Tiere (in etwa bis zu einem Gewicht von 40 kg) werden in Kurznarkose in sternaler Position so über einen Strohballen gelegt, dass Vorder- und Hinterhand herabhängen. Alternativ können die Tiere auch in sternaler Position auf den Boden gelegt werden, wobei es aber wichtig ist, die Hinterbeine unter dem Tier so weit wie möglich nach vorne zu ziehen. Es kommt bei beiden Positionstechniken vor allem auf ein Abknicken im Lumbalbereich an, da sich dann das Foramen lumbosacrale mehr öffnet. Die Punktionsstelle wird rasiert und aseptisch vorbereitet. Die Einstichstelle liegt median etwa fingerbreit hinter einer gedachten Verbindungslinie zwischen den beiden Tubera coxae und kann mit etwas Druck in der Regel als kleines Grübchen ertastet (bzw. gesehen) werden. Die Einstichrichtung mit einer entsprechend starken und langen Nadel (2,1 × 80 mm) ist von der Senkrechten leicht nach kranial geneigt (Abb. 3.4a, b). Sobald das Ligamentum interarcuale, das als stärkerer Widerstand spürbar ist, durchstochen wurde, lässt sich die Nadel leicht vorführen. Die Einstichtiefe ergibt sich von selbst, da nach erfolgreicher Punktion des Subarachnoidalraumes Liquor von selber austritt und am Konus sichtbar wird.

Für die schwieriger und nur bei kleineren Schweinen durchführbare Subokzipitalpunktion muss der Kopf des Tieres von einem Assistenten stark nach ventral flexiert werden. Der Untersucher führt nun eine 1,8 × 50 mm Nadel parallel zum Nasenrücken durch die Einstichstelle ein, die durch das Dreieck, das von den beiden Atlasflügeln und der Protuberantia occipitalis gebildet wird, vorgegeben ist, bis die Cisterna magna getroffen ist und Liquor austritt (Abb. 3.4c).

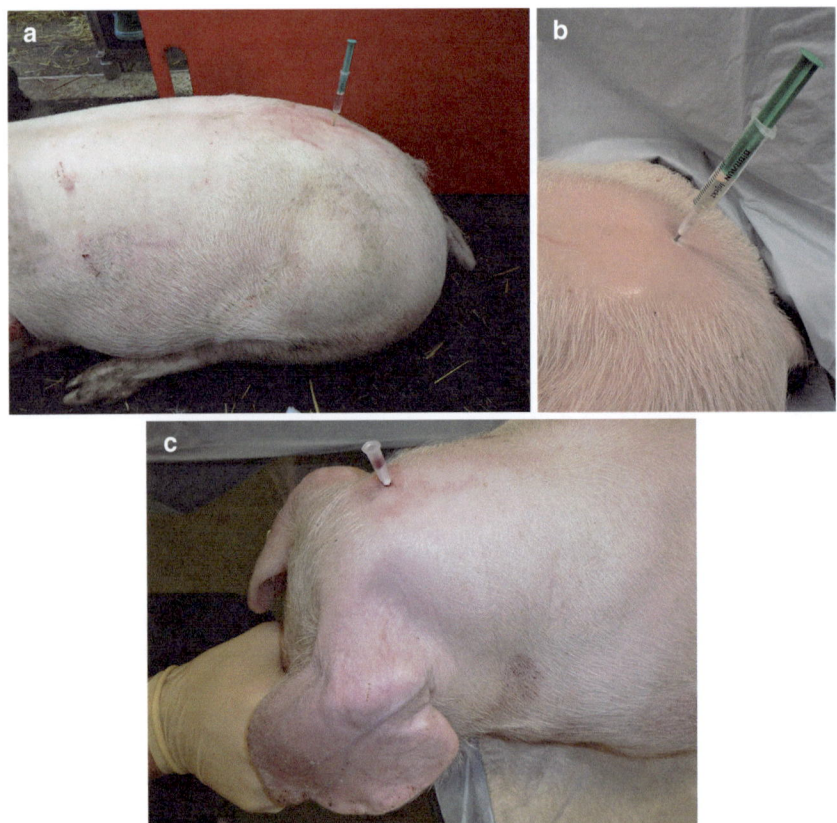

Abb. 3.4 Liquorpunktion: **a** Lumbosakralpunktion, **b** Detailaufnahme des Nadelsitzes, **c** Subokzipitalpunktion

3.4 BALF, TBS, Tonsillartupfer

Die Gewinnung von BALF (bronchoalveolärer Lavageflüssigkeit) oder die Probennahme mithilfe eines TBS (Tracheobronchialtupfers) wird primär bei Infektionsversuchen des Respirationstraktes ein Thema sein, wobei zuerst klar sein muss, ob ein TBS ausreicht, da im Gegensatz zur BALF-Untersuchung nur der obere Respirationstrakt beprobt werden kann. In manchen Fällen wird man aber um eine diagnostische Tötung des Tieres mit folgender Sektion und steriler Lungenprobennahme nicht umhinkommen.

Für eine BAL müssen die Tiere in tiefe Sedierung oder Kurznarkose (Abschn. 5.1) gelegt werden. In Folge werden die Tiere in sternaler Position auf dem Untersuchungstisch positioniert und ein Assistent hebt den Kopf mit einer Oberkieferschlinge (hier aber ein weiches Stoffband und nicht die für eine Fixierung verwendete Schlinge aus Draht) so an, dass Kopf und Hals des Tieres leicht überstreckt sind. Nun hat der Untersucher gute Sicht und kann einen flexiblen Tubus unter Zuhilfenahme eines Laryngoskops durch die Glottis in die Trachea bis auf Höhe der Bifurkation vorschieben (Abb. 3.5a). Sobald der richtige Sitz erreicht ist, wird die Sonde gegen den harten Gaumen fixiert. Dann kann die sterile Spüllösung (bei Ferkeln rund 20 ml) instilliert und durch sofort anschließende Aspiration bei gesenktem Kopf des Tieres wieder gewonnen werden.

Zur Gewinnung eines TBS hält der Assistent das Ferkel unter dem Arm und fixiert die Vorderextremitäten. In diesem Falle ist keine Sedierung/Narkose nötig. Dem Tier wird während der Aspiration durch die zentrale Bohrung eines Maulkeiles (bei Ferkeln reicht ein kleindimensionierter Holzkeil) ein steriler Katheter (z. B. ein DCT-Nelaton Katheter 40 cm, Servoprax, Deutschland) wiederum bis zur Bifurkation eingeführt. Der richtige Sitz wird durch Husten angezeigt. Ähnlich wird das Tier für die Entnahme eines Tonsillargeschabsels bzw. einer Tonsillartupferprobe vorbereitet. Der Tupfer muss bei adulten, mit einer Oberkieferschlinge fixierten Tieren aufgrund der langen Maulhöhle an einer Verlängerung, beispielsweise einer Inseminette, aufgesteckt werden, um durch die zentrale Öffnung des Maulkeiles auch bis zu den Plattenmandeln am Rachen des Tieres zu gelangen (Abb. 3.5b).

3.5 Harngewinnung

Die Harngewinnung erfolgt entweder über das Auffangen von Spontanharn oder über Blasenpunktion, abgesehen von einer Blasenkatheterisierung bei narkotisierten Versuchsschweinen im Gewichtsbereich von 30–100 kg. Vor allem bei Sauen funktioniert das Gewinnen von Spontanharn recht einfach, da diese sich oft dann, wenn eine (unbekannte) Person den Stall betritt, aus einer liegenden Position erheben und in Folge gleich Harn absetzen. Sollte also eine Harngewinnung von Sauen geplant sein, so ist es ratsam, bereits mit einem entsprechendem Auffanggefäß ausgerüstet den Stall zu betreten, um rasch bei der

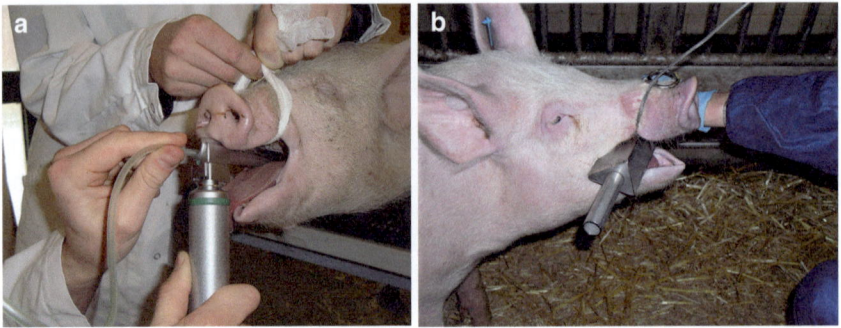

Abb. 3.5 Gewinnung von Proben aus dem Respirationstrakt für eine Erregerdiagnostik *in vivo*: **a** BALF-Gewinnung, **b** Maulkeil für die Entnahme einer Tonsillartupferprobe (oder zum Einführen einer Magensonde)

ersten Sau, die aufsteht, den Harn auffangen zu können. Später kann eine Miktion bei Sauen durch Kitzeln der Vulva, beispielsweise mit Stroh, induziert werden.

Es besteht auch die Möglichkeit der Blasenkatheterisierung bei stehenden Sauen. Nach entsprechender Reinigung der Vulva und gründlichem Waschen und Desinfizieren der Hände gehen Zeige- und Mittelfinger der linken Hand in die Scheide ein. Der Zeigefinger spannt den Scheidenboden nach kaudal, sodass mit dem Mittelfinger die Urethra samt Divertikel spürbar wird. Das Ende eines Hündinnenkatheters, der mit der rechten Hand in die Scheide eingeführt wird, wird nun vom Mittelfinger in die Urethra dirigiert.

Eine Blasenpunktion kann in der Regel nur bei Ferkeln vorgenommen werden. Dazu werden die Tiere von einem Assistenten an der Hinterhand wie zur intraabdominalen Injektion gehalten und die Einstichstelle desinfiziert. Im Gegensatz zur IP-Injektion wird nun aber die Nadel (1,2 × 40 mm) horizontal bzw. leicht nach kraniomedial geneigt vorgeschoben. Schweineharn ist gelb, klar und dünnflüssig und hat einen leicht sauren pH von 6,5.

3.6 Orale Applikation

Die leichteste Möglichkeit der oralen Applikation ist die freiwillige Aufnahme, wobei das Applikationsgut einem gut schmeckenden Futter untermischt wird. Sollte die Substanz einen starken Eigengeschmack haben, so muss ein entsprechend intensiv schmeckender Leckerbissen als „Verpackungsmaterial" dienen, beispielsweise Honig. Am ehesten eignen sich Substanzen in kleiner Tablettenform, da dann auch kontrolliert werden kann, ob diese tatsächlich aufgenommen wurden. Bemerken Schweine den Trick, dann spucken sie die Tabletten in der Regel wieder aus. Sollte dieser Weg nicht funktionieren, dann wäre die nächste Möglichkeit die Applikation mit einer Janetspritze in die seitliche Backentasche, falls die Substanzen in flüssiger oder halbflüssiger Form vorliegen.

Dazu müssen die Tiere in aller Regel fixiert werden. Als Transportmittel eignet sich beispielsweise Apfelmus, das von den Schweinen meist sehr gerne aufgenommen wird. Tabletten können, falls sie nicht freiwillig mit anderem Futter aufgenommen werden, dem mit der Oberkieferschlinge fixierten Schwein auch gegen den Rachengrund geworfen oder unter Zuhilfenahme eines Maulkeiles mit zentraler Bohrung auf den Zungengrund gelegt werden. Hier muss ebenfalls das Abschlucken kontrolliert werden. Am ehesten gelingt dies, wenn unmittelbar nach Tablettengabe dem Tier mit der Janetspritze reines Apfelmus nachgegeben wird. Bei der Verwendung von Maulkeilen beim Schwein ist darauf zu achten, dass sich die Zunge nicht rachenwärts hinter dem Keil aufwölbt. Sollte dies der Fall sein, wird der Keil so um die Längsachse gedreht, dass die Zunge unter dem Keil nach vorne gleitet.

Als letzte Möglichkeit kommt die Magensonde ins Spiel. Hierfür wird wiederum ein Maulkeil mit zentraler Bohrung verwendet. Als Magensonde können handelsübliche Gummisonden in den Dimensionen, wie sie auch beim kleinen Wiederkäuer (Schaf, Ziege) angezeigt sind, eingesetzt werden. Die Magensonden lassen sich beim Schwein relativ leicht setzen. Diese werden durch die zentrale Bohrung des Maulkeiles bis zum Rachen geschoben, wo ein Widerstand spürbar wird. Am Beginn des Ösophagus befindet sich das Diverticulum pharyngeum, das, falls die Sonde in dieses rutscht, ein Weiterschieben verhindert. In diesem Fall muss die Sonde vorsichtig zurück- und wieder vorgeschoben werden, bis der Schluckreflex ausgelöst wird und die Sonde weitergeschoben werden kann. Beim Einsatz von Magensonden bei narkotisierten Tieren oder bei Patienten mit vermindertem Allgemeinverhalten sollte auf eine abwärts gerichtete Position von Kopf und Hals geachtet werden, um der Gefahr eines Refluxes mit folgender Aspirationspneumonie vorzubeugen.

Literatur

1. Schuh M, Sipos W (2017) Probenahme, Laboruntersuchungen und invasive diagnostische Maßnahmen, Applikation von Arzneimitteln und Diagnostika – Schwein. In: Baumgartner W, Wittek T (Hrsg) Klinische Propädeutik der Haus- und Heimtiere. 9. Aufl. Thieme, Stuttgart, S 337–412

Blutchemie, Hämatologie und klinische Immunologie

4

> **Zusammenfassung**
>
> Für die Interpretation blutchemischer, hämatologischer und in zunehmendem Maß auch klinisch-immunologischer Parameter müssen, neben einem Verständnis für das Zusammenspiel dieser im pathophysiologischen Zusammenhang, die physiologischen Referenzwerte bekannt sein, welche hier zusammengefasst sind. Ein Schwerpunkt dieses Kapitels liegt auf der Besprechung der zellulären Immunität mit Fokus auf die wichtigsten Leukozytenpopulationen und -subpopulationen sowohl bei juvenilen wie auch bei adulten Schweinen sowie in der Beschreibung und Diskussion von Zytokinprofilen anhand ausgewählter Beispiele der Schweinemedizin, um deren Bedeutung für die Abklärung immunpathologischer Prozesse darzustellen.

4.1 Blutchemische Referenzwerte

Zur Blutabnahmetechnik s. Abschn. 3.1. Schweineblut hämolysiert bei zu großem Unterdruck im Blutentnahmesystem leicht, außerdem gerinnt es schnell. Folglich sind Blutproben schonend zu gewinnen und zu behandeln. Bei mit Antikoagulantien (EDTA, Heparin, Zitrat) vorbeschichteten Blutröhrchen ist die Blutprobe unmittelbar nach deren Gewinnung durch vorsichtiges Schwenken mit dem Antikoagulans vollständig in Kontakt zu bringen und dadurch zu stabilisieren. Auf keinen Fall sollen die befüllten Röhrchen geschüttelt werden, da es zu Schaumbildung und Hämolyse kommen kann. Die Referenzwerte für die Elektrolytkonzentrationen im Blutserum (mmol/l) und für die Spurenelementkonzentrationen im Blutplasma (µmol/l) sind folgend aufgelistet: Ges-Kalzium 1,9–2,9; anorg. Phosphat 1,9–2,8; Magnesium 0,9–1,7; Natrium 135–143; Kalium 4,5–6,5; Chlorid 100–110; Eisen 17–36; Kupfer 25–32; Selen 0,8–2,3

Tab. 4.1 Blutchemische Referenzwerte beim Schwein

Parameter	Einheit	Range
ALT	U/l	bis 40
AST	U/l	bis 35
GGT	U/l	bis 27
GLDH	U/l	bis 6
AP	U/l	bis 50
CK	U/l	bis 500
LDH	U/l	bis 700
α-Amylase	U/l	107–170
TBIL	µmol/l	bis 4
CHOL	mmol/l	bis 2
CREA	µmol/l	bis 200
GLU	mmol/l	4,0–6,5
UREA	mmol/l	2,5–7,5
TRIG	mmol/l	bis 0,4
Gesamtlipide	g/l	3,2–5,3
Gesamteiweiß	g/l	50–80
Albumin	%	38
α-Globulin	%	24
β-Globulin	%	13

und Mangan 0,1–0,3. Tab. 4.1 zeigt die Referenzbereiche der wichtigsten blutchemischen Parameter beim Schwein.

4.2 Hämatologische Referenzwerte

Die hämatologischen Referenzwerte sollten nur als Arbeitswerte betrachtet werden, da es zu starken interindividuellen Schwankungen der einzelnen hämatologischen Parameter auch bei völlig gesunden Tieren kommen kann. Viel mehr zählt die Veränderung eines oder besser des Zusammenspieles mehrerer Parameter im zeitlichen Verlauf und die Kombination der Befunde mit dem klinischen Bild des Patienten. Tab. 4.2 gibt die Ranges der hämatologischen Standardparameter wieder. Insgesamt zeigt das Schwein ein lymphozytär dominiertes Blutbild, wobei dies bei Minipigs mit physiologischen Leukozytenzahlen bis 29 G/l besonders auffallend ist. Außerdem weisen Minipigs hohe mittlere GGT-Aktivitäten von 19-37 U/l auf.

4.3 Immunologische Referenzwerte

Was für die Interpretation hämatologischer Befunde gilt, zählt noch viel mehr bei klinisch-immunologischen Daten. Erst durch die Kombination unterschiedlichster Parameter entsteht ein annähernd vollständiges Bild einer ablaufenden

4.3 Immunologische Referenzwerte

Tab. 4.2 Hämatologische Referenzwerte beim Schwein mit Angabe der mittleren Prozentzahlen im Differentialblutbild

Parameter	Einheit	Range	% (Mittelwert ± SD)	Range %
Erythrozyten	T/l	6,0–9,0	-	-
Hämoglobin	mmol/l	6,8–9,3	-	-
Hämatokrit	%	30–42	-	-
MCV	Fl	50–68	-	-
Thrombozyten	G/l	180–600	-	-
Leukozyten	G/l	10,0–20,0	-	-
Lymphozyten	G/l	5,0–16,0	56 ± 6	45–85
stabk. Granulozyten	G/l	bis 0,3	0 ± 0	-
segm. Granulozyten	G/l	1,0–8,0	35 ± 6	10–39
basoph. Granulozyten	G/l	bis 0,08	0,9 ± 0,2	0–2
eosinoph. Granulozyten	G/l	bis 0,25	1,3 ± 0,4	0–5
Monozyten	G/l	bis 0,7	5,5 ± 1,6	0–5

immunologischen Reaktion. Diese Feststellung bezieht sich in erster Linie auf die wissenschaftliche Abklärung von Ätiologien immunvermittelter Erkrankungen. Zur klinischen Diagnose „klassischer" Immunopathien, wie beispielsweise Allergien, reicht mitunter auch die Untersuchung nur eines oder zweier Parameter, um sinnvolle therapeutische Schritte einleiten zu können.

4.3.1 Zytokinprofile

Immunologische Untersuchungen spielen in vielen Forschungsgebieten eine immer größere Rolle. Gab es zu Beginn meiner Arbeiten auf dem Gebiet der Immunologie beim Schwein Anfang der 2000er Jahre nicht einmal zehn kommerziell erhältliche Antikörper gegen grundlegende porcine leukozytäre Oberflächenmoleküle (v. a. anti-CD3, CD4, CD8 und SWC3) und überhaupt keine kommerziellen mAbs zur Zytokindetektion – hier hatte ich die Gelegenheit, solche in Kooperation mit R&D-Systems (Minnesota) erfolgreich auszutesten – so sind die Möglichkeiten beim Schwein mittlerweile beinahe genauso umfangreich wie im Nagermodell oder beim Menschen. Mit den mittels durchflusszytometrischer intrazytoplasmatischer Zytokindetektion (ICCD) evaluierten Anti-Zytokin-Antikörpern für Schweine war es dann möglich, die ersten systemischen Zytokinprofile aus peripheren mononukleären Blutzellen (PBMCs) zu erstellen [1]. Mittels ICCD werden, wie der Name bereits sagt, intrazelluläre Zytokinexpressionen nachgewiesen. Da zu diesem Zweck die PBMCs zuerst ins Labor gebracht und aus der Blutprobe aufgereinigt werden müssen, dann mit Brefeldin-A, Ionomycin und PMA (Phorbol-12-Myristat-13-Azetat) kurzzeitstimuliert werden und erst daraufhin mit der eigentlichen Zytokinfärbung und folgender ICCD begonnen werden kann und dies alles die Zellen stresst und deren Zytokinproduktion beeinflusst, muss dieser Umstand entsprechend bei der

Dateninterpretation berücksichtigt werden. Folglich heißt das Arbeiten mit einem so sensiblen System natürlich auch, dass zusätzliche Stressoren, wie suboptimale Antikoagulantien oder unnötig lange Zeitspannen zwischen der Probennahme und dem Start der Laborarbeit, unbedingt vermieden werden sollten. Ebenso muss bedacht werden, dass die diversen Antikoagulantien einen differierenden Einfluss auf die Zytokinproduktion der PBMCs haben [2].

Wir beurteilten die Zytokinexpressionen entweder im Lymphozyten- oder im PBMC-Fenster. Für das Ziel der Untersuchung von Immunätiologien interessanter Krankheitsbilder beim Schwein war das auch eine elegante Methode, heute würden aber Zytokin-ELISAs, die damals für das Schwein noch nicht auf dem Markt waren, verwendet werden, da diese weit einfacher durchzuführen sind und mit diesen die effektiven Zytokinkonzentrationen im Blutserum bestimmt werden können. Für bestimmte Fragestellungen ist die ICCD aber weiterhin das Werkzeug der Wahl, nämlich wenn es darum geht, die Expressionsaktivität bestimmter Leukozytenpopulationen oder diverser Subpopulationen zu untersuchen und damit Einblicke in die funktionelle Bedeutung bestimmter Zelltypen zu gewinnen. Ebenso ist die ICCD auch weiterhin bei bestimmten immunätiologischen Fragestellungen von Bedeutung, nämlich wenn der Einfluss des auslösenden Agens auf bestimmte Zellpopulationen untersucht werden soll.

Tab. 4.3 gibt einen Überblick über die physiologischen Expressionswerte ausgewählter Zytokine im PBMC-Gate, aufgeführt nach Altersgruppen. Es soll aber darauf hingewiesen werden, dass zwischen den einzelnen Studien teilweise große Unterschiede zwischen den gemessenen Expressionsintensitäten einzelner Zytokine (vor allem betreffend IL-2 und IL-4) und selbst innerhalb der Studien teils sehr große Ranges auffällig waren, sodass bei der Dateninterpretation von ICCD-generierten Zytokinprofilen im Besonderen gilt, dass relative Expressionsunterschiede von weit größerer Bedeutung als absolute Werte sind. Was jedoch mit Sicherheit aus den vielen Datensätzen herausgelesen werden kann, ist die physiologischerweise insgesamt höhere basale Zytokinproduktion bei juvenilen Tieren und die vergleichsweise höhere Expression von TNF-α und IFN-γ im Adultstadium.

Tab. 4.3 Zytokinexpression in % positiver PBMCs bei gesunden Läufern im Alter von 14 Wochen und adulten Sauen

Zytokin	Läufer		Sauen	
	Mittelwert	SD	Mittelwert	SD
IL-1β	68,8	12,9	7,1	3,5
IL-2	57,6	22,6	7,9	3,9
IL-4	41,6	21,6	7,3	2,5
IL-6	46,4	24,6	6,3	2,6
IL-10	-	-	5,5	1,9
IL-12p35	16,7	10,0	6,0	2,6
TNF-α	46,4	12,2	55,6	10,4
IFN-γ	74,3	11,2	26,1	8,8

4.3 Immunologische Referenzwerte

Im Folgenden sollen zwei angewandte pathophysiologische Studien Erwähnung finden, um das Potenzial der Zytokinprofilanalyse aufzuzeigen [3, 4]. Anfang der 2000er Jahre war eine PCV2-bedingte Erkrankung (das PCV2 wurde schon bei der Untersuchung der Inguinallymhknoten in Abschn. 2.2 besprochen und wird auch noch bei den Gesundheitsmanagementmaßnahmen in Abschn. 6.3 Thema sein), das PMWS (Postweaning Multisystemic Wasting Syndrome), in aller Munde und die Welt der Schweinemedizin beruhigte sich erst, als gegen 2010 die ersten PCV2-Vakzinen auf den Markt kamen und seit Durchimpfung der meisten Schweinebestände dieses Krankheitsbild, welches lehrbuchmäßig durch hgr. Kümmern der Tiere, oft begleitet von schwereren Atemwegserkrankungen sowie einer pathognomonen Vergrößerung der Inguinallymphknoten, welche histologisch eine hgr. Lymphozytendepletion und Histiozytose aufweisen, gekennzeichnet ist, kaum mehr beobachtet wird. Das klinische, pathoanatomische und histologische Bild war damals schon gut bekannt, aber die Pathophysiologie gab noch Rätsel auf. Hier kamen dann die immunologischen Studien ins Spiel. Bei mehreren der untersuchten Zytokine zeigten die mRNA- und die Proteinexpressionsanalysen in unterschiedliche Richtungen und wiesen entgegen der Arbeitshypothese weder auf die eindeutige Ausbildung einer bei Viruserkrankungen üblicherweise zu erwartende Th1-Antwort noch auf eine ausgeprägte Immunsuppression hin. Das Blutbild deutete auf einen systemischen proinflammatorischen Zustand, der sich in Form einer Leukozytose mit assoziierter Neutrophilie, die sich auch in der erhöhten IL-6-Expression widerspiegelte, und einer relativen Lymphopenie zeigte. Das ebenso beobachtete Hochfahren der IL-2-Produktion könnte als Versuch einer kompensatorischen Lymphozytenproliferation interpretiert werden.

Die immunätiologische Untersuchung von PDNS (Porcines Dermatitis- und Nephropathie-Syndrom), dieses haben wir bereits beim Hautuntersuchungsgang kennengelernt, einer ebenfalls vom PCV2 ausgelösten Erkrankung, deren Ätiologie noch weniger verstanden wurde, ergab eindeutigere Ergebnisse. Früher war man von einer ursächlichen Beteiligung von Immunkomplexen – basierend auf hohen anti-PCV2-Antikörpertitern – am pathologischen Geschehen ausgegangen. Die von uns untersuchten, an PDNS erkrankten Tieren hatten im Vergleich zu an PMWS erkrankten Tieren jedoch keine erhöhten spezifischen Antikörpertiter, wiesen aber eine erhöhte IL-2, IL-4, IL-6, IL-12, TNF-α und IFN-γ Expression sowie eine hypochrome Anämie, gekoppelt mit einer relativen Basophilie und Monozytose, und eine absolute Neutrophilie auf. Insgesamt sprachen diese Befunde für ein proinflammatorisches Geschehen mit einer Th1-Bias und erinnerten unter Anbetracht des pathohistologischen Bildes einer dermalen und renalen nekrotisierenden Vaskulitis sowie einer nekrotisierend-sklerosierenden Glomerulitis in Kombination mit einer Entzündung und Fibrosierung des Niereninterstitiums auffallend an ein autoimmunbedingtes Krankheitsgeschehen.

4.3.2 Immunphänotypisierung von PBMCs

Von ebensolcher Bedeutung wie die Zytokinprofilanalyse ist die detaillierte Charakterisierung der PBMCs mittels FACS-Analyse. Einerseits lassen bestimmte Änderungen des Subpopulationsprofils definierter Leukozytenpopulationen wichtige wissenschaftliche Schlüsse bei immunologischen Fragestellungen zu und andererseits können die entsprechenden (gesorteten) Subpopulationen genauer untersucht werden. Tab. 4.4 listet die klinisch aussagekräftigsten PBMC-Populationen und -Subpopulationen in Prozent der Gesamtleukozyten. Leider konnten in die der Tabelle zugrunde liegenden Untersuchungen die Th17-Zellen, die aufgrund ihrer Neutrophilen-aktivierenden Eigenschaften vor allem bei bakteriellen Infektionen von großer Bedeutung sind, aber auch bei der Pathophysiologie von chronischen und Autoimmunerkrankungen eine große Rolle spielen, noch nicht eingeschlossen werden.

Die präsentierten Daten zeigen, wie sich die einzelnen Zellpopulationen und Subpopulationen relativ zur Gesamtleukozytenzahl im Laufe des Lebens eines Schweines ändern. Die γδ-T-Zellen vereineinhalbfachen sich zwischen dem Absetzalter und dem Adultstadium, die plasmazytoiden dendritischen Zellen (pDCs) und die T-Helfer-Zellen (Th-Zellen) verdoppeln sich und die zytotoxischen T-Zellen (CTLs) sowie die regulatorischen T-Zellen (Tregs) vervierfachen sich sogar. Auf der anderen Seite sinken bei älteren Schweinen die relativen Monozytenzahlen auf 70 % und die der natürlichen Killerzellen (NK-Zellen) und der B-Zellen auf rund 40 % des Wertes, den die jungen Tiere haben. Während also die Zellpopulationen, die Teil der erworbenen Immunität sind, mit

Tab. 4.4 Leukozytenpopulationen und Subpopulationen in % der PBMCs aufgeteilt auf Absetzferkel im Alter von 5 Wochen und adulte Sauen

Altersgruppe		Absetzferkel		Sauen	
Zellpopulation	Oberflächenmarker	Mittelwert	SD	Mittelwert	SD
CD21$^+$ B-Zellen	CD21$^+$MHC-II$^+$SWC3$^-$	15,5	0,2	6,0	2,5
plasmazytoide DCs	SWC3$^+$CD4$^+$CD3$^-$	0,7	0,1	1,6	0,9
Monozyten	SWC3^{high}CD4$^-$CD3$^-$	11,5	1,1	7,8	4,9
naive Th-Zellen	CD3$^+$CD4$^+$CD8α$^-$	-	-	8,8	2,9
aktivierte Th-Zellen	CD3$^+$CD4$^+$MHC-II$^+$	-	-	12,9	4,7
Th-Gedächtniszellen	CD4$^+$CD8$^+$CD45RC$^-$	-	-	16,8	4,6
akt/mem Th-Zellen	CD3$^+$CD4$^+$CD8α$^+$	14,8	1,1	27,5	6,4
CTLs	CD3$^+$CD4$^-$CD8α^{high}	9,2	3,9	37,3	7,0
Tregs	CD4$^+$CD8$^-$CD25$^+$	0,7	0,0	3,1	1,5
γδ T-Zellen	TCRγδ$^+$CD4$^-$CD8$^-$	12,6	5,9	19,1	7,8
zytolytische γδ T-Zellen	TCRγδ$^+$CD4$^-$CD8α^{high}	-	-	9,4	4,5
NK-Zellen	CD3$^-$CD4$^-$CD8α$^+$	7,2	3,5	2,6	2,7

4.3 Immunologische Referenzwerte

dem Alter zunehmen, sinken diejenigen, die dem angeborenen Immunsystem zugerechnet werden [5, 6].

Als Beispiel einer der frühen angewandten Studien von klinischer Relevanz sei eine Untersuchung zur Auswirkung der Impfung von Schweinen mit einer modifizierten Lebendvakzine gegen PRRS (Porcines Reproduktives und Respiratorisches Syndrom) auf die Verteilung der wichtigsten Lymphozytenpopulationen genannt [7]. Das PRRS wird durch ein Virus, das PRRSV, ein ssRNA-Virus aus der Familie der *Arteriviridae* und der Ordnung der *Nidovirales,* hervorgerufen. Mit dieser Krankheit werden wir uns später noch eingehender befassen (Abschn. 6.3). Die Analysen zeigten einen initialen Abfall der CTLs, die sich aber innerhalb einer Woche erholten und erst gegen Versuchsende am Tag 80 p.vacc. wieder zu sinken begannen, wogegen die Th-Gedächtniszellen ab der zweiten Woche kontinuierlich anstiegen. Die Daten bestätigten die zum damaligen Zeitpunkt erst vermuteten immunsuppressiven Eigenschaften dieses Pathogens.

Ein spannender Sonderfall für den Einsatz von FACS-Analysen in der Schweinemedizin ist die Charakterisierung von Leukämien. Vor allem bei bestimmten Minipig-Linien können diese Entitäten wiederholt beobachtet werden und sind so auch für den biomedizinischen Schweinehalter von Interesse, der ja oft mit Miniaturschweinerassen bzw. -linien zu tun hat. In einem dieser Fälle, die auch publiziert wurden, kam ein 4-jähriges weibliches Minipig an die Klinik, das einen sehr schlechten Gesundheitszustand aufwies. Bereits im Blutbild wurde der Patient mit einer Gesamtleukozytenzahl von knapp 70.000/μl und einer hgr. Basophilie ($6{,}9 \times 10^9$ Zellen/l) auffällig. Das Tier verfiel sehr schnell und musste schlussendlich euthanasiert werden. Die Immunphänotypisierung mittels FACS zeigte, dass rund 22 % der PBMCs Blasten waren, die sich als biphänotypische Zellen darstellten, welche den Myeloid-Zellmarker SWC3 (CD172a) und die Lymphoid-Zellmarker CD5 und CD25 koexprimierten. Dieses Bild erinnerte an die humane chronisch myeloische Leukämie (CML) in der Blastenkrise [8] (Abb. 4.1).

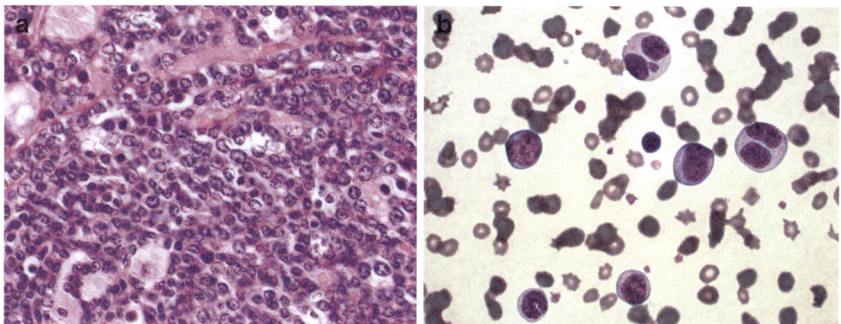

Abb. 4.1 Chronisch myeloische Leukämie bei einem 4-jährigen Minipig aus einer für einen bestimmten SLA-1 Haplotyp ingezüchteten Herde: **a** histologisches Bild des Ovars, **b** zytologisches Bild mit Blasten (Wright-Giemsa-Färbung)

Zur Diagnose von entzündlichen Erkrankungen werden häufig die sogenannten Akut-Phase-Proteine herangezogen. Beim Schwein gehören CRP, SAA, MAP und Haptoglobin zu den *major* Akut-Phase-Proteinen, nicht aber das α1-acid-Glykoprotein [9]. *Major* Akut-Phase-Proteine sind bei gesunden Tieren in der Regel nicht nachweisbar, steigen aber nach Entzündungsreaktionen auf den 10–100fachen Wert und sinken nach Beendigung der Entzündungsreaktion wieder rasch auf die Ausgangswerte ab. Eine andere wichtige Molekülfamilie im Rahmen von Entzündungsreaktionen und apoptotischen Prozessen stellen die Caspasen dar. Hier konnte unsere Gruppe beim Schwein ein neues Mitglied dieser Familie identifizieren, welches weder beim Menschen noch bei der Maus, wohl aber auch beim Rind und beim Hund vorkommt, nämlich Caspase-15 [10, 11]. Es folgte die Beschreibung weiterer Caspasen (Caspase-16 bis -18) bei Wirbeltieren und im Speziellen bei Säugetieren, wobei vor allem phylogenetische Aspekte von Interesse waren [12]. Auf den Einsatz immunologischer Analysen bei einzelnen Schweinemodellen wird dann in Kap. 8 hingewiesen.

Literatur

1. Sipos W, Willheim M, Hofbauer G, Pietschmann P (2005) Evaluation of the suitability of monoclonal antibodies applied for flow cytometric intracellular cytokine detection in porcine peripheral blood lymphocytes. J Vet Med A 52:55–60
2. Duvigneau CJ, Sipos W, Hartl RT, Bayer M, Moldzio M, Stevenson L, Adair B, Gemeiner M (2007) Heparin and EDTA as anticoagulant differentially affect cytokine mRNA level of cultured porcine blood cells. J Immunol Methods 324:38–47
3. Sipos W, Duvigneau C, Willheim M, Schilcher F, Hartl R, Hofbauer G, Exel B, Pietschmann P, Schmoll F (2004) Systemic cytokine profile in feeder pigs suffering from natural postweaning multisystemic wasting syndrome (PMWS) as determined by semiquantitative RT-PCR and flow cytometric intracellular cytokine detection. Vet Immunol Immunopathol 99:63–71
4. Sipos W, Duvigneau JC, Pietschmann P, Schilcher F, Hofbauer G, Hartl RT, Schmoll F (2005) Porcine Dermatitis and Nephropathy Syndrome (PDNS) is associated with a systemic cytokine expression profile indicative of proinflammation and a Th1 bias. Vet Immunol Immunopathol 107:303–313
5. Sipos W, Duvigneau CJ, Hartl RT, Schwendenwein I (2011) Exploratory reference intervals on hematology and cellular immune system of multiparous Large White sows. Vet Immunol Immunopathol 141:307–311
6. Sipos W (2019) Shifts in porcine PBMC populations from adolescence to adulthood. Vet Immunol Immunopathol 211:35–37
7. Sipos W, Duvigneau C, Pietschmann P, Höller K, Hartl R, Wahl K, Steinborn R, Gemeiner M, Schmoll F (2003) Parameters of Humoral and Cellular Immunity following Vaccination of Pigs with a European Modified-Life Strain of Porcine Reproductive and Respiratory Syndrome Virus (PRRSV). Viral Immunol 16:335–346
8. Sipos W, Gerner W, Schilcher F, Leeb C, Groiss S, Miller I, Saalmüller A, Schmoll F, Schwendenwein I (2006) Immunophenotypic characterization of peripheral blasts in a leucemic miniature pig. Vet Pathol 43:362–367
9. Miller I, Wait R, Sipos W, Gemeiner M (2009) A proteomic reference map for pig serum proteins as a prerequisite for diagnostic applications. Res Vet Sci 86:362–367

10. Eckhart L, Ballaun C, Uthman A, Kittel C, Stichenwirth M, Buchberger M, Fischer H, Sipos W, Tschachler E (2005) Identification and characterization of a novel mammalian caspase with proapoptotic activity. J Biol Chem 280:35077–35080
11. Eckhart L, Uthman A, Sipos W, Tschachler E (2006) Genome sequence comparison reveals independent inactivation of the caspase-15 gene in different evolutionary lineages of mammals. Mol Biol Evol 23:2081–2089
12. Eckhart L, Ballaun C, Hermann M, Vandeberg JL, Sipos W, Uthman A, Fischer H, Tschachler E (2008) Identification of novel mammalian caspases reveals an important role of gene loss in shaping the human caspase repertoir. Mol Biol Evol 25:831–841

Narkose, Analgesie und OP-Monitoring

5

> **Zusammenfassung**
>
> Mit Schmerzen verbundene invasive Eingriffe verlangen ein entsprechendes Narkose- und Analgesiemanagement, welches in diesem Kapitel für das Schwein sowohl für leichtere wie auch für schwere Eingriffe vorgestellt wird. Die für das Narkosemonitoring essentiellen Referenzwerte zu Blutgasen sowie blutchemischen und hämodynamischen Parameter sind tabellarisch zusammengefasst. Ebenso werden das Thema der Euthanasie von Schweinen sowie die grundlegenden Schritte bei der Sektion behandelt.

5.1 Sedierung und Narkose

5.1.1 Allgemeine Anmerkungen zur Sedierung und Narkose beim Schwein

Zur Sedierung sowie Narkose kann beim Schwein, wie bei anderen Tierarten, aus einer breiten Palette von Sedativa bzw. Narkotika gewählt werden, wobei die maximale Sicherheit für Chirurg und Tier und die bestmögliche Analgesie die beiden obersten Prämissen für die Wahl des Narkoseschemas darstellen [1]. Im Folgenden soll eine Auswahl derjenigen Substanzen sowie möglicher Kombinationen im Sinne einer balancierten Narkose besprochen werden, wie sie in eigenen Studien zum Einsatz kam. Prinzipiell muss zwischen einer tiefen Sedierung oder auch Kurzzeitnarkose für kleinere Eingriffe und einer tiefen Narkose für größere und/oder schmerzhaftere Eingriffe unterschieden werden. Beide Varianten kommen in der biomedizinischen Forschung vor. Als Beispiele für die Verwendung einer Kurzzeitnarkose mögen das chirurgische Setzen eines peripheren Venenverweilkatheters in die Jugularvene oder auch eine Ovariektomie bei Sauen unter Feldbedingungen (Abschn. 3.1 und 8.2) dienen. Große Eingriffe oder

© Der/die Autor(en), exklusiv lizenziert an Springer-Verlag GmbH, DE, ein Teil von Springer Nature 2022
W. Sipos, *Das Schwein in der biomedizinischen Forschung*,
https://doi.org/10.1007/978-3-662-65844-4_5

schwerere Manipulationen (Abschn. 8.1) verlangen selbstredend nach der zweiten Variante.

Das exakte Wiegen der Tiere ist im biomedizinischen Setting (im Feld ist das oft nicht möglich, hier muss man sich auf sein geübtes Auge verlassen) eine Grundvoraussetzung für eine gelungene Narkose. Die Sedierung sowie Narkotisierung von Minipigs ist insofern etwas heikler, da diese Schweinerassen zur Verfettung neigen, was bedeutende Einflüsse auf die Gewebeverteilung der Pharmaka und somit auf Einschlafdauer, Narkosetiefe und Nachschlafzeit hat. Prinzipiell sind die Dosierungen die gleichen wie bei den konventionellen Schweinerassen, es ist aber ratsam, etwas vorsichtiger zu dosieren und bei Injektionsnarkosen prinzipiell IV zu applizieren, selbst wenn laut Zulassung auch eine IM-Injektion erlaubt wäre, wie sie der Einfachheit halber bei konventionellen Schweinen eher durchgeführt wird. Bei einer IM-Applikation muss vor allem bei Minipigs oder Hängebauchschweinen mit verzögerten Einschlafzeiten, meist nötigen Nachdosierungen und verlängerten Aufwachzeiten gerechnet werden.

Vor der Narkose sollten die Tiere 12 h nichts zu fressen bekommen, aber permanent freien Zugang zu Wasser haben. Insgesamt ist während und nach Applikation der Sedativa/Anästhetika auf eine ruhige Umgebung zu achten, da Lärm und die resultierende Beunruhigung der Tiere den Wirkungseinsatz vieler Substanzen verzögern oder auch nahezu aufheben können, sodass Nachdosierungen mit all ihren möglichen Komplikationen nötig werden. Daher wird es in der Regel sinnvoll sein, die zu sedierenden bzw. narkotisierenden Schweine von den anderen Tieren der Gruppe zu trennen, da diese durch das veränderte Verhalten der prämedizierten Patienten neugierig werden und diese de facto immer mit dem Rüssel untersuchen. Wer Schweine kennt, weiß, dass diese Tiere nicht sehr zimperlich sind, sodass an ein Einschlafen der Patienten mit Dosierungen, die gewöhnlich wirksam sind, oft nicht zu denken ist, oder aber die Sedierung eine sehr oberflächliche bleibt. Auch deshalb ist die IV-Applikation der IM-Applikation vorzuziehen, da auch bei ungünstigeren Umgebungsbedingungen eine bessere Wirksamkeit erzielt wird. Bei Schweinen ist aufgrund ihrer geringen Stressresistenz und gleichzeitig ihrer spärlichen Behaarung (von Wildschweinen und speziellen Hausschweinerassen, wie dem Wollschwein, einmal abgesehen) auch die Umgebungstemperatur zu beachten. So sollte das Einfangen der Tiere zur Applikation der Prämedikation schnell vonstattengehen, um die Tiere nicht zu sehr aufzuregen und in eine Hyperthermie zu treiben, und andererseits ist an das rasche Auskühlen von sedierten bzw. narkotisierten Schweinen bei zu kühler Umgebungstemperatur zu denken. Deshalb sollten Wärmelampen griffbereit sein.

5.1.2 Pharmakologische Eigenschaften der bei den Narkoseprotokollen beschriebenen Substanzen

Folgend sollen die pharmakologischen Eigenschaften der bei den in Kap. 8 beschriebenen experimentellen Eingriffen verwendeten Sedativa, Injektionsanästhetika, Analgetika und Muskelrelaxantien kurz besprochen werden.

5.1.2.1 Azaperon
Azaperon ist ein Butyrophenon-Neuroleptikum, welches in mittlerer Dosierung als α_1-Adrenozeptorenblocker wirkt und eine Sedierung ohne Narkose (und einen gleichzeitigen Blutdruckabfall) bewirkt. Bei höheren Dosen werden auch Dopaminrezeptoren blockiert und kataleptische Zustände hervorgerufen. Eine reine Azaperongabe wäre bei sehr aufgeregten Schweinen, beispielsweise nach Umgruppierung oder bei nervösen Muttersauen, bei denen die Gefahr besteht, dass sie den eigenen Ferkeln gefährlich werden oder sie nicht saugen lassen, indiziert. In Abhängigkeit von der Dosierung tritt die Wirkung innerhalb rund einer halben Stunde ein und hält im Schnitt 2 h. Die Ausscheidung erfolgt überwiegend über die Nieren.

5.1.2.2 Acepromazin
Acepromazin ist ein in der Veterinärmedizin sehr häufig verwendetes und potentes Phenothiazin-Neuroleptikum mit vergleichbarem Wirkmechanismus wie Azaperon, nämlich über eine Blockade von α_1-Adrenozeptoren und D_2-Rezeptoren. Es wirkt sedierend, spasmolytisch auf die Darmmuskulatur, antipsychotisch, antiemetisch (was bei Opioid-induziertem Erbrechen nützlich ist) und ebenso in hohen Dosen kataleptisch. Die Ausscheidung erfolgt wie beim Azaperon über den Harn.

5.1.2.3 Midazolam
Midazolam ist ein Derivat aus der Reihe der Imidazobenzodiazepine und gehört zu den kurzwirksamen Benzodiazepinen. Benzodiazepine verstärken die Wirkung des endogenen GABA durch Bindung an den $GABA_A$-Rezeptor, einen Chlorid-Kanal, indem der Kanal offengehalten wird. Wie die anderen Benzodiazepine wirkt Midazolam anxiolytisch, dämpfend, schlaffördernd und krampflösend. Aufgrund seiner hohen Lipophilie besitzt Midazolam einen raschen Wirkungseintritt (innerhalb weniger Minuten bei IV-Gabe). Nach Metabolisierung in der Leber erfolgt die Ausscheidung primär renal.

5.1.2.4 Ketamin
Ketamin ist das bekannteste dissoziative Anästhetikum. Bei einer dissoziativen Anästhesie werden ein Schlafzustand und eine ausgeprägte somatische Analgesie bei gleichzeitig erhaltener Reflextätigkeit erzeugt. Daher ist die bei anderen Anästhetika bestehende Gefahr eines Atemstillstandes und der damit verbundenen nötigen Intubation und Narkoseüberwachung nicht gegeben, was für den veterinärmedizinischen Einsatz im Feld von großem Vorteil ist. Außerdem hat Ketamin eine große therapeutische Breite. Der Wirkmechanismus beruht auf mehreren Säulen. Die Hauptwirkung besteht in einer nicht-kompetitiven Hemmung des NMDA-Rezeptors, eines Mitglieds der ionotropen Glutamat-Rezeptoren. Zusätzlich wirkt Ketamin aber auch aktivierend auf bestimmte $GABA_A$-Rezeptoren, schwach agonistisch an Opioidrezeptoren und hemmend auf die Katecholaminaufnahme an den motorischen Endplatten. Letztere Eigenschaft führt zu einer ausgeprägten Stimulation des kardiovaskulären Systems mit gesteigerter Herzfrequenz und

erhöhtem Blutdruck. Aufgrund seiner kataleptischen Eigenschaften sollte Ketamin beim Schwein nicht als Monoanästhetikum gegeben werden (siehe auch Abschn. 5.1.2.5 Xylazin).

5.1.2.5 Xylazin
Wie Ketamin ist Xylazin in der Großtiermedizin eines der am häufigsten verwendeten Sedativa/Anästhetika. Im Gegensatz zu Ketamin hat es eine zentrale muskelrelaxierende und eine tierartabhängig unterschiedliche analgetische Wirkung. Der Wirkmechanismus beruht auf seiner Eigenschaft als α_2-Agonist. Als solcher führt Xylazin zu einem anfänglichen Blutdruckanstieg, dem aber bald ein Blutdruckabfall und eine Bradykardie folgen. Wiederkäuer sind die am sensitivsten auf Xylazin reagierenden Haussäuger, Schweine dagegen reagieren am unempfindlichsten. Daher kommt für sie die Verwendung von Xylazin nur in Kombination mit anderen Substanzen, typischerweise mit Ketamin, in Frage. Generell ist diese Kombination in der Veterinärmedizin sehr beliebt, da Xylazin die kataleptische Wirkung von Ketamin aufhebt und sich diese beiden Substanzen somit sehr gut ergänzen.

5.1.2.6 Medetomidin
Medetomidin ist ein α_2-Agonist aus der Gruppe der Imidazole und wird als Sedativum und Analgetikum eingesetzt. Außerdem hat es muskelrelaxierende Eigenschaften. Im Vergleich zu Xylazin hat es eine rund $10 \times$ höhere α_2-Spezifität. Zum Nebenwirkungsprofil gehört die Auslösung einer Bradykardie. Die Halbwertszeit im Blut beträgt etwa eine Stunde. Der Abbau erfolgt in der Leber, die Ausscheidung erfolgt renal. Medetomidin sollte nicht bei trächtigen Tieren sowie Tieren mit einer Vorerkrankung von Herz oder Nieren eingesetzt werden.

5.1.2.7 Propofol
Propofol wird vor allem in der Kleintiermedizin und zunehmend auch in der (experimentellen und zoologischen) Großtiermedizin als Injektionsnarkotikum verwendet, da es gut verträglich und mit seiner kurzen Halbwertszeit auch gut steuerbar ist. Die Wirkung erfolgt primär über Modulation von $GABA_A$-Rezeptoren (mit folgender Wirkungsverstärkung von endogenem GABA) und Hemmung von (nikotinischen) Acetylcholinrezeptoren. Aufgrund des Fehlens einer analgetischen Wirkung wird es meist mit Opioiden kombiniert. Bei der Gabe von Propofol ist an eine mögliche Atemdepression bis hin zum Atemstillstand sowie aufgrund der Kardiodepressivität an einen Blutdruckabfall zu denken. Nasale Sauerstoffgaben a priori sind bei Propofolnarkosen anzuraten.

5.1.2.8 Piritramid
Piritramid ist ein μ-Rezeptor-Agonist mit der relativ geringen analgetischen Potenz von 0,7, ist dafür aber stärker sedierend und wird daher gerne im postoperativen Setting eingesetzt. Wie andere Opioide hat es eine atemdepressive Wirkung, die aber nicht sehr ausgeprägt ist. Die Metabolisierung erfolgt vorwiegend in der Leber.

5.1.2.9 Butorphanol
Butorphanol ist Opioid mit agonistisch-antagonistischer Aktivität an Opioidrezeptoren und einer analgetischen Potenz von 5. Agonistisch wirkt es an den κ- und δ-Rezeptoren und partiell agonistisch/antagonistisch an μ-Rezeptoren. Das Nebenwirkungsprofil entspricht dem anderer Opioide und inkludiert Übelkeit, Erbrechen, Obstipation und Müdigkeit.

5.1.2.10 Sulfentanil
Sulfentanil gehört wie Piritramid ebenso zu den synthetischen Opioiden, ist aber mit einer analgetischen Potenz von 700–1000 ungleich stärker wirksam. Es bindet wie Piritramid präferentiell an μ-Rezeptoren, aber auch an κ-Rezeptoren und hat wie andere Opioide Atemdepressionen (bis zur Apnoe), Euphorie, Miosis, Erbrechen und Durchfall als mögliche Nebenwirkungen. Sulfentanil ist ausgesprochen lipophil und hat eine Wirkdauer von einer guten halben Stunde. Der Abbau erfolgt primär in der Leber.

5.1.2.11 Rocuronium
Rocuronium ist ein nicht-depolarisierendes Muskelrelaxans mit der kürzesten Wirkeintrittszeit unter den Vertretern dieser Gruppe. Diese Substanz wird vorwiegend über die Leber abgebaut. Da alle Skelettmuskeln entspannt werden, kommt es auch zu einer transienten Lähmung der Atemmuskulatur, sodass Rocuronium nur während einer maschinellen Beatmung angewandt werden darf.

5.1.3 Dosierungen für eine Sedierung und Kurzzeitnarkose

Zur Beruhigung aufgeregter Tiere wird Azaperon (1,3 mg/kg) IM gegeben. Bei kleineren und kurzen Eingriffen eignet sich die Ketamin-Azaperon-Kombinationsnarkose sehr gut und wird auch routinemäßig in der Schweinepraxis verwendet. Über die Vor- und Nachteile der IM- vs. IV-Applikation wurde schon diskutiert. Die Dosierung beträgt für Ketamin 10 mg/kg und für Azaperon 1,3–2,0 mg/kg. Zur Erzielung etwas tieferer Narkosen können Ketamin (12 mg/kg)+Xylazin (1 mg/kg)+Atropin (0,04 mg/kg) in Kombination IV angewandt werden.

5.1.4 Dosierungen für die Prämedikation und Vollnarkose

Bei den in Abschn. 8.1. geschilderten Reanimationsstudien am Wiener AKH wurden die Schweine (im Gewichtsbereich von 30 kg) intramuskulär mit Midazolam (1,25 mg/kg), Acepromazin (1,75 mg/kg), Atropin (0,5 mg/kg) und Piritramid (15 mg/kg) prämedizert. Als Infektionsprophylaxe wurden 5 mg/kg Enrofloxacin verabreicht. Die Sedierung wurde mit einem 40–80 mg Bolus Propofol induziert. Zur Aufrechterhaltung der Anästhesie wurden 20 mg/kg/h Propofol IV und zur Absicherung der Analgesie nach Intubation ein 30 mg Piritramid-Bolus IV gegeben. Bei länger dauernden Präparationen wurden nach

2 h noch ein weiterer Bolus von 15 mg und bei Zeichen von Stress, wie Blutdrucksteigerung oder Tachykardie, zusätzliche Boli von je 7,5 mg verabreicht. Nach Intubation wurden die Tiere mit einem Tidalvolumen von 10 ml/kg bei einem positiv endexpiratorischen Druck von 5 mbar, einem FiO_2 von 0,3 und einem Atemzeitverhältnis (I:E-Verhältnis) von 1:2 mechanisch beatmet. Über einen peripheren Venenzugang (Ohrrandvene) wurden 5 ml/kg/h physiol. NaCl-Lösung infundiert.

In einem anderen Protokoll, ebenfalls für Schweine im Gewichtsbereich von 30 kg, wurden die Tiere intramuskulär mit Butorphanol (0,1 mg/kg), Medetomidin (0,03 mg/kg) und Midazolam (0,5 mg/kg) prämediziert. Über eine Ohrrandvenenkanüle erfolgte die Sedierung mittels IV Ketamingabe (0,07 mg/kg). Nach Intubation mit einem 6,5 mm Endotrachealtubus wurde zuerst eine Inhalationsnarkose mit 1 % Isofluran und einer inspiratorischen Sauerstoffkonzentration von 30 % durchgeführt. Später wurde dem Versuchsprotokoll entsprechend eine Volumenkontrollierte Beatmung (Atemzugvolumen: 10 ml/kg Körpergewicht, 20 Hübe/min, positiv endexpiratorischer Druck von 3 mbar für eine Normokapnie mit einem endtidalen CO_2 von 4,5–5,5 %) gestartet und mit einer DTI-Gabe von Rocuroniumbromid (5 mg/kg/h)+Sulfentanil (0,008 mg/kg/h) kombiniert, wobei diese die Inhalationsnarkose ersetzte.

Als intraoperative Infusionsgaben sind neben physiologischer NaCl-Lösung auch gepufferte kristalloide Lösungen im Einsatz, die eine metabolische Azidose vermeiden helfen. Ringerlaktat-Infusionen können aber die Blutlaktatwerte erhöhen. Deshalb scheint es ratsam, im Schweinemodell eher Azetat-gepufferte Lösungen zu verwenden [2].

5.2 Intra- und postoperatives Monitoring

Bei kleineren Eingriffen wird beim Schwein in der Regel kein intraoperatives Monitoring durchgeführt. Es ist aber auf keinen Fall ein Fehler, eine Vorrichtung zur Verabreichung von nasalem Sauerstoff zur Verfügung zu haben und dafür zu sorgen, dass sich die Tiere in einer warmen Umgebung befinden. In jedem Fall ist eine adäquate peri- und postoperative Analgesie zu beachten. Bei kleinen Eingriffen reichen die üblichen NSAIDs (Nonsteroidal Anti-Inflammatory Drugs), wobei beim Schwein vor allem Metamizol und Meloxicam zum Einsatz kommen. Metamizol ist die potentere Substanz und eignet sich aufgrund der spasmolytischen Komponente auch bei kolikartigen Beschwerden. Meloxicam wird postoperativ bei kleineren Eingriffen bzw. vor allem bei orthopädischen Schmerzen eingesetzt. Die Magenschleimhaut des Schweines reagiert wie die des Menschen empfindlich auf NSAIDs. Das muss bei längerfristiger Analgesie mittels Substanzen aus dieser Wirkstoffgruppe beachtet werden.

Bei größeren Eingriffen sind auch beim Schwein eine Intubation und ein intraoperatives Monitoring verpflichtend. Tab. 5.1 gibt einen Überblick über die entsprechenden blutchemischen und hämodynamischen Referenzwerte.

Abb. 5.1 zeigt eine Reihe an vorbereitenden Tätigkeiten, um ein narkotisiertes Tier sicher operieren und entsprechend überwachen zu können. EKG-Elektroden

Tab. 5.1 Referenzwerte zu Blutgasen, blutchemischen und hämodynamischen Parametern bei Schweinen mit 30–40 kg im Rahmen des intraoperativen Monitorings

Parameter	Mittelwert	SD
Herzfrequenz (Schläge/min)	110,9	21,3
MAP (mmHg)	85,5	3,2
CO (l/min)	5,4	0,9
arterieller pH	7,47	0,05
paO_2 (mmHg)	133,9	7,3
$paCO_2$ (mmHg)	39,3	4,0
Hämatokrit (%)	22,0	2,2
BE (mequiv/l)	4,4	1,7
Natrium (mmol/l)	137,3	1,2
Kalium (mmol/l)	4,3	0,3
Blut-Glukose (mg/dl)	99,8	10,1
Blut-Laktat (mmol/l)	1,1	0,4
	Median	Interquartilsabstand
PAP (mmHg)	27	27;28
PCWP (mmHg)	3	3;4
CVP (mmHg)	5	5;5
Osmolalität (mmol/l)	285	285;291
ACT (sec)	112	103;113

Legende: MAP: mittlerer arterieller Druck, CO: Herzleistung, BE: base excess, PAP: pulmonalarterieller Druck, PCWP: Lungenkapillaren-Verschlussdruck, CVP: zentraler Venendruck, ACT: aktivierte Gerinnungszeit

können an den Gliedmaßen oder an der Brust und ein Pulsoximeter am Schwanzansatz befestigt werden. Zur Überwachung des arteriellen Blutdruckes und zur Blutprobengewinnung können mittels Seldinger-Technik ein arterieller Katheter in die linke Brachialarterie sowie über die rechte V. jugularis externa ein Pulmonalarterienkatheter für Infusionsgaben sowie das hämodynamische und Temperaturmonitoring eingeführt werden.

Im Rahmen schwerer Eingriffe, wie bei unseren Reanimationsstudien, wurden die kontrollierte Beatmung während der postoperativen Phase für 20 h fortgeführt und die Sedierung und Analgesie mittels Propofol (12 mg/kg/h) und Piritramid (7,5 mg alle 6 h) IV aufrechterhalten. Krampfanfälle, hgr. Hyperventilation und Zeichen von Schmerzen wurden mit IV-Boli von Midazolam (0,4 mg/kg) + Piritramid (7,5 mg) kontrolliert. Außerdem wurden den Tieren 50 IE/kg Heparin alle 12 h ab Einsetzen der spontanen Herz-Kreislauftätigkeit (ROSC, Abschn. 8.1) verabreicht, bis sie eigenständig stehen und gehen konnten. Zur Infektionsprophylaxe sollten dem intensivmedizinischen Patienten täglich Antibiotika – in unserem Fall 5 mg/kg Enrofloxacin – gegeben werden.

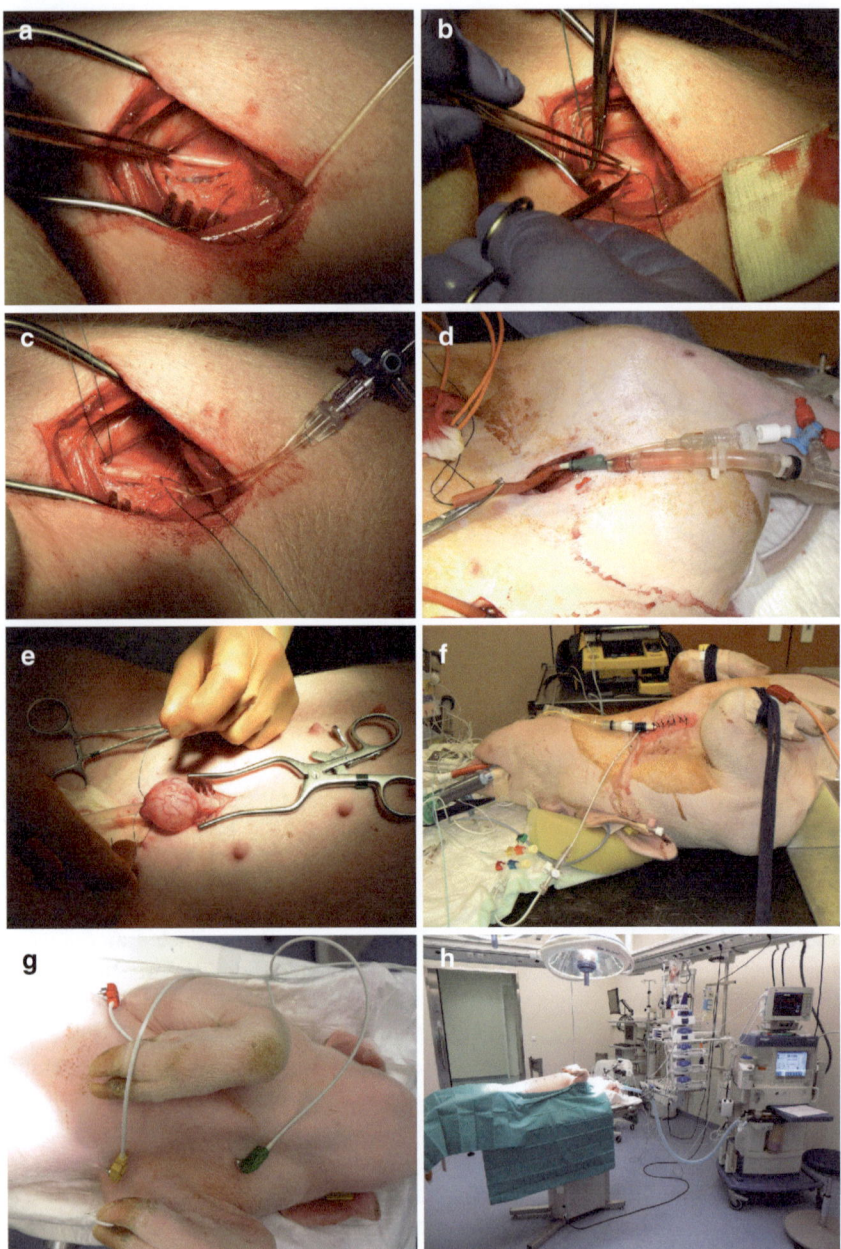

Abb. 5.1 Vorbereitende Arbeiten für größere operative Eingriffe und das Monitoring: **a–c** Zugang zur Carotis und Einführen eines Katheters, **d** Femoraliszugang, **e** Setzen eines Blasenkatheters und Verschluss mit einer Tabaksbeutelnaht, **f** Positionierung von EKG-Elektroden an den Extremitäten, **g** Positionierung von EKG-Einstichelektroden am Thorax, **h** für den Eingriff vorbereitetes Schwein am OP-Tisch

5.3 Euthanasie und Grundlagen der Sektionstechnik

5.3.1 Euthanasie

Die Euthanasie darf nur bei einer entsprechenden Begründung durchgeführt werden. In der Regel wird dies der Fall sein, wenn das Tier starke und unbehandelbare Schmerzen erleidet oder sich im Endstadium einer schweren Erkrankung befindet und weitere Behandlungen oder Behandlungsversuche dem Tier aus tierärztlicher Sicht nicht mehr zugemutet werden sollten. Die Euthanasie wird immer unter Narkose durchgeführt bzw. ist das Euthanasiemittel selbst ein starkes Narkotikum, das überdosiert wird und so zu einem Atemstillstand führt. In der Schweinepraxis kommen zwei recht ähnliche Alternativen zum Einsatz. Entweder wird dem Tier eine letale Dosis Pentobarbital (50–60 mg/kg) als Sturzinfusion streng IV gegeben, oder das Tier wird vorher (zwingend, sonst könnte das Tier bei vollem Bewusstsein ersticken!) mit einer Ketamin-Azaperon-Anästhesie niedergelegt und erhält nach Eintritt des Narkosestadiums 5 ml/50 kg T61® (Merck & Co, NJ, USA) streng IV oder intrakardial. T61® enthält Tetracainhydrochlorid (Lokalanästhetikum), Mebenzoniumiodid (peripheres Muskelrelaxans) und Embutramid (Narkotikum). Nach erfolgter Euthanasie ist der Tod des Tieres durch den Tierarzt zu überprüfen. Es kann nicht genug auf die Gefahr einer ungewollten Selbstinjektion der genannten Substanzen hingewiesen werden, vor allem beim Arbeiten mit Großtieren. Deshalb ist bei diesem Prozedere größte Vorsicht walten zu lassen!

Eine weitere Möglichkeit wäre die Euthanasie mit einem penetrierenden Bolzenschussapparat. Bei den in der biomedizinischen Forschung normalerweise verwendeten Tieren im Gewichtsbereich von 30–50 kg wird der Bolzenschussapparat etwa 1 cm oberhalb der gedachten Verbindungslinie zwischen den Augen fest angesetzt und mit dem Hinterende leicht nach unten gekippt. Im Anschluss an den Schuß muss das Tier durch einen Bruststich entblutet werden, da dies den eigentlichen Tötungsakt darstellt. Die Euthanasie adulter Schweine mit einem Bolzenschussapparat ist aufgrund der massiven Schädelknochen, des tiefliegenden, vergleichsweise kleinen Gehirns und der tonisch-klonischen Krämpfe im Anschluss an den Bolzenschuss schwierig und nicht ganz ungefährlich und sollte deshalb nur von einer geübten Person durchgeführt werden.

Im experimentellen Setting kann die Euthanasie auch beim sich in Vollnarkose befindlichen Tier über eine Kaliumchloridinfusion oder, falls histologische Untersuchungen heikler Organe folgen sollen, mit einer Paraformaldehydperfusion durchgeführt werden. Zur Fixierung des Gehirnes wurde in unseren Reanimationsstudien eine Thorakotomie durchgeführt, die Aorta kanüliert, distal der Kanülierung abgeklemmt und danach das rechte Atrium der Tiere eröffnet, um Herz und Gehirn mit 4 L Kochsalzlösung und einem Liter einer 3 %igen, gepufferten Paraformaldehydlösung zu perfundieren. Die Gehirne wurden eine Stunde innerhalb des Schädels perfusionsfixiert und nach Freipräparation für weitere zwei Wochen nachfixiert.

5.3.2 Grundlegende Schritte zur Eröffnung des Tierkörpers

Zur Sektion wird der Schweinekörper in Rückenlage positioniert und mittels zweier Entlastungsschnitte in die beiden Achselhöhlen, um ein Seitwärtsklappen der Vorderextremitäten zu erreichen, stabilisiert (Abb. 5.2a). Danach wird mit der einen Hand die Haut unmittelbar vor der Brustbeinspitze so gut es geht angehoben, und mit einem Skalpell bzw. einem Sektionsmesser bei größeren Tieren (dafür eignen sich die Messer, die im Schlachthofzubehör erhältlich sind) in der anderen Hand ein mehr oder weniger waagrechter Schnitt parallel zum Sternum auf Höhe der Rippenknorpel in der Weise durchgeführt, dass das gesamte Brustbein nach kaudal weggeklappt werden kann und der Thorax eröffnet ist (Abb. 5.2b). Nun können Herz und Lunge entnommen werden. Ist auch die Eröffnung der Bauchhöhle gewünscht, so wird die begonnene Schnittführung nicht unterbrochen, sondern bis über das Xiphoid hinaus durch die ventrale Bauchdecke fortgesetzt (Abb. 5.2c). Diese Methode hat im Gegensatz zur direkten Eröffnung der Bauchhöhle (falls nur Abdominalorgane entnommen werden sollen) den Vorteil, dass weit weniger größere Blutgefäße und keine Eingeweide verletzt werden, sodass weniger Blut bzw. Ingesta den Tierkörper bzw. Sektionsplatz verschmutzen, was auch das Arbeiten erleichtert.

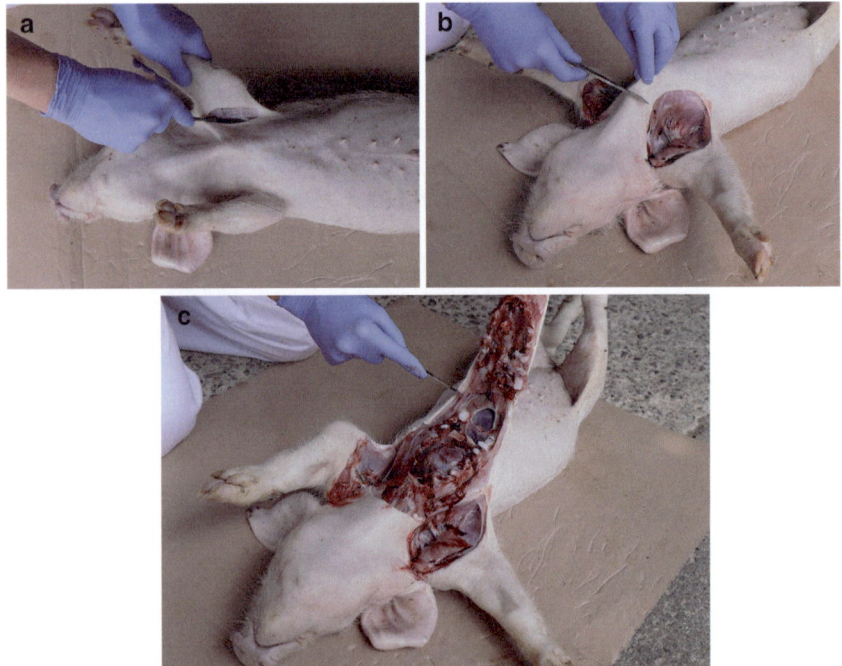

Abb. 5.2 Sektionstechnik: **a** Schnitte zum Seitwärtsklappen der Vorderextremitäten, **b**, **c** Eröffnung von Thorax und Bauchhöhle

Literatur

1. Moens Y, Sare H, Sipos W (2011) Temporary inhalation anaesthesia in experimental pigs. Lab Anim 45:62
2. Keibl C, Sipos W, Ponschab M, Schlimp CJ (2015) Blood biochemical changes in pigs after infusion with acetate-buffered or lactate-buffered crystalloid solutions. Lab Anim 44:268–273

Tierversuchsgesetzgebung und Schweinehaltung

6

> **Zusammenfassung**
>
> Die Durchführung von Tierversuchen unterliegt strengen rechtlichen Rahmenbedingungen. In die nationalen Gesetzgebungen der EU-Mitgliedsstaaten wurde, basierend auf der Europäischen Richtlinie 2010/63/EU, das 3R-Prinzip (*reduce*, *refine*, *replace*) fest verankert. Anhand des österreichischen Tierversuchsgesetzes (TVG 2012) wird diskutiert, was das im Detail für die Durchführung von Tierversuchen bedeutet. In die Versuchstierkunde spielt auch der Tierschutzgedanke hinein, welcher in der Tierschutzgesetzgebung verpflichtend festgeschrieben ist. In Anlage 5 zur 1. Tierhaltungsverordnung zum österreichischen Tierschutzgesetz (TSchG 2004) sind außerdem die Mindestanforderungen für die Haltung von Schweinen definiert, an die sich natürlich auch biomedizinische Forschungseinrichtungen halten müssen. Abgeschlossen wird das Kapitel mit Hinweisen zur Haltungsoptimierung von Versuchsschweinen sowie mit einem Überblick über die wichtigsten respiratorischen und enteritischen Erkrankungen von Schweinen und das präventive Impfmanagement.

6.1 Rechtliche Grundlagen und ethische Aspekte zu Tierversuchen

6.1.1 Ethische Überlegungen, 3R-Prinzip

Alle Wirbeltiere – und im Speziellen alle höheren Wirbeltiere – und selbst einige Avertebraten, wie die Oktopoden, sind zu hervorragenden und äußerst feinen Sinneswahrnehmungen befähigt und mittlerweile gestehen wir Menschen den höheren Tieren auch ein intensives Gefühlsleben zu. Der moderne Mensch hat erst die Wissenschaft dazu gebraucht, das zu akzeptieren, was unsere Vorfahren, widergespiegelt in den Ansichten heutiger Naturvölker, intuitiv gewusst haben und was auch der Mensch, der sich richtig mit den Tieren und der Natur beschäftigt, unbewusst wahrnimmt, nämlich, dass jedes Tier eine ausgeprägte Persönlichkeit, einen Charakter hat. Kein Tier einer Art ist wie das andere. Wir können zu Tieren und Tiere können untereinander – selbst, wenn sie unterschiedlichen Spezies angehören – richtige Beziehungen aufbauen und Freude beim Wiedersehen und Trauer bei Verlust erleben. Die Beschäftigung mit Tieren ist in jedem Fall eine Bereicherung für jeden von uns. Vor diesem Hintergrund sagt einem schon die Intuition, dass die Durchführung von Tierversuchen sehr gut überlegt sein will und ein hohes Maß an Verantwortung für unsere Mitgeschöpfe mit sich bringt. Es muss sehr gründlich abgewogen werden, ob die Durchführung eines Tierversuchs gerechtfertigt ist, sprich, ob ein medizinisch relevantes Ergebnis erwartet werden kann und ob gleichzeitig die Methodik dem Versuchstier zugemutet werden kann, also in einem Verhältnis zum erwarteten Nutzen für eine (größere) Patientengruppe steht. Es ist sehr richtig und gut, dass mittlerweile vom Gesetzgeber Ethikkommissionen installiert wurden, die diese Fragestellungen vor der Genehmigung eines Tierversuchs überprüfen. So ist das Prinzip der „3 R" (*reduce, refine, replace*) im Versuchstierwesen mittlerweile fest verankert. Eingeführt wurde die Philosophie des 3R-Prinzips im Jahre 1959 von den britischen Wissenschaftlern William Russel und Rex Bruch in ihrem Buch „The Principles of Humane Experimental Technique". *Reduce* steht für die Reduktion der für einen Tierversuch verwendeten Anzahl an Versuchstieren, *refine* dafür, ihr Leiden in den Versuchen auf das unerlässliche Maß zu beschränken und *replace* als eigentliches Ziel, die Tierversuche durch den Einsatz von Alternativmethoden vollständig zu vermeiden. Ich persönlich gehe diesen Weg ganz progressiv mit meinen Kooperationspartnern, indem wir, wo möglich, immer mehr von *in vivo*-Versuchen auf *ex vivo*-Versuche (Abschn. 8.4) umschwenken.

6.1.2 Tierversuchsgesetzgebung

Mit der Europäischen Richtlinie 2010/63/EU erlangte das 3R-Prinzip auch gesetzliche Anerkennung und wurde 2013 in Deutschland mit dem novellierten Tierschutzgesetz und der Tierschutz-Versuchstierverordnung und in Österreich mit dem Bundesgesetz über Versuche an lebenden Tieren (Tierversuchsgesetz 2012 – TVG 2012), welches ebenfalls 2013 in Kraft trat, in nationales Recht umgesetzt. Wie in Deutschland, so sind die tierversuchsrechtlichen Belange auch in der Schweiz im nationalen Tierschutzgesetz (TSchG 2005) verankert und in der Tierschutzverordnung (TSchV 2008) weiter ausgeführt. Wenn im Folgenden die wesentlichsten Eckpfeiler der rechtlichen Rahmenbedingungen für das Tierversuchswesen insgesamt und die speziellen Anforderungen an die Haltung von (Versuchs-)Schweinen besprochen werden, so werden die österreichischen Rechtsnormen als Grundlage herangezogen. Aufgrund der weitgehenden Harmonisierung der Rechtsvorschriften innerhalb der EU kann aber von einer prinzipiellen

Übereinstimmung dieser Vorschriften innerhalb der Mitgliedsstaaten ausgegangen werden. Das TVG 2012 gliedert sich in folgende Abschnitte:

1. Abschnitt: Allgemeine Bestimmungen

§ 1   Gegenstand
§ 2   Begriffsbestimmungen
§ 3   Schweregrade
§ 4   Unzulässige Tierversuche
§ 5   Zulässige Zwecke von Tierversuchen
§ 6   Leitende Grundsätze
§ 7   Tötungsmethoden
§ 8   Betäubungsmethoden
§ 9   Erneute Verwendung von Tieren
§ 10 Freilassung von Tieren und private Unterbringung
§ 11 Abschluss von Tierversuchen

2. Abschnitt: Besondere Vorschriften für bestimmte Tierarten

§ 12 Gefährdete Tierarten
§ 13 Nichtmenschliche Primaten
§ 14 Wildlebende Tiere
§ 15 Speziell für die Verwendung in Tierversuchen gezüchtete Tiere

3. Abschnitt: Anforderungen an Züchter, Lieferanten und Verwender

§ 16 Genehmigung von Züchtern, Lieferanten und Verwendern
§ 17 Vorläufiger oder endgültiger Widerruf
§ 18 Anforderungen an Anlagen und Ausstattungen
§ 19 Anforderungen an das Personal
§ 20 Tierärztliche Betreuung
§ 21 Tierschutzgremium
§ 22 Aufzeichnungen zu den Tieren
§ 23 Informationen über Hunde, Katzen und nichtmenschliche Primaten
§ 24 Kennzeichnung und Identifizierung von Hunden, Katzen und nichtmenschlichen Primaten
§ 25 Pflege und Unterbringung

4. Abschnitt: Anforderungen an Projekte

§ 26 Genehmigung von Projekten
§ 27 Genehmigung von Projektleiterinnen und Projektleitern
§ 28 Änderung, Erneuerung oder Widerruf einer Projektgenehmigung
§ 29 Projektbeurteilung
§ 30 Rückblickende Bewertung
§ 31 Information der Öffentlichkeit und Dokumentation

5. Abschnitt: Überwachung

§ 32 Kontrolle durch die zuständigen Behörden
§ 33 Überprüfung der Kontrollen
§ 34 Sicherungs- und Zwangsmaßnahmen

6. Abschnitt: Organisation und Zusammenarbeit im Bereich des Tierversuchswesens

§ 35 Tierversuchskommission des Bundes
§ 36 Kommissionen
§ 37 Zusammenarbeit mit der Europäischen Kommission
§ 38 Zusammenarbeit mit der Europäischen Kommission zur Entwicklung alternativer Ansätze

7. Abschnitt: Schlussbestimmungen

§ 39 Strafbestimmungen
§ 40 Arbeitnehmerschutz bei Verweigerung von Tierversuchen, etc.

Im Folgenden werden die wichtigsten Paragraphen dieses Gesetzes erläutert. § 1 beinhaltet die wesentlichen Ziele des TVG 2012 und übernimmt die Bestimmungen des 3R-Prinzips in die österreichische Gesetzgebung.

§ 1. (1) Gegenstand dieses Bundesgesetzes ist der Schutz folgender Tiere, soweit diese zu wissenschaftlichen Zwecken oder Bildungszwecken verwendet werden oder verwendet werden sollen:

1. lebende Wirbeltiere einschließlich
   a) selbständig Nahrung aufnehmender Larven und
   b) Föten von Säugetieren ab dem letzten Drittel ihrer normalen Entwicklung,
2. Tiere, die sich in einem früheren Entwicklungsstadium als dem in Z 1 lit. a oder b genannten befinden, wenn sie über dieses hinaus weiterleben sollen und infolge der durchgeführten Tierversuche wahrscheinlich Schmerzen, Leiden oder Ängste empfinden oder dauerhafte Schäden erleiden werden, nachdem sie jenes Entwicklungsstadium erreicht haben sowie
3. lebende Kopffüßer.

(2) Dieses Bundesgesetz ist nicht anzuwenden auf:

1. nichtexperimentelle landwirtschaftliche Praktiken,
2. nichtexperimentelle veterinärmedizinische klinische Praktiken,
3. Praktiken, die für anerkannte Zwecke der Tierhaltung angewandt werden,
4. Praktiken, die hauptsächlich zur Identifizierung von Tieren angewandt werden,

5. Praktiken, bei denen nicht zu erwarten ist, dass sie Schmerzen, Leiden, Ängste oder dauerhafte Schäden verursachen, die denen eines Kanüleneinstichs gemäß guter tierärztlicher Praxis gleichkommen oder über diese hinausgehen, sowie
6. Tiere gemäß Abs. 1, die nach den Bestimmungen des § 10 freigelassen oder privat untergebracht worden sind.

(3) Ziele dieses Bundesgesetzes sind:

1. die Vermeidung und Verminderung der Verwendung von Tieren in Tierversuchen,
2. die Verbesserung der Bedingungen für die Zucht, Unterbringung, Pflege und Verwendung von Tieren in Tierversuchen,
3. die Förderung von Ersatzmethoden für Tierversuche sowie
4. die Ausschaltung oder möglichst weitgehende Reduktion der Belastung der in Tierversuchen verwendeten Tiere.

Damit ist gesagt, dass nicht nur lebende Schweine, sondern auch Schweinefeten etwa ab dem 76. Gestationstag unter die Bestimmungen dieses Gesetzes fallen. Weiterhin sagt der Paragraph, dass bereits eine Injektion unter die Bestimmungen dieses Gesetzes fällt und dass im Wesentlichen nur Landwirte und Veterinärmediziner Tieren Injektionen verabreichen dürfen. Wichtiges Anliegen, neben dem bereits oben dargestellten Kernziel des Gesetzes, nämlich der Umsetzung des 3R-Prinzips, ist die Vermeidung von unnötigen Schmerzen, Leiden, Ängsten und dauerhaften Schäden. Diese Bestimmungen finden wir auch in § 5(1) des TSchG 2004, wodurch der Gesetzgeber den (höheren) Tieren ganz klar die Fähigkeit des Fühlens von Schmerzen und der Empfindung von Angst zuerkennt. Besonders die Aufnahme von Angst in diese Liste als besonders intensiv und bedrohlich erlebter Gefühlszustand, der bereits ein hohes Niveau kognitiver Fähigkeiten voraussetzt, ist bemerkenswert und sehr zu begrüßen.

§ 2. Im Sinne dieses Bundesgesetzes bedeuten:

1. „Tierversuch": jede Verwendung von Tieren zu Versuchs-, Ausbildungs- oder anderen wissenschaftlichen Zwecken mit bekanntem oder unbekanntem Ausgang, die
   a) bei den Tieren Schmerzen, Leiden, Ängste oder dauerhafte Schäden in einem Ausmaß verursachen kann, das dem eines Kanüleneinstichs gemäß guter tierärztlicher Praxis gleichkommt oder darüber hinausgeht, oder
   b) dazu führen soll oder kann, dass ein Tier in einem Zustand gemäß lit. a geboren oder ausgebrütet wird, oder
   c) dazu führen soll oder kann, dass eine genetisch veränderte Tierlinie in einem Zustand gemäß lit. a geschaffen und erhalten wird,
   nicht jedoch das Töten von Tieren allein zum Zwecke der Verwendung ihrer Gewebe oder Organe.

Die Euthanasie von Tieren zur Organentnahme, also somit die Durchführung von *ex vivo*-Versuchen, wie in Abschn. 8.4 dargestellt, fällt nicht unter die Bestimmungen dieses Gesetzes, wohl aber unter das Tierschutzgesetz (TSchG 2004), welches im Anschluss behandelt wird. Natürlich muss aber auch das Töten von Tieren zur Organentnahme ethisch begründet sein. Im Wesentlichen werden als Begründung Erfordernisse der biomedizinischen Forschung gelten. Wo möglich, wären Zellkulturversuche natürlich die beste Alternative.

§ 3. (1) Folgende Schweregrade sind bei Tierversuchen zu unterscheiden:

1. „keine Wiederherstellung der Lebensfunktion": Tierversuche, die gänzlich unter Vollnarkose durchgeführt werden, aus der das Tier nicht mehr erwacht;
2. „gering": Tierversuche, bei denen zu erwarten ist, dass sie bei den Tieren kurzzeitig geringe Schmerzen, Leiden oder Ängste verursachen, sowie Tierversuche ohne wesentliche Beeinträchtigung des Wohlergehens oder des Allgemeinzustands der Tiere;
3. „mittel": Tierversuche, bei denen zu erwarten ist, dass sie bei den Tieren kurzzeitig mittelstarke Schmerzen, mittelschwere Leiden oder Ängste oder lang anhaltende geringe Schmerzen verursachen, sowie Tierversuche, bei denen zu erwarten ist, dass sie eine mittelschwere Beeinträchtigung des Wohlergehens oder des Allgemeinzustands der Tiere verursachen;
4. „schwer": Tierversuche, bei denen zu erwarten ist, dass sie bei den Tieren starke Schmerzen, schwere Leiden oder Ängste oder lang anhaltende mittelstarke Schmerzen, mittelschwere Leiden oder Ängste verursachen, sowie Tierversuche, bei denen zu erwarten ist, dass sie eine schwere Beeinträchtigung des Wohlergehens oder des Allgemeinzustands der Tiere verursachen.

(2) Bei der Zuordnung von Schweregraden zu Tierversuchen ist jede Intervention oder Manipulation der Tiere im Rahmen der Tierversuche zu berücksichtigen. Die Zuordnung basiert auf den schwerwiegendsten Auswirkungen, denen die Tiere nach Anwendung aller geeigneten Verbesserungstechniken ausgesetzt sein dürften. Die Faktoren gemäß Abs. 3 sind im Einzelfall zu prüfen.

(3) Die Zuordnung von Schweregraden hat insbesondere die folgenden Faktoren zu berücksichtigen:

1. Art der Manipulation und Handhabung,
2. Art der Schmerzen, Leiden, Ängste oder dauerhaften Schäden, die durch den Tierversuch, unter Berücksichtigung aller Elemente sowie dessen Intensität, Dauer und Häufigkeit und die Anwendung mehrerer Techniken verursacht wird,
3. kumulatives Leiden während eines Tierversuchs,
4. Verhinderung natürlichen Verhaltens, einschließlich Einschränkungen bei Unterbringung, Haltung und Pflegestandards,

5. Tierart und Genotyp,
6. Entwicklungsgrad, Alter und Geschlecht der Tiere,
7. Erfahrung der Tiere im Hinblick auf die Tierversuche,
8. tatsächlicher Schweregrad der vorherigen Tierversuche, sofern Tiere nochmals verwendet werden sollen,
9. Methoden zur Verringerung oder Beseitigung von Schmerzen, Leiden und Ängsten, einschließlich der Verbesserung von Unterbringung, der Haltung und der Pflegebedingungen sowie
10. möglichst schmerzlose Endpunkte.

Die im Tierversuchsantrag anzugebenden, zu erwartenden Schweregrade zwingen den Antragsteller, sich detaillierte Gedanken zu Einzelheiten des Versuchs zu machen und sich auch in das Versuchstier hineinzudenken. Dieser Nachdenkprozess ist bei komplexeren Tierversuchen durchaus fordernd, aber im Sinne des Tierwohles unabdingbar. Gleichzeitig wird großer Wert auf die adäquate Unterbringung der Versuchstiere gelegt, damit diese womöglich ihr natürliches Verhalten auch während der Dauer des Versuchs ausleben können.

§ 4. Ein Tierversuch ist jedenfalls unzulässig, wenn

1. es eine wissenschaftlich zufriedenstellende und rechtlich zulässige Methode oder Versuchsstrategie gibt, bei der keine lebenden Tiere verwendet werden, oder
2. die Ergebnisse eines gleichen Tierversuches tatsächlich und rechtlich zugänglich sind und an deren Richtigkeit und Aussagekraft keine berechtigten Zweifel bestehen, oder
3. von diesem Tierversuch
   a) weder zusätzliche noch neue Erkenntnisse zu erwarten sind und
   b) er auch zu Kontrollzwecken nicht erforderlich ist,
     oder
4. der Tierversuch auf Methoden beruht, die in der Verordnung gemäß § 43 Abs. 2 Z 1 als unzulässig festgestellt wurden, oder
5. der Tierversuch an
   a) allen Arten und Unterarten der Schimpansen (*Pan troglodytes*), Bonobos (*Pan paniscus*) und Gorillas (*Gorilla gorilla spp*), sowie an allen Arten und Unterarten der Familien Orang-Utans (*Pongidae*) und Gibbons (*Hylobatidae*) oder
   b) streunenden oder verwilderten Tieren
     durchgeführt werden soll, oder
6. der Tierversuch an Weißohrseidenäffchen (*Callithrix jacchus*), die weder
   a) Nachkommen von Tieren sind, die in Gefangenschaft gezüchtet wurden, noch
   b) aus sich selbst erhaltenden Kolonien bezogen wurden,
     durchgeführt werden soll, oder

7. der Tierversuch
   a) an anderen nichtmenschlichen Primaten (§ 13 Abs. 1), die weder
      a) Nachkommen von Tieren sind, die in Gefangenschaft gezüchtet wurden, noch
      b) aus sich selbst erhaltenden Kolonien bezogen wurden,
      und
   b) fünf Jahre nach Veröffentlichung der Durchführbarkeitsstudie gemäß Art. 10 Abs. 1 Unterabsatz 4 der Richtlinie 2010/63/EU zum Schutz der für wissenschaftliche Zwecke verwendeten Tiere, ABl. Nr. L 276 vom 20.10.2010 S. 33 (in der Folge: Tierversuchs-Richtlinie), sofern in der Studie keine verlängerte Frist empfohlen wird,
   durchgeführt werden soll, oder
8. der Tierversuch starke Schmerzen, schwere Leiden oder schwere Ängste verursacht, die voraussichtlich lang anhalten und nicht gelindert werden können, es sei denn
   a) dies ist aus wissenschaftlich berechtigten Gründen erforderlich und
   b) es ist sichergestellt, dass keine nichtmenschlichen Primaten gemäß § 13 verwendet werden,
   oder
9. der Tierversuch ohne Betäubung (§ 8) durchgeführt werden soll und
   a) der Tierversuch zu schweren Verletzungen führt, die starke Schmerzen hervorrufen können, oder
   b) Substanzen verabreicht werden, die das Äußern von Schmerzen verhindern oder beschränken,
   oder
10. der Tierversuch gemäß Art. 18 der Verordnung (EG) Nr. 1223/2009 über kosmetische Mittel, ABl. Nr. L 342 vom 22.12.2009 S. 59 unzulässig ist, oder
11. das einzige Ziel des Tierversuchs die Ermittlung der „LD-50" (§ 2 Z 9) ist, wobei sich Tierbeobachtung und Tieruntersuchung ausschließlich auf die Feststellung der Mortalitätsrate beschränken, es sei denn der Tierversuch
    a) beinhaltet neben der Ermittlung der „LD-50" auch noch weitere Tierbeobachtungen oder Tieruntersuchungen, oder
    b) ist auf Grund von geltenden Gesetzen erforderlich, oder
    c) dient biologischen Standardisierungen oder der Entwicklung, Herstellung und Chargenprüfung von Arzneimitteln im Sinne des § 26 des Arzneimittelgesetzes, BGBl. Nr. 185/1983 in der Fassung des Bundesgesetzes BGBl. Nr. 748/1988, und nach dem anerkannten Stand der Wissenschaften stehen keine gleichwertigen Ersatzmethoden zur Verfügung.

Dieser Paragraph zwingt den Antragsteller zu einer exakten wissenschaftlichen Literaturrecherche und soll das Durchführen von Doppelversuchen sowie die Durchführung von Tierversuchen rein zum Zwecke des Generierens von Daten um ihrer selbst willen, wie es durch den immer stärker werdenden Druck auf

(Jung-)Wissenschaftler zum Publizieren um jeden Preis bewirkt wird, verhindern. Weiterhin wird durch das Verbot der Durchführung von Versuchen an streunenden oder verwilderten Tieren sichergestellt, dass mit diesen Tieren von Tierfängern kein Geschäft gemacht wird und im Umkehrschluss Versuchstiere nur von anerkannten Tierzuchteinrichtungen, wie im 3. Abschnitt des Gesetzes genauer ausgeführt, bezogen werden dürfen. Den Primaten wird eine Sonderstellung eingeräumt und die Durchführung von Tierversuchen an Hominoidea (exklusive des Menschen) ist nun generell untersagt. Noch einmal wird festgehalten, dass den Versuchstieren nach Möglichkeit starke Schmerzen, schwere Leiden oder schwere Ängste erspart bleiben müssen. Das beinhaltet die Aufforderung zum optimalen Analgesie-, Sedierungs- bzw. Narkosemanagement sowie zum generell sorgsamen und einfühlsamen Umgang mit den Tieren.

§ 5. Tierversuche dürfen nur durchgeführt werden, soweit sie zu einem der folgenden Zwecke unerlässlich sind:

1. Grundlagenforschung oder
2. translationale oder angewandte Forschung zur
   a) Verhütung, Vorbeugung, Diagnose oder Behandlung von Krankheiten oder anderen Anomalien oder deren Folgen bei Menschen, Tieren oder Pflanzen oder
   b) Beurteilung, Erkennung, Regulierung oder Veränderung physiologischer Zustände bei Menschen, Tieren oder Pflanzen oder
   c) Verbesserung des Wohlergehens der Tiere und Produktionsbedingungen für die zu landwirtschaftlichen Zwecken aufgezogenen Tiere oder
3. Entwicklung und Herstellung sowie Qualitäts-, Wirksamkeits- und Unbedenklichkeitsprüfung von Arzneimitteln, Lebensmitteln, Futtermitteln und anderen Stoffen oder Produkten, wenn dies zur Erreichung der in Z 2 genannten Ziele erforderlich ist, oder
4. Schutz der natürlichen Umwelt im Interesse der Gesundheit oder des Wohlergehens von Mensch oder Tier oder
5. Forschung im Hinblick auf die Erhaltung der Arten oder
6. Ausbildung an Hochschulen oder Ausbildung zwecks Erwerbs, Erhaltung oder Verbesserung von beruflichen Fähigkeiten oder
7. forensische Untersuchungen.

Für biomedizinische Forschungsvorhaben sind primär Z 1 und 2 von Relevanz, also Versuche zu Fragestellungen der Physiologie, der Pathophysiologie, der Pharmakologie und der klinischen Diagnostik.

§ 6. (1) Folgende Grundsätze sind für Tierversuche zu beachten:

1. Tierversuche haben den Grundsätzen der naturwissenschaftlichen Forschung zu entsprechen.
2. Die zu prüfende Annahme und das gewählte Verfahren müssen sinnvoll sein, wobei der anerkannte Stand der Wissenschaften zu berücksichtigen ist.

3. Tierversuche sind unter Bedachtnahme auf die Erzielung des größtmöglichen Erkenntnisgewinns durchzuführen.
4. Tierversuche dürfen nur im Rahmen von Projekten durchgeführt werden.
5. Tierversuche dürfen nur in Einrichtungen von Verwendern durchgeführt werden, es sei denn, dies ist wissenschaftlich begründet und von der zuständigen Behörde genehmigt.
6. Zur Durchführung von Tierversuchen dürfen nur Tiere verwendet werden, deren Gesundheitszustand durch Projektleiterinnen oder Projektleiter (§ 27) als für den Versuch geeignet festgestellt wurde.
7. Tierversuche dürfen nur mit der geringstmöglichen Zahl an Tieren durchgeführt werden.
8. Tierversuche sind so zu gestalten, dass sie die geringsten Schmerzen, Leiden, Ängste oder dauerhaften Schäden verursachen.
9. Tierversuche dürfen nur an Tieren durchgeführt werden, die die geringste Fähigkeit zum Empfinden von Schmerzen, Leiden oder Ängsten haben oder die geringsten dauerhaften Schäden erleiden.
10. Der Tod ist als Endpunkt eines Tierversuchs möglichst zu vermeiden und durch frühe und möglichst schmerzlose Endpunkte zu ersetzen. Ist der Tod als Endpunkt unvermeidbar, muss der Tierversuch so gestaltet sein, dass
    a) möglichst wenige Tiere sterben,
    b) die Dauer und Intensität der Schmerzen, des Leidens und der Ängste auf das geringstmögliche Maß reduziert wird und
    c) die Tötung soweit als möglich schmerzfrei ist.

(2) Die Aussagekraft und Anwendbarkeit von Tierversuchsmodellen ist laufend im Hinblick auf das Ziel einer Reduktion der Zahl der Tierversuche und die Anwendung von Ersatzmethoden kritisch zu überprüfen und an den anerkannten Stand der Wissenschaften anzupassen. Erkenntnisse der Verhaltensforschung und der Versuchstierkunde sowie die Entwicklung der Mess- und der Labortechnik sind zu berücksichtigen, um die Belastung der Versuchstiere auf ein Minimum herabzusetzen.

(3) Alle an der Durchführung von Tierversuchen beteiligten Personen tragen im Rahmen der ihnen übertragenen Aufgabenstellung eine ethische und wissenschaftliche Verantwortung. Sie haben daher insbesondere die Notwendigkeit und Angemessenheit der von ihnen geplanten, geleiteten oder durchzuführenden Tierversuche selbst zu prüfen und gegen die Belastung der Versuchstiere abzuwägen.

Dieser Paragraph wiederholt die Forderungen des Tierschutzes und des 3R-Prinzips und fordert darüber hinaus die Durchführung von Tierversuchen nur im Rahmen von Projekten, was heißt, dass Tierversuche nicht spontan, sondern nur nach intensiver vorhergehender Überlegung und dem entsprechenden Genehmigungsverfahren durchgeführt werden dürfen. Wichtig ist auch die Zieldefinition der Vermeidung der Tötung von Versuchstieren oder aber die Durchführung nur einer fachgerechten Tötung, wie sie in § 7 noch genauer definiert wird.

§ 18. (1) Einrichtungen von Züchtern, Lieferanten und Verwendern müssen über Anlagen und Ausstattungen verfügen, die

1. für die dort untergebrachten Tierarten geeignet sind, und sofern Tierversuche durchgeführt werden, für die Durchführung der Tierversuche geeignet sind und
2. insbesondere der Verordnung gemäß § 43 Abs. 1 Z 3 über die Anforderungen an Einrichtungen sowie Pflege und Unterbringung von Tieren entsprechen.

(2) Die in Abs. 1 genannten Anlagen und Ausstattungen müssen so gestaltet sein bzw. funktionieren, dass die leitenden Grundsätze gemäß § 6 nicht verletzt werden.

§ 19. (1) Züchter, Lieferanten und Verwender müssen über ausreichendes Personal vor Ort verfügen, wobei mindestens eine Person

1. für die Beaufsichtigung des Wohlergehens und der Pflege der Tiere verantwortlich ist,
2. gewährleistet, dass das Personal, das mit den Tieren befasst ist, Zugang zu Informationen über die untergebrachten Tierarten erhält, sowie
3. dafür verantwortlich ist, dass das Personal entsprechend ausgebildet, sachkundig und fortlaufend geschult ist und dass es solange beaufsichtigt wird, bis es die erforderliche Sachkunde nachgewiesen hat.

(2) Das Personal muss entsprechend ausgebildet und geschult sein, ehe es eine der folgenden Tätigkeiten ausführt:

1. Durchführung von Tierversuchen oder
2. Gestaltung von Tierversuchen und Projekten oder
3. Pflege von Tieren oder
4. Tötung von Tieren …

Die beiden Paragraphen fordern unter anderem von den Personen, die Tierversuche durchführen (den „Verwendern"), dass die Tierversuchsanlagen für ihre Zweck geeignet sein und den leitenden Grundsätzen des Gesetzes entsprechen müssen. Außerdem bedarf es eines geschulten Pflegepersonals. Außerdem fordert § 20, dass ein Veterinärmediziner als Berater in Zusammenhang mit dem Wohlergehen und der Behandlung der Tiere hinzugezogen werden muss.

§ 22. (1) Züchter, Lieferanten und Verwender haben Aufzeichnungen zu mindestens den folgenden Angaben zu führen:

1. Zahl und Art der gezüchteten, erworbenen, gelieferten, in Tierversuchen verwendeten, freigelassenen oder privat untergebrachten Tiere,
2. Herkunft der Tiere, einschließlich der Angabe, ob sie speziell für den Einsatz in Tierversuchen gezüchtet wurden,

3. Datum, an dem die Tiere erworben, geliefert, freigelassen oder privat untergebracht wurden,
4. Person, von der die Tiere erworben wurden,
5. Name und Anschrift des Empfängers der Tiere,
6. Zahl und Art der Tiere, die in jeder Einrichtung gestorben sind oder getötet wurden, samt Todesursache, soweit sie bekannt ist,
7. bei Verwendern,
    a) die Projekte, in denen Tiere verwendet werden, sowie
    b) den tatsächlichen Schweregrad der durchgeführten Tierversuche sowie
8. die in der Verordnung gemäß § 43 Abs. 1 Z 8 angeführten weiteren Daten.

(2) Die Aufzeichnungen gemäß Abs. 1 sind mindestens fünf Jahre lang aufzubewahren und der zuständigen Behörde auf Anfrage zu übermitteln …

Dieser Paragraph verpflichtet zur genauen Buchführung über die verwendeten Tiere, die amtstierärztlichen Kontrollen – laut § 32(1) sind diese mindestens einmal jährlich unangemeldet durchzuführen – standhalten können müssen. Außerdem wird die Erfassung des tatsächlichen Schweregrades der durchgeführten Versuche gefordert, wodurch ein Lerneffekt erzielt werden soll, da ja der Fall eintreten kann, dass der tatsächliche Schweregrad vom ursprünglich angegebenen Schweregrad abweicht.

§ 25. (1) Züchter, Lieferanten und Verwender haben dafür zu sorgen, dass:

1. alle Tiere die für ihre Gesundheit und ihr Wohlergehen angemessene Unterbringung, Umgebung, das nötige Futter, Wasser und Pflege erhalten,
2. alle Faktoren, die ein Tier in der Befriedigung seiner physiologischen und ethologischen Bedürfnisse einschränken, so gering als möglich gehalten werden,
3. die Umgebungsbedingungen für die Zucht, Haltung oder Verwendung der Tiere täglich kontrolliert werden,
4. Vorkehrungen getroffen werden, um zu gewährleisten, dass, sobald ein Mangel oder vermeidbare Schmerzen, Leiden, Ängste oder dauerhafte Schäden entdeckt werden, diesbezüglich möglichst schnell Abhilfe geschaffen wird,
5. die Tiere unter angemessenen Bedingungen befördert werden und
6. die detaillierten Anforderungen an Einrichtungen sowie Pflege und Unterbringung von Tieren nach der Verordnung gemäß § 43 Abs. 1 Z 3 eingehalten werden.

Die wichtigste Bestimmung dieses Paragraphen besteht in der Verpflichtung der adäquaten Fütterung und Tränkung sowie der täglichen (!) Kontrolle der Versuchstiere. Das heißt, dass die Versuchstiere selbstredend auch am Wochenende betreut werden müssen und bei jedem Anzeichen von Schmerzen, Leiden, Ängsten und Schäden sofort Abhilfe geschaffen werden muss. Folglich wird es unumgänglich sein, einen Veterinärmediziner zur Hand zu haben, der auch am Wochenende erreichbar sein muss. Der Ablauf der Projektgenehmigung und die Erfordernisse an Projektleiterinnen und Projektleiter werden im Detail in §§ 26 und 27 geregelt.

§ 40. Die Weigerung einer Arbeitnehmerin oder eines Arbeitnehmers, einen Tierversuch im Sinne dieses Bundesgesetzes durchzuführen, stellt keine Pflichtverletzung dar, wenn sich die betreffende Person nicht ausdrücklich zu solchen Arbeitsleistungen verpflichtet hat oder mit dem Tierversuch eine Gefahr für die Gesundheit der betreffenden Person verbunden ist.

Niemand kann, außer er hat sich dazu verpflichtet, zur Durchführung von Tierversuchen gezwungen werden. Selbst bei Personen, die das getan haben, ist die Pflicht nicht gegeben, wenn von der Durchführung eine Gefahr für die betreffende Person ausgeht. Dies kann beim Arbeiten mit adulten Schweinen durchaus schlagend werden, da diese Tiere über eine große Kraft verfügen, der ein Mensch nichts entgegenzusetzen hat, und außerdem außerordentlich rasche Bewegungen ausführen können. Auf die Gefahr einer Verletzung durch die messerscharfen Hauer (Canini) der Eber wurde bereits in Abschn. 2.2 unter der Besprechung der Fixierungsmaßnahmen hingewiesen.

6.1.3 Tierschutzgesetzgebung

Als nächstes soll das für die biomedizinische Schweinehaltung ebenfalls relevante Tierschutzgesetz (TSchG 2004) beleuchtet werden. Viele Forderungen und Regelungen des TVG 2012 sind von diesem abgeleitet. In Deutschland gilt das Tierschutzgesetz (TierSchG) aus 1972, zuletzt geändert 2021, welches dem österrreichischen Tierschutzgesetz in seinen Grundzügen sehr ähnlich ist mit dem Unterschied, dass die rechtlichen Vorschriften Tierversuche betreffend in dieses Gesetz eingebaut sind, in Österreich hingegen in einem eigenen Gesetz verankert sind (s. Kap. 6.1.2.). In der Schweiz gilt das Tierschutzgesetz (TSchG) 2005, dessen Zweck explizit nicht nur darin besteht, das Wohlergehen von Tieren zu schützen, sondern auch deren Würde zu wahren. Damit gewichtet das Schweizer TSchG in seiner ihm innewohnenden Philosophie das Tier als schützenswertes Geschöpf noch höher als es die einschlägigen österreichischen und deutschen Gesetze tun. Es geht in der Intention dieses Gesetzes nicht nur darum, dem Tier unangenehme oder schmerzhafte Aktionen zu ersparen, sondern es auch bewusst als würdevolles Mitgeschöpf zu sehen. Das österreichische TSchG 2004 gliedert sich wie folgt:

1. Hauptstück: Allgemeine Bestimmungen

Zielsetzung
Förderung des Tierschutzes
Geltungsbereich
Begriffsbestimmungen

Verbot der Tierquälerei
Verbot der Tötung
Verbot von Eingriffen an Tieren
Verbot der Weitergabe, der Veräußerung und des Erwerbs bestimmter Tiere
Verkaufsverbot von Tieren
Hilfeleistungspflicht
Tierversuche
Transport von Tieren

2. Hauptstück: Tierhaltung
1. Abschnitt: Allgemeine Bestimmungen

Anforderungen an den Halter
Grundsätze der Tierhaltung
Betreuungspersonen
Versorgung bei Krankheit oder Verletzung
Bewegungsfreiheit
Füttern und Tränken
Bauliche Ausstattung und Haltungsvorrichtungen
Die Fachstelle für tiergerechte Tierhaltung und Tierschutz
Nicht in Unterkünften untergebrachte Tiere
Kontrollen
Aufzeichnungen
Zuchtmethoden
Bewilligungen

2. Abschnitt: Besondere Bestimmungen

Tierhaltungsverordnung
Kennzeichnung und Registrierung von Hunden und Zuchtkatzen
Wildtiere
Haltung von Tieren in Zoos
Haltung von Tieren in Zirkussen, Varietés und ähnlichen Einrichtungen
Verwendung von Tieren bei sonstigen Veranstaltungen
Tierheime, Tierpensionen, Tierasyle und Gnadenhöfe
Entlaufene, ausgesetzte, zurückgelassene sowie von der Behörde beschlagnahmte oder abgenommene Tiere
Haltung von Tieren im Rahmen wirtschaftlicher Tätigkeiten oder zur Zucht oder zum Verkauf
Aufnahme, Weitergabe und Vermittlung von Tieren
Schlachtung oder Tötung

3. Hauptstück: Vollziehung

Behörden
Mitwirkung von Organen des öffentlichen Sicherheitsdienstes
Behördliche Überwachung
Betreten von Liegenschaften, Räumen und Transportmitteln, Mitwirkungspflicht
Sofortiger Zwang

4. Hauptstück: Straf- und Schlussbestimmungen

Strafbestimmungen
Verbot der Tierhaltung
Verfall
Tierschutzombudsperson
Tierschutzkommission, Tierschutzarbeitsplan und Tierschutzbericht
Tierschutzrat …

Im Folgenden seien die wichtigsten Paragraphen angeführt und kurz kommentiert.

§ 1. Ziel dieses Bundesgesetzes ist der Schutz des Lebens und des Wohlbefindens der Tiere aus der besonderen Verantwortung des Menschen für das Tier als Mitgeschöpf.

§ 2. Bund, Länder und Gemeinden sind verpflichtet, das Verständnis der Öffentlichkeit und insbesondere der Jugend für den Tierschutz zu wecken und zu vertiefen und haben nach Maßgabe budgetärer Möglichkeiten tierfreundliche Haltungssysteme, wissenschaftliche Tierschutzforschung sowie Anliegen des Tierschutzes zu fördern.

§ 5. (1) Es ist verboten, einem Tier ungerechtfertigt Schmerzen, Leiden oder Schäden zuzufügen oder es in schwere Angst zu versetzen.
  (2) Gegen Abs. 1 verstößt insbesondere, wer

1. Züchtungen vornimmt, bei denen vorhersehbar ist, dass sie für das Tier oder dessen Nachkommen mit Schmerzen, Leiden, Schäden oder Angst verbunden sind (Qualzüchtungen), sodass in deren Folge im Zusammenhang mit genetischen Anomalien insbesondere eines oder mehrere der folgenden klinischen Symptome bei den Nachkommen nicht nur vorübergehend mit wesentlichen Auswirkungen auf ihre Gesundheit auftreten oder physiologische Lebensläufe wesentlich beeinträchtigen oder eine erhöhte Verletzungsgefahr bedingen:
   a) Atemnot,
   b) Bewegungsanomalien,
   c) Lahmheiten,
   d) Entzündungen der Haut,
   e) Haarlosigkeit,
   f) Entzündungen der Lidbindehaut und/oder der Hornhaut, …

§ 13. (1) Tiere dürfen nur gehalten werden, wenn auf Grund ihres Genotyps und Phänotyps und nach Maßgabe der folgenden Grundsätze davon ausgegangen werden kann, dass die Haltung nach dem anerkannten Stand der wissenschaftlichen Erkenntnisse ihr Wohlbefinden nicht beeinträchtigt.
  (2) Wer ein Tier hält, hat dafür zu sorgen, dass das Platzangebot, die Bewegungsfreiheit, die Bodenbeschaffenheit, die bauliche Ausstattung der

Unterkünfte und Haltungsvorrichtungen, das Klima, insbesondere Licht und Temperatur, die Betreuung und Ernährung sowie die Möglichkeit zu Sozialkontakt unter Berücksichtigung der Art, des Alters und des Grades der Entwicklung, Anpassung und Domestikation der Tiere ihren physiologischen und ethologischen Bedürfnissen angemessen sind.

(3) Tiere sind so zu halten, dass ihre Körperfunktionen und ihr Verhalten nicht gestört werden und ihre Anpassungsfähigkeit nicht überfordert wird.

§ 1 formuliert das Ziel des Gesetzes und § 2 verpflichtet den Staat und seine Institutionen, dieses Ziel auch der breiten Öffentlichkeit zu vermitteln. Insgesamt wird damit der Tierschutz auch offiziell zu einem gesellschaftspolitisch relevanten Thema erhoben. In § 5 kommt wiederum das Thema „Schmerzen, Leiden, Ängste und Schäden" vor und außerdem – für bestimmte Schweinerassen von Relevanz – das Thema der Qualzuchten. Einige Minipigrassen neigen nämlich aufgrund einer angezüchteten Brachygnathia superior sowie der Neigung zur Adipositas zur Ausbildung einer Dyspnoe und zu Bewegungsanomalien. Ebenso neigen Minipigs zur Ausbildung eines Entropiums (Abb. 2.10b). In § 13 wird die Notwendigkeit der derartigen Ausgestaltung der Haltungsbedingungen festgeschrieben, dass die Tiere nicht nur ihre Körperfunktionen, sondern auch ihre Verhaltensweisen (wobei diese beiden Begriffe in Wahrheit gar nicht exakt voneinander zu trennen sind) ausleben können und andererseits – und das betrifft vor allem die intensive Schweinehaltung und weniger die Haltung einzelner Tiere in biomedizinischen Forschungseinrichtungen, es sei denn, die Tiere werden in Stoffwechselkäfigen gehalten – ihre Anpassungsfähigkeit nicht überfordert wird.

6.2 Rechtliche Grundlagen zur Schweinehaltung

Ganz allgemein gilt, dass Tiere entsprechend ihren physiologischen und ethologischen Anforderungen gehalten und ernährt werden müssen. Die grundsätzlichen rechtlichen Anforderungen sind im TSchG 2004 wie folgt formuliert:

§ 16. (1) Die Bewegungsfreiheit eines Tieres darf nicht so eingeschränkt sein, dass dem Tier Schmerzen, Leiden oder Schäden zugefügt werden oder es in schwere Angst versetzt wird.

(2) Das Tier muss über einen Platz verfügen, der seinen physiologischen und ethologischen Bedürfnissen angemessen ist.

§ 17. (1) Art, Beschaffenheit, Qualität und Menge des Futters müssen der Tierart, dem Alter und dem Bedarf der Tiere entsprechen. Das Futter muss so beschaffen und zusammengesetzt sein, dass die Tiere ihr arteigenes mit dem Fressen verbundenes Beschäftigungsbedürfnis befriedigen können.

6.2 Rechtliche Grundlagen zur Schweinehaltung

(2) Die Verabreichung des Futters hat die Bedürfnisse der Tiere in Bezug auf das Nahrungsaufnahmeverhalten und den Fressrhythmus zu berücksichtigen.

(3) Die Tiere müssen entsprechend ihrem Bedarf Zugang zu einer ausreichenden Menge Wasser von geeigneter Qualität haben.

(4) Futter und Wasser müssen in hygienisch einwandfreier Form verabreicht werden.

(5) Die Fütterungs- und Tränkeeinrichtungen sind sauber zu halten und müssen so gestaltet sein, dass eine artgemäße Futter- und Wasseraufnahme möglich ist. Sie müssen so angeordnet sein und betrieben werden, dass alle Tiere ihren Bedarf decken können.

§ 18. (1) Das für die bauliche Ausstattung der Unterkünfte und die Haltungsvorrichtungen verwendete Material, mit dem die Tiere in Berührung kommen können, muss für die Tiere ungefährlich sein und sich angemessen reinigen lassen.

(2) Die Unterkünfte sowie die Vorrichtungen, mit denen die Tiere angebunden oder räumlich umschlossen werden, sind so auszuführen und zu warten, dass die Tiere keine Verletzungen insbesondere durch scharfe Kanten oder Unebenheiten erleiden können.

(4) Tiere dürfen weder in ständiger Dunkelheit noch in künstlicher Dauerbeleuchtung ohne Unterbrechung durch angemessene Dunkelphasen gehalten werden. Dies gilt nicht für die Kükenaufzucht. Reicht der natürliche Lichteinfall nicht aus, um die Bedürfnisse der Tiere zu decken, muss eine geeignete künstliche Beleuchtung vorgesehen werden. Dabei ist auf den natürlichen Ruhe- und Aktivitätsrhythmus der Tiere Rücksicht zu nehmen.

(5) Die Luftzirkulation, der Staubgehalt der Luft, die Temperatur, die relative Luftfeuchtigkeit und die Gaskonzentration – bei Wassertieren, die Temperatur, die Schadstoffkonzentration und der Sauerstoffgehalt des Wassers – müssen in einem Bereich gehalten werden, der für die Tiere unschädlich ist. Hängt das Wohlbefinden der Tiere von einer Lüftungsanlage ab, ist eine geeignete Ersatzvorrichtung vorzusehen, die bei Ausfall der Anlage einen für die Erhaltung des Wohlbefindens der Tiere ausreichenden Luftaustausch gewährleistet; es ist ein Alarmsystem vorzusehen, das den Ausfall der Lüftungsanlage meldet. Das Alarmsystem ist regelmäßig zu überprüfen.

§ 24. (1) Unter Berücksichtigung der Zielsetzung und der sonstigen Bestimmungen dieses Bundesgesetzes sowie unter Bedachtnahme auf den anerkannten Stand der wissenschaftlichen Erkenntnisse und die ökonomischen Auswirkungen hat die Bundesministerin/der Bundesminister für Gesundheit und Frauen, in Bezug auf Tiere gemäß Z 1 im Einvernehmen mit der Bundesministerin/dem Bundesminister für Land- und Forstwirtschaft, Umwelt und Wasserwirtschaft, für die Haltung

1. von Pferden und Pferdeartigen, Schweinen, Rindern, Schafen, Ziegen, Schalenwild, Neuweltkameliden, Kaninchen, Hausgeflügel, Straußen und Nutzfischen sowie
2. anderer Wirbeltiere

durch Verordnung die Mindestanforderungen für die in § 13 Abs. 2 genannten Haltungsbedingungen und erforderlichenfalls Bestimmungen hinsichtlich zulässiger Eingriffe sowie sonstiger zusätzlicher Haltungsanforderungen zu erlassen.

Die tierartspezifischen Bestimmungen für landwirtschaftliche Nutztiere und somit auch Schweine finden sich in der Anlage 5 (Mindestanforderungen für die Haltung von Schweinen) zur 1. Tierhaltungsverordnung zum TSchG 2004. Im Folgenden sollen zuerst die für alle Altersgruppen geltenden Bestimmungen und im Anschluss nur diejenigen für die Altersgruppe der Tiere im Gewichtsbereich von 20–50 kg bzw. für Minipigs, die beide für die biomedizinische Forschung von primärem Interesse sind, genauer unter die Lupe genommen werden. Für Zuchtsauen und Saugferkel sowie für Eber gibt es dann noch weitere Vorschriften, deren Besprechung in diesem Kontext nicht von weiterer Bedeutung ist.

ALLGEMEINE HALTUNGSVORSCHRIFTEN FÜR ALLE SCHWEINE

GRUNDLEGENDE ANFORDERUNGEN AN SCHWEINESTÄLLE
Buchten müssen so gebaut sein, dass die Schweine

– Zugang zu einem größen- und temperaturmäßig angenehmen Liegebereich haben, der mit einem angemessenen Ableitungssystem ausgestattet und sauber ist und so viel Platz bietet, dass alle Schweine gleichzeitig liegen können,
– normal aufstehen und abliegen können, sowie
– bei Einzelhaltung andere Schweine sehen können.

BODENBESCHAFFENHEIT
Grundlegende Anforderungen
  Die Böden müssen rutschfest sein und dürfen keine wesentlichen Unebenheiten aufweisen. Sie müssen so gestaltet und unterhalten werden, dass die Schweine keine Verletzungen oder Schmerzen erleiden. Sie müssen für die Größe und das Gewicht der Schweine geeignet sein und – wenn keine Einstreu zur Verfügung gestellt wird – eine starre, ebene und stabile Oberfläche aufweisen. Weisen geschlossene Böden im Liegebereich der Tiere keine Beläge auf, die ihren Ansprüchen auf Wärmedämmung ausreichend genügen, so sind sie ausreichend mit Stroh oder ähnlich strukturiertem Material einzustreuen.

Besondere Anforderungen an perforierte Böden
  Bei Verwendung von Betonspaltenböden dürfen folgende Spaltenbreiten nicht überschritten und folgende Auftrittsbreiten nicht unterschritten werden:

Tierkategorie	Maximale Spaltenbreite	Minimale Auftrittsbreite
Saugferkel	10 mm	50 mm
Absetzferkel	13 mm	50 mm
Mastschweine, Zuchtläufer	18 mm	80 mm
Jungsauen, Sauen und Eber	20 mm	80 mm

Spaltenböden aus Beton müssen aus Flächenelementen hergestellt sein, die keine durchgehenden Längsspalten in den Elementen aufweisen. Die Auftrittsfläche muss eben und gratfrei, die Kanten müssen gebrochen sein. Kunststoff- und Metallroste dürfen bei Saugferkeln eine Spaltenbreite von 10 mm und bei Absetzferkeln eine Spaltenbreite von 12 mm nicht überschreiten. Bei Gussrosten gilt ein fertigungsbedingter Abweichungsspielraum von $\pm\,0{,}5$ mm.

BEWEGUNGSFREIHEIT
Die Anbindehaltung von Schweinen ist verboten.

STALLKLIMA
In geschlossenen Ställen müssen natürliche oder mechanische Lüftungsanlagen vorhanden sein. Diese sind dauernd entsprechend zu bedienen oder zu regeln und so zu warten, dass ihre Funktion gewährleistet ist. In geschlossenen Ställen muss für einen dauernden und ausreichenden Luftwechsel gesorgt werden, ohne dass es im Tierbereich zu schädlichen Zuglufterscheinungen kommt.

LICHT
Steht den Tieren kein ständiger Zugang ins Freie zur Verfügung, müssen die Ställe Fenster oder sonstige offene oder transparente Flächen, durch die Tageslicht einfallen kann, im Ausmaß von mindestens 3 % der Stallbodenfläche aufweisen. Im Tierbereich des Stalles ist über mindestens acht Stunden pro Tag eine Lichtstärke von mindestens 40 lx zu erreichen.

LÄRM
Der Lärmpegel darf 85 dBA nicht überschreiten. Dauernder oder plötzlicher Lärm ist zu vermeiden. Die Konstruktion, die Aufstellung, die Wartung und der Betrieb der Belüftungsgebläse, Fütterungsmaschinen oder anderer Maschinen sind so zu gestalten, dass sie so wenig Lärm wie möglich verursachen.

BESCHÄFTIGUNGSMATERIAL
Schweine müssen ständigen Zugang zu ausreichenden Mengen an Materialien haben, die sie bekauen, untersuchen und bewegen können, wie z. B. Raufutter (Stroh, Heu, Maissilage etc.), Hanfseile, Holz, Sägemehl, Pilzkompost, Torf oder eine Mischung dieser Materialien. Es ist sicherzustellen, dass mindestens einmal am Tag eines dieser Materialien zur Verfügung gestellt wird, wenn bekaubare

Spielmaterialien aus Plastik bzw. Gummi verwendet werden. Diese Materialien dürfen die Gesundheit der Tiere nicht gefährden, auch wenn sie gefressen werden. Die Materialien müssen erforderlichenfalls ersetzt und aufgefüllt werden und so angebracht sein, dass sie mit dem Maul bewegt und bearbeitet werden können. Ketten können als zusätzliche Beschäftigung bzw. zur Befestigung der oben genannten Materialien verwendet werden. Nicht als Beschäftigungsmaterial geeignet sind Materialien oder Gegenstände, die schnell stark verschmutzen wie z. B. am Boden liegende Reifen, Zeitungsschnitzel oder Spielbälle.

ERNÄHRUNG

Alle Schweine müssen ständig Zugang zu ausreichend Frischwasser haben. Das Angebot an Tränkevorrichtungen ist an die Gruppengröße anzupassen. Schweine müssen mindestens ein Mal pro Tag gefüttert werden. Bei der Fütterung von Schweinen in Gruppenhaltung ist sicherzustellen, dass jedes einzelne Tier ausreichend Nahrung aufnehmen kann. Bei rationierter oder restriktiver Fütterung muss für jedes Tier ein Fressplatz zur Verfügung stehen. Bei Vorratsfütterung durch Trockenfutterautomaten muss für je vier Tiere ein Fressplatz zur Verfügung stehen. Bei Vorratsfütterung durch Feucht- oder Breifutterautomaten muss für je acht Tiere zumindest ein Fressplatz zur Verfügung stehen.

Die Mindestmaße für Fressplätze in Gruppenhaltungssystemen betragen:

Tierkategorie	Gewicht[1]	Fressplatzbreite
Absetzferkel, Mastschweine und Zuchtläufer		
	bis 15 kg	12,00 cm
	bis 30 kg	18,00 cm
	bis 40 kg	21,00 cm
	bis 50 kg	24,00 cm
	bis 60 kg	27,00 cm
	bis 85 kg	30,00 cm
	bis 110 kg	33,00 cm
Jungsauen, Sauen und Eber		40,00 cm

[1] im Durchschnitt der Gruppe

BETREUUNG

Bei Gruppenhaltung sind geeignete Maßnahmen zu treffen, um Aggressionen in der Gruppe auf ein Minimum zu beschränken. In Gruppen gehaltene Schweine, die besonders aggressiv sind oder die bereits von anderen Schweinen angegriffen wurden, sowie kranke oder verletzte Schweine dürfen vorübergehend von der Gruppe getrennt werden. Für diesen Fall müssen ausreichend Absonderungsbuchten vorhanden sein, die bei Verwendung als Einzelbucht zumindest so groß sind, dass sich das Schwein ungehindert umdrehen kann, sofern dies nicht besonderen tierärztlichen Empfehlungen zuwiderläuft.

EINGRIFFE
Zulässige Eingriffe sind:

1. die Verkleinerung der Eckzähne, wenn
   - die Schweine nicht älter als sieben Tage sind,
   - durch Abschleifen eine glatte und intakte Oberfläche entsteht und
   - der Eingriff nicht routinemäßig, sondern nur zur Vermeidung von weiteren Verletzungen am Gesäuge der Sauen durchgeführt wird,
2. das Verkürzen der Eckzähne von Ebern,
3. das Kupieren des Schwanzes, wenn der Eingriff mit einem Gerät durchgeführt wird, welches scharf schneidet und gleichzeitig verödet und
   - der Eingriff bei Schweinen, die nicht älter als sieben Tage sind, durch eine sachkundige Person mit wirksamer Schmerzbehandlung, welche auch postoperativ wirkt, durchgeführt wird oder
   - der Eingriff durch einen Tierarzt nach wirksamer Betäubung und anschließender Verwendung schmerzstillender Mittel durchgeführt wird,
   - höchstens die Hälfte des Schwanzes entfernt wird und
   - der Eingriff zur Vermeidung von weiteren Verletzungen der Tiere notwendig ist,
4. das Kastrieren männlicher Schweine, wenn der Eingriff mit einer anderen Methode als dem Herausreißen von Gewebe erfolgt und
   a) der Eingriff bei Schweinen, die nicht älter als sieben Tage sind, durch eine sachkundige Person mit wirksamer Schmerzbehandlung, welche auch postoperativ wirkt, durchgeführt wird oder
   b) der Eingriff durch einen Tierarzt oder einen Viehschneider, der dieses Gewerbe nach gewerberechtlichen Vorschriften ausübt nach wirksamer Betäubung und postoperativ wirksamer Schmerzbehandlung durchgeführt wird.
5. Ist die Abgabe eines in Österreich zugelassenen Arzneimittels, das für die wirksame Betäubung oder Schmerzausschaltung geeignet ist, an den Tierhalter gemäß § 2 Veterinär-Arzneispezialitäten-Anwendungsverordnung 2010, BGBl. II Nr. 259/2010, zulässig und wird dies durch die Bundesministerin für Gesundheit und Frauen durch Kundmachung festgelegt, ist das Kastrieren männlicher Schweine abweichend von Z 4 nur zulässig, wenn der Eingriff mit einer anderen Methode als dem Herausreißen von Gewebe erfolgt und
   a) der Eingriff bei Schweinen, die nicht älter als sieben Tage sind, durch eine sachkundige Person nach wirksamer Betäubung oder Schmerzausschaltung und anschließender Verwendung schmerzstillender Mittel durchgeführt wird, oder
   b) der Eingriff durch einen Tierarzt oder einen Viehschneider, der dieses Gewerbe nach gewerberechtlichen Vorschriften ausübt, nach wirksamer Betäubung und postoperativ wirksamer Schmerzbehandlung durchgeführt wird.

BESONDERE HALTUNGSVORSCHRIFTEN FÜR ABSETZFERKEL, MASTSCHWEINE UND ZUCHTLÄUFER

FERKELKÄFIGE
Die Haltung von Ferkeln in allseitig umschlossenen, mit Gitterboden versehenen, mehrstöckigen Behältnissen ist verboten.

PLATZBEDARF BEI GRUPPENHALTUNG
Absetzferkel, Mastschweine und Zuchtläufer sind in Gruppen zu halten.

Dabei muss jedem Tier mindestens folgende uneingeschränkt benutzbare Bodenfläche zur Verfügung stehen:

Tiergewicht[1]	Mindestfläche[2,3]
bis 20 kg	0,20 m²/Tier
bis 30 kg	0,30 m²/Tier
bis 50 kg	0,40 m²/Tier
bis 85 kg	0,55 m²/Tier
bis 110 kg	0,70 m²/Tier
über 110 kg	1,00 m²/Tier

[1] im Durchschnitt der Gruppe
[2] Buchten ohne durchgehend perforierte Böden müssen jedenfalls eine trockene und ausreichend dimensionierte Liegefläche aufweisen
[3] Bei hohen Stalltemperaturen, an die die Tiere sich nicht anpassen können, ist diese Besatzdichte zu verringern oder für andere geeignete Abkühlungsmöglichkeiten zu sorgen

ZUSAMMENSTELLUNG VON GRUPPEN
Die Zusammenstellung einander fremder Tiere zu Gruppen sollte nur im unbedingt notwendigen Ausmaß und so früh wie möglich erfolgen. Es sind vorbeugende Maßnahmen wie z. B. die Versorgung mit Beschäftigungsmaterial oder die Schaffung ausreichender Ausweichmöglichkeiten für die Tiere zu treffen. Bei Anzeichen von schweren Kämpfen nach einer Umgruppierung sind unverzüglich geeignete Maßnahmen zur Beruhigung der Tiere zu treffen (z. B. durch Versorgung mit zusätzlichem Beschäftigungsmaterial, Trennung besonders aggressiver oder gefährdeter Tiere von der Gruppe).

BESONDERE HALTUNGSVORSCHRIFTEN FÜR MINIATURSCHWEINE
Die Haltung von Miniaturschweinen muss mit Ausnahme extremer Witterungsverhältnisse in Ställen mit einem ständigen Zugang zu einem Auslauf erfolgen. Die Mindeststallfläche beträgt 2,00 m²/Tier, die Mindestauslauffläche 10,00 m²/Tier. Die Haltung hat in Gruppen von mindestens zwei Tieren zu erfolgen. Den Tieren muss ein trockener und eingestreuter Liegebereich zur Verfügung stehen. Im Auslauf sind ein befestigter Futterplatz und eine Suhle vorzusehen.

6.3 Gesundheitsprophylaxe im Bestand

6.3.1 Haltungsoptimierung

Das Bereitstellen einer adäquaten Haltungsform, einer optimalen Fütterung, eines permanenten Zugangs zu frischem Trinkwasser (mit einer Durchflussrate am Tränkenippel von mind. 1 L/min) sowie, und dieser Punkt sollte auf keinen Fall unterschätzt werden, die persönliche und empathische Betreuung der gehaltenen Tiere sind die Basis für eine Gesunderhaltung der anvertrauten Lebewesen. Prinzipiell sind die im Vergleich zu landwirtschaftlichen Betrieben meist in kleinen Versuchsstallungen und in geringerer Anzahl gehaltenen Versuchstiere mit dem intensiveren persönlichen Kontakt zum Pflegepersonal und aufgrund des geringeren Erregerdruckes im Vorteil. Meistens ist der Boden von biomedizinischen Versuchsställen planbefestigt und nicht als Spaltenboden gestaltet, aber auch hier muss darauf geachtet werden, dass dieser, falls es ein Betonboden ist, keine scharfen Grate aufweist, welche durch das regelmäßige Waschen, Desinfizieren (eine gute Übersicht über Desinfektionsmittel und ihr Wirksamkeitsprofil gibt die sogenannte DVG-Desinfektionsmittelliste für die Tierhaltung) und den allgemeinen Verschleiß auftreten und dem Tier Verletzungen zuführen können. Selbst wenn mit größeren Mengen an Stroh eingestreut wird, werden die Schweine dieses durch Wühlen auftürmen und sich dann auf den nackten Boden legen. Das werden sie auch bevorzugt dann tun, wenn die Stalltemperatur zu hoch ist (*cave*: Sommer), da die Bodentemperatur dann geringer ist als die Temperatur der Strohdecke. Bei der Haltung auf planbefestigtem Boden mit Strohdecke ist selbstredend großer Wert auf regelmäßiges Ausmisten zu legen, vor allem dann, wenn der Harn nicht gut abfließen kann.

Ebenso wichtig ist ein angenehmes Stallklima [1]. Die thermoneutrale Zone von Schweinen im Gewichtsbereich von 20–50 kg beträgt rund 20 °C bei 70 %iger Luftfeuchtigkeit und einer lüftungsbedingten Luftgeschwindigkeit von nicht mehr als 0,2 m/s. Der Maximalgehalt für Reizgase beträgt 3.500 ppm für Kohlenmonoxid, 30 ppm für Ammoniak und 10 ppm für Schwefelwasserstoff. Pro 10 Schweinen sollte die Leistung pro Ventilator rund 4.000 m^3/h betragen. Bei der Belüftung ist, wie bereits gesagt, die empfohlene Luftgeschwindigkeit aber nicht zu überschreiten und auf Zugluft zu achten. Diese Bereiche werden von den Schweinen gemieden, sodass sie beim Ausruhen an zugluftgeschützten Stellen dann oft in Haufen liegen. Luftströme können gut durch Vernebelungsgeräte visualisiert werden. Das Haufenliegen wird sich auch bei einer zu niedrigen Stalltemperatur bemerkbar machen. Idealerweise begibt sich der Tierhalter selber mit seinem ganzen Körper einmal auf Bodenniveau. Dann kann er am eigenen Leib spüren, ob sich die Schweine wohl fühlen können oder nicht.

Für Schweine gibt es qualitativ hochwertige Alleinfuttermittel, wobei man die Ration für Versuchsschweine gegenüber landwirtschaftlich genutzten Tieren etwas energiereduziert gestalten wird, um vor allem bei etwas länger andauernden

Versuchen das Wachstum nicht noch fütterungsbedingt anzukurbeln. Vor allem bei adulten Minipigs, die von Natur aus zur Verfettung neigen (abgesehen von bestimmten Rassen), sollte man das Füttern ungeeigneter Rationen vermeiden, also nach Tunlichkeit kein Laktations-, Aufzucht- oder Mastfutter füttern, da diese Futtermittel zu hohe Energiegehalte und/oder zu hohe Eiweißkonzentrationen aufweisen. Hier empfiehlt sich dann die Verfütterung von Tragendfutter für Sauen, das etwas energiereduzierter ist (Angaben pro kg Futter: 11,0 MJ ME, 85–110 g Rp, > 80 g Rfa). Als Leckerli für Schweine eignen sich Äpfel und Karotten.

6.3.2 Infektionsprophylaxe – Impfmanagement

Etwas ausführlicher sollen grundlegende Gedanken zum Impfmanagement zur Prophylaxe der wichtigsten Infektionskrankheiten in der Schweinehaltung besprochen werden. Dieses wird vor allem bei Langzeitversuchen oder auch bei Versuchen, die mit einer größeren Belastung der Tiere (Abschn. 8.1) oder mit der Verwendung großer Tierzahlen (Erregerdruck) einhergehen, eine größere Bedeutung erlangen. Üblicherweise werden die Züchter die Ferkel, wie in der landwirtschaftlichen Schweinehaltung üblich, vor Anlieferung bereits gegen die gängigsten Krankheitserreger geimpft haben, aber es ist dennoch gut, wenn sich der Tierversuchsleiter respektive der Betreuungstierarzt aktiv über den Impfstatus der Versuchsschweine informiert, sodass eventuell noch bei Einstallung nachgeimpft werden kann, um später während eines Versuchs böse Überraschungen zu vermeiden. Am geringsten ist die Gefahr für das Ausbrechen einer seuchenhaften Erkrankung dann, wenn die Tiere immer nur von einem Züchter bezogen werden, da dann auch im Versuchsstall ein einheitliches Erregermilieu herrscht, das die Tiere bereits vom Zuchtbetrieb her kennen. Problematischer wird es, wenn Tiere aus unterschiedlichen Herkünften bezogen und zusammengewürfelt werden. Letzteres sollte in einer biomedizinischen Forschungseinrichtung eigentlich strikt vermieden werden. Hier sollte außerdem immer im sogenannten Rein/Raus-Verfahren gearbeitet werden, d. h., dass der Stall vor Einstallen einer neuen Versuchstiergruppe komplett geleert sowie anschließend gereinigt, gewaschen und desinfiziert werden sollte. Ebenso ist bei Anlieferung einer neuen Partie deren Gesundheitszustand beim Abladen zu kontrollieren. Dabei ist zumindest der adspektorische Block des internistischen Untersuchungsganges (Abschn. 2.2) durchzuführen. Die Tiere sollten jedenfalls einen aufgeweckten, neugierigen Eindruck machen, saubere Augen haben und nicht verschmutzt sein, abgesehen von eventuellen frischen Verschmutzungen während des Transportes. Für Einzeltiere mit schwereren Verletzungen oder Krankheitssymptomen sollte eine Krankenbucht im Stall zur Verfügung stehen, in der die Tiere separiert werden, sodass sie entsprechend therapiert werden können und von den anderen Schweinen nicht drangsaliert werden. Sollten bei der Anlieferung bei mehreren Tieren klinische Auffälligkeiten bestehen, dann sollte dem Züchter Rückmeldung gegeben bzw. nachgefragt werden. Kleinere Verletzungen werden üblicherweise nach Reinigung mit Wasser aus dem Schlauch mit einem antibiotischen Spray, wie Blauspray, behandelt. Größere Verletzungen sind tierärztlich zu versorgen. Wichtig ist zu kontrollieren, ob die Tiere nicht gegenseitiges Schwanz- oder Ohrenbeißen zeigen (Abschn. 2.2.6 – *Borstenkleid, Haut und Klauenhorn*). Die Lösung dieses Problems muss aber bereits vom Züchter in Angriff genommen werden.

Die häufigsten in dieser Altersgruppe zu beobachtenden Krankheitsbilder sind die respiratorischen Erkrankungen sowie Enteritiden. Zur Prophylaxe bzw. Metaphylaxe gegen die meisten dieser primär infektiös bedingten Erkrankungen können mit großem Erfolg Impfmaßnahmen gesetzt werden. Im Folgenden sollen die beiden Krankheitskomplexe genauer besprochen werden.

6.3.2.1 Respiratorische Erkrankungen des Schweines

Die Fachbezeichnung für den respiratorischen Erkrankungskomplex des Schweines lautet PRDC (Porcine Respiratory Disease Complex). Wie der Name sagt, rührt diese Bezeichnung von Atemwegserkrankungen von Schweinen daher, dass es sich in aller Regel um ein multifaktorielles Geschehen handelt, an dem neben meist mehreren Krankheitserregern auch mangelhafte Haltungsbedingungen (inkl. Stress) beteiligt sind [2]. Einer der häufigsten Stressfaktoren ist die Überbelegung, dies gilt natürlich auch für Versuchsschweine, sodass auch bei diesen schon alleine aus dieser Überlegung heraus auf ihren Platzbedarf (siehe 1. Tierhaltungsverordnung) zu achten ist.

Die Prävalenzen der Haupterreger des PRDC, wie auch der im Anschluss besprochenen Durchfallerreger, unterliegen gewissen regionalen Unterschieden, sodass im Rahmen dieses Buches primär auf die in Österreich relevanten Pathogene eingegangen werden soll [3, 4]. Als spezifische infektiöse Ätiologien respiratorischer Erkrankungen werden beim Schwein vor allem folgende Erreger nachgewiesen:

- *Mycoplasma hyopneumoniae* (*M.hp.*), der Erreger der Enzootischen Pneumonie (EP, „Ferkelhusten"), der vielleicht wichtigsten Monoinfektion des Respirationstraktes der Ferkel und Läufer. Das Kardinalsymptom der unkomplizierten EP ist der trockene Husten. Scharf abgegrenzte und dunkelrotblau gefärbte pneumonische Bezirke vor allem in den Spitzenlappen sowie die sich in der pathohistologischen Untersuchung darstellenden peribronchialen Infiltrate sind nahezu pathognomon (Abb. 6.1a). Als Kenngröße für eine von der EP betroffene Herde ist der EP-Index etabliert worden, mit dem sich beispielsweise auch der Erfolg von Impfprogrammen gut nachweisen lässt [5, 6]. Die EP wird primär über das klinische und pathologische Bild und sekundär über den Erregernachweis mittels PCR aus Tracheobronchialsekret, Lungenspülproben oder Schlachtlungen diagnostiziert.
- Porcines Circovirus Typ 2 (PCV2). Dieses Virus wurde ursprünglich als Erreger des PMWS (Postweaning Multisystemic Wasting Syndrome, Abschn. 2.2.6 und 4.3.1) sowie des PDNS (Porcines Dermatitis- und Nephropathie-Syndrom, Abschn. 4.3.1) bekannt. Seitdem aber hat sich das PCV2 in Verbund mit *M.hp.* als Basisinfektionserreger für das PRDC etabliert. PCV2 spielt überhaupt in eine Vielzahl von Pathologien hinein, die neben Infektionen des Respirationstraktes

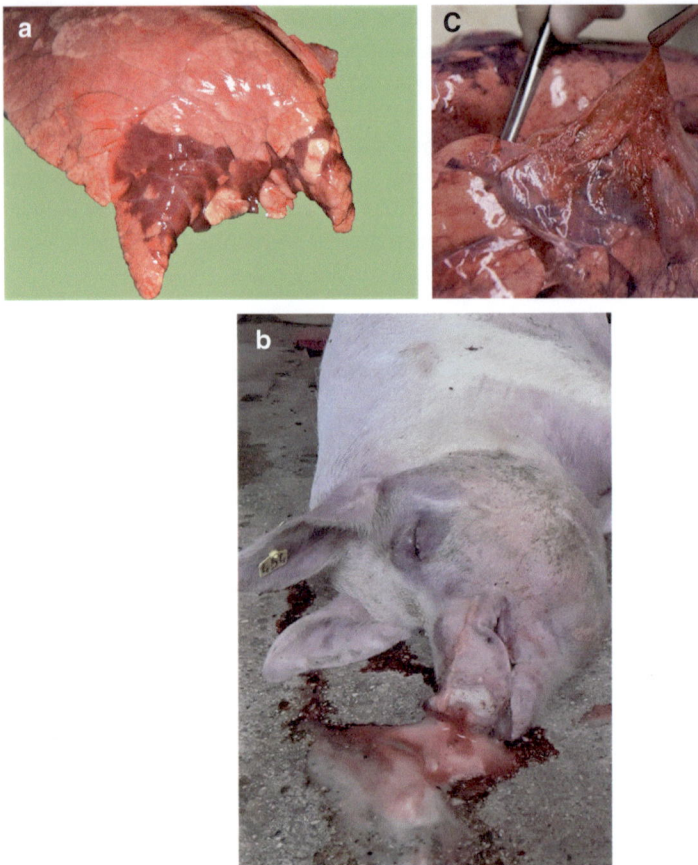

Abb. 6.1 Pathognomone Sektionsbilder respiratorischer Infektionskrankheiten: **a** Spitzenlappenpneumonie bei einer Infektion mit *Mycoplasma hyopneumoniae,* **b,c** blutiger Schaum aus Maul und Nase bei einem perakut verstorbenen Schwein sowie hämorrhagische Pneumonie und Pleuritis im Zuge einer Infektion mit *Actinobacillus pleuropneumoniae*

u. a. auch Aborte und Enteritiden umfassen und die in Summe als PCVAD (PCV2-Associated Diseases) zusammengefasst werden. Die Diagnose erfolgt über das klinische Bild, serologisch (ELISA) oder den Erregernachweis mittels PCR aus entsprechenden Organen (v. a. Lkn, Lunge, Herz).
- Suines Influenzavirus (SIV). Bei den schweinepathogenen Influenzaviren spielen derzeit vor allem die Subtypen H1N1, H3N2, sowie H1N2 eine Rolle [7, 8]. Die Influenza ist eine klassische Zoonose. Beim Schwein tritt die Influenza, wie beim Menschen, primär als fieberhafte Erkrankung des Respirationstraktes in Erscheinung. Bei Sauen kann aber auch, wenn überhaupt, nur ein ephemeres Fieber mit einem leichten Einbruch der Futterkurve beobachtet werden. Was aber bei einer Infektion einer Sauenherde zum Tragen kommt, sind die fieberbedingten Aborte. Im Rahmen der Bestandsdiagnostik werden primär serologische Verfahren (ELISA) eingesetzt. Daneben kann

SIV-Genom mittels PCR aus Nasentupferproben (*cave*: nur enges zeitliches diagnostisches Fenster) nachgewiesen werden.
- Porcines Reproduktives und Respiratorisches Syndrom-Virus (PRRSV). Das PRRS ist eine der ökonomisch bedeutsamsten Infektionskrankheiten der Schweinebestände, sodass zunehmend spezifische Eradikationsprogramme eingesetzt werden [9]. Jüngere Tiere erkranken vor allem von Seiten des Respirationstraktes, womit das PRRSV ebenso beim PRDC eine gewichtige Rolle spielen kann, während ältere Tiere weit weniger für PRRSV-bedingte Atemwegserkrankungen anfällig sind, dafür hier wiederum die Abortproblematik im Vordergrund steht [10]. Die PRRS-Viren zeigen außerordentlich hohe Mutationsraten, sodass in einem Schwein mehrere unterschiedliche Virusisolate gleichzeitig nachgewiesen werden können [11]. Neben den in Europa weit verbreiteten EU- und US-Stamm-basierten Isolaten kommen – derzeit allerdings nicht in Europa – auch hochpathogene Stämme (HP-PRRSV) vor, die zu dramatischen Krankheitsverläufen mit hohen Mortalitätsraten führen. Für das Bestandsscreening werden serologische Verfahren (ELISA) eingesetzt [12]. In den Fällen, in denen eine Virusisolatdifferenzierung erwünscht ist, kann dies mittels PCR und nachgeschalteter Sequenzierung erfolgen.
- *Actinobacillus pleuropneumoniae* (*A.pp.*). Von diesem obligat lungenpathogenen Erreger aus der Familie der *Pasteurellaceae* kennt man mittlerweile 19 Serotypen mit unterschiedlicher geografischer Verteilung und unterschiedlicher Virulenz. Eine Infektion mit *A.pp.* führt meist zu schwerwiegenden systemischen und fokalen klinischen Bildern und inkludiert perakut verlaufende Septikämien, hämorrhagisch-nekrotisierende Pneumonien, Pleuritiden, sowie fieberhafte Aborte (Abb. 6.1b,c). Bei Einbruch eines hochvirulenten Erregers in eine immunologisch naive Herde und perakutem Verlauf kann man innerhalb von 24 h verstorbene, zyanotisch verfärbte Schweine mit dem Austritt von blutigem Schaum aus Maul und Nase, was ein Zeichen für ein hämorrhagisches, alveoläres Lungenödem ist, vorfinden. Mit dem Einsatz von hochwirksamen Vakzinen ist eine Bestandssanierung aber gut zu managen [13].
- *Glässerella parasuis* (früher: *Hämophilus parasuis*). Von diesem Keim, ebenfalls aus der Familie der *Pasteurellaceae,* sind derzeit 15 Serotypen mit unterschiedlicher Virulenz bekannt. Er ist neben *A.pp.* der zweite wichtige Verursacher von infektiösen Pleuritiden (und anderen Serositiden sowie auch Arthritiden und sogar Meningitiden) beim Schwein, kann aber auch Pneumonien ohne die Ausbildung von Pleuritiden verursachen. Meist sind ältere Läufer bzw. Mastschweine betroffen.
- Toxigene *Pasteurella multocida* + *Bordetella bronchiseptica* sind die Erreger der progressiven Rhinitis atrophicans (PAR oder „Schnüffelkrankheit"). Die Bedeutung der Ausbildung von Sekretrinnen aus dem nasalen Augenwinkel für eine Verdachtsdiagnose einer PAR wurde schon in Abschn. 2.2.6 erwähnt. Toxigene und nicht-toxigene *P. multocida* können auch als Monoinfektionserreger in Erscheinung treten und verursachen dann meist Pneumonien unterschiedlichen Grades. Dramatisch verlaufende, Pasteurellen-bedingte Septikämien wie beim kleinen Wiederkäuer kommen beim Schwein in der Regel nicht vor. Die Diagnose erfolgt serologisch (ELISA) sowie über Nasentupferproben (PCR).

Abb. 6.2 Sektionsbild bei Vorliegen einer PIA (Porcine Intestinale Adenomatose), hervorgerufen durch *Lawsonia intracellularis*

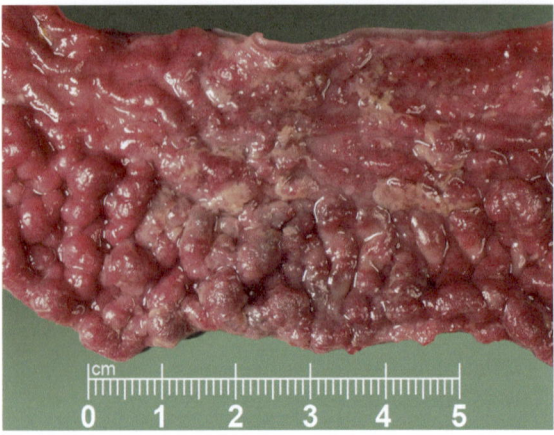

Gegen alle genannten Infektionserreger gibt es gut wirksame Vakzinen, von denen vor allem die konsequente Impfung von Ferkeln gegen *M.hp.* sowie gegen das PCV2 als obligat angesehen werden muss, da diese beiden Erreger in den meisten Fällen den Grundstein für das spätere Auftreten eines PRDC legen [14, 15]. Die modernen Vakzinen sind in der Regel gut gewebeverträglich, können aber im Einzelfall an der Einstichstelle zu lokalen Irritationen führen [16, 17]. Neben den spezifischen Erregern gibt es auch eine Reihe unspezifischer Keime, die aber bei einem entsprechenden Infektionsdruck bzw. einer schlechten Immunitätslage im Bestand ebenfalls teilweise hgr. respiratorische Beschwerden hervorrufen können. Ein klassisches Beispiel wäre *Streptococcus suis* Typ 2, der neben diversen anderen Krankheitsbildern auch zu schweren Pneumonien führen kann.

6.3.2.2 Durchfallerkrankungen des Schweines

Wie bei den respiratorischen Infektionskrankheiten, so gibt es auch bei den Durchfallerkrankungen geografische Unterschiede in deren Prävalenzen, sodass im Folgenden der Schwerpunkt auf die in Österreich bedeutendsten Infektionserreger gelegt werden soll [18–20]. Die ökonomisch bedeutendsten Durchfälle bei Ferkeln werden durch *E. coli* (ETEC, EPEC und EDEC), teilweise Rota- und Coronaviren, *Clostridium perfringens* Typ A und C und *Cystoisospora suis* und bei älteren Tieren, also Läufern und Mastschweinen, vor allem von *Lawsonia intracellularis* sowie Brachyspiren (*B. hyodysenteriae* und *B. pilosicoli*) verursacht. Auf die diagnostisch wichtigen Unterschiede in der Durchfallkotbeschaffenheit in Bezug zu den einzelnen Durchfallerregern wurde bereits in Abschn. 2.2.5 hingewiesen. *Lawsonia intracellularis* sticht insofern aus der Liste der Durchfallerreger heraus, als dieser Keim sowohl subklinische als auch eine Reihe unterschiedlicher klinischer Verlaufsformen induzieren kann, zu denen die PIA (Porcine Intestinale Adenomatose, Abb. 6.2), die PHE (Porcine Hämorrhagische Enteropathie) und NI (Nektrotisierende Ileitis) mit ihren jeweils eigenen klinischen und pathologischen Bildern zählen. Zur Prophylaxe vor *E. coli*-bedingten und clostridiellen Durchfällen sowie Lawsonien-bedingten Enteropathien gibt es gut wirksame Impfstoffe.

Gegen die Dysenterie (*B. hyodysenteriae*) und die Kokzidiose wird chemotherapeutisch vorgegangen. Wichtig ist auch hier vor allem ein gutes Hygienemanagement, da eine Impfung alleine nicht zum gewünschten Erfolg führen wird.

Literatur

1. Schuh M, Sipos W (2017) Zusätzliche Aspekte bei Tierhaltung in großen Beständen (Herdendiagnostik/Bestandsbetreuung) – Schwein. In: Baumgartner W, Wittek T (Hrsg) Klinische Propädeutik der Haus- und Heimtiere. 9. Aufl. Thieme, Stuttgart, S 166–177
2. Blasi B, Sipos W, Knecht C, Dürlinger S, Ma L, Cissé OH, Nedorost N, Matt J, Weissenböck H, Weissenbacher-Lang C (2022) *Pneumocystis* spp. in pigs: a longitudinal quantitative study and co-infection assessment in Austrian farms. J Fungi 8(43):1–15
3. Elicker S, Mayrhofer E, Scherer N, Fischer L, Weissenböck H, Sipos W (2009) Retrospektive Analyse der Ätiologie respiratorischer Erkrankungen von Mastschweinen sowie Jung- und Zuchtsauen aus Österreich. Wien Tierarztl Monat 96:246–252
4. Elicker S, Scherer N, Sipos W (2009) Retrospektive Analyse der Ätiologie respiratorischer Erkrankungen österreichischer Absetzferkel. Tierärztl Umschau 64:484–489
5. Cvjetković V, Sipos S, Szabo I, Sipos W (2018) Clinical efficacy of two vaccination strategies against *Mycoplasma hyopneumoniae* in a pig herd suffering from respiratory disease. Porcine Health Manag 4(19):1–7
6. Sipos W, Dobrokes B, Meppiel L, Sailer J, Friedmann U, Cvjetković V (2020) Die Lungenscore-Befunde von Schlachtschweinen sind mit dem Impfstatus gegen *Mycoplasma hyopneumoniae* und PCV2 assoziiert. Berl Munch Tierarztl Wochenschr 133:1–5
7. Lang C, Sipos W, Dürrwald R, Herwig V, Selbitz HJ, Sommerfeld-Stur I, Schmoll F (2007) Hämagglutinationshemmungstest und kommerzielle ELISA-Kits zum Nachweis von Antikörpern gegen Schweineinfluenzavirus Typ A H1N1- und H3N2 differieren in ihrer diagnostischen Aussagekraft. Wien Tierarztl Monat 94:296–303
8. Lang C, Sipos W, Dürrwald R, Herwig V, Sommerfeld-Stur I, Schuh M, Schmoll F (2004) Abklärung des Vorkommens des Schweineinfluenzavirus A Subtyps H1N2 in österreichischen Betrieben. Wien Tierarztl Monat 91:297–308
9. Voglmayr T, Sipos W, Schuh M, Truschner K, Griessler A, Mourits B, Schmoll F (2006) PRRSV-Eradikation in einem geschlossenen Herdebuchzuchtbetrieb ohne Unterbrechung der Produktion mittels Einsatzes einer Lebendvirus (MLV)-Vakzine und Schließung der Herde. Tierärztl Praxis G 34:241–248
10. Peinhart EM, Exel B, Djuras G, Dieber F, Sipos W (2011) Untersuchungen zu Fruchtbarkeitsparametern in steirischen Schweineerzeugerbetrieben unter besonderer Berücksichtigung des Porcinen Reproduktiven und Respiratorischen Syndroms. Wien Tierarztl Monat 98:41–48
11. Indik S, Schmoll F, Sipos W, Klein D (2005) Genetic variability of PRRS virus in Austria: consequences for molecular diagnostics and viral quantification. Vet Microbiol 107:171–179
12. Sipos W, Lang C, Minani A, Fischer L, Ritzmann M, Schmoll F (2009) Comparison of two commercial ELISA tests for the detection of PRRSV-specific antibodies with a gold standard ELISA. Wien Tierarztl Monat 96:28–33
13. Sipos W, Cvjetković V, Dobrokes B, Sipos S (2021) Evaluation of the efficacy of a vaccination program against *Actinobacillus pleuropneumoniae* by means of an electronic lung-scoring tool. Animals 11(2778):1–7
14. Deffner P, Maurer R, Cvjetković V, Sipos W, Kreijci R, Ritzmann M, Eddicks M (2022) Cross-sectional study on the in-herd prevalence of *Mycoplasma hyopneumoniae* in different stages of pig production. Vet Rec e1317:1–10
15. Eddicks M, Maurer R, Deffner P, Eddicks L, Sipos W, Reese S, Cvjetković V, Krejci R, Opriessnig T, Ritzmann M, Fux R (2022) Cross-sectional study on the prevalence of PCV types 2 and 3 DNA in suckling piglets compared to grow-finish pigs in downstream production. Pathogens 11(671):1–10

16. Elicker S, Sipos W (2009) The tissue compatibility of different *Mycoplasma hyopneumoniae* vaccines is mainly dependent upon their adjuvants. Berl Münch Tierärztl Wschr 122:348–353
17. Elicker S, Sipos W (2009) Compatibility of a combined vaccination against *Haemophilus parasuis* and porcine reproductive and respiratory syndrome virus. Berl Münch Tierärztl Wschr 122:354–357
18. Elicker S, Fischer L, Sommerfeld-Stur I, Sipos W (2010) Antibiotikasensitivitäten von *Escherichia coli*-Isolaten aus Kot- und Darmproben von an Durchfall erkrankten Schweinen aus Österreich. Wien Tierarztl Monat 97:253–258
19. Elicker S, Philadelphy D, Schilcher F, Fischer L, Weissenböck H, Sipos W (2010) Inzidenzen bakterieller Durchfallerreger und assoziierte pathomorphologische Befunde bei österreichischen Schweinen. Tierärztl Umschau 65:111–114
20. Sipos W, Fischer L, Schindler M, Schmoll F (2003) Genotyping of *Clostridium perfringens* isolated from the gastro-intestinal tract of domestic and wild ruminants and swine. J Vet Med B 50:360–362

Rechtsvorschriften

1. Richtlinie 2010/63/EU des Europäischen Parlaments und des Rates vom 22. September 2010 zum Schutz der für wissenschaftliche Zwecke verwendeten Tiere
2. Bundesgesetz über Versuche an lebenden Tieren (Tierversuchsgesetz 2012 – TVG 2012) StF: BGBl. I Nr. 114/2012
3. Bundesgesetz über den Schutz der Tiere (Tierschutzgesetz – TSchG) StF: BGBl. I Nr. 118/2004
4. Verordnung der Bundesministerin für Gesundheit und Frauen über die Mindestanforderungen für die Haltung von Pferden und Pferdeartigen, Schweinen, Rindern, Schafen, Ziegen, Schalenwild, Lamas, Kaninchen, Hausgeflügel, Straußen und Nutzfischen (1. Tierhaltungsverordnung). StF: BGBl. II Nr. 485/2004

Anzeigepflichtige seuchenhafte Erkrankungen des Schweines 7

Zusammenfassung

Die großen Tierseuchenzüge der Vergangenheit, über die ein kurzer historischer Überblick gegeben wird, führten zur Schaffung rechtlicher Normen der amtlichen Tierseuchenbekämpfung, deren wichtigste Bestimmungen in diesem Kapitel vorgestellt und diskutiert werden. Da jeder Tierhalter bei einem Seuchenverdacht verpflichtet ist, diesen zu melden, hat er sich folglich auch mit den anzeigepflichtigen Tierseuchen auseinanderzusetzen, um einen solchen Verdacht überhaupt erheben bzw. unmittelbar mit dem Betreuungstierarzt Kontakt aufnehmen zu können, damit dieser im Bedarfsfall die weiteren Schritte vornehmen kann. Deshalb werden das klinische und pathologische Bild sowie die Epidemiologie der das Schwein betreffenden anzeigepflichtigen Tierseuchen genauer vorgestellt. Besondere Aktualität hat in Mittel- und Osteuropa derzeit die Afrikanische Schweinepest. Abgeschlossen wird das Kapitel mit der Besprechung von Zoonosen, die vom Schwein auf den Menschen übertragen werden können.

7.1 Grundlagen der Seuchenmedizin und tierseuchenrechtliche Bestimmungen

Erst durch die Errungenschaften der Mikrobiologie und eine durchdachte Gesetzgebung konnte eine effektive Tierseuchenbekämpfung auf Basis von Erregerdiagnostik und Erregernachverfolgung, der Einführung der Meldepflicht für bestimmte Seuchen bzw. einen Seuchenverdacht, Verbringungsverbote von seuchenverdächtigen oder erkrankten Tieren, Patientenisolierung bzw. Merzung infizierter Tiere oder Tierbestände, der unschädlichen Beseitigung kontagiösen Materials, sowie – in einigen Ausnahmefällen – der Anordnung von Impfmaßnahmen durchgeführt werden. Es sei angemerkt, dass gegen die

© Der/die Autor(en), exklusiv lizenziert an Springer-Verlag GmbH, DE, ein Teil von Springer Nature 2022
W. Sipos, *Das Schwein in der biomedizinischen Forschung*,
https://doi.org/10.1007/978-3-662-65844-4_7

anzeigepflichtigen Tierseuchen in Österreich prinzipiell nicht geimpft werden darf, sondern die betroffenen Bestände entweder veterinärbehördlich gesperrt oder aber gekeult werden müssen. Das Impfverbot existiert deshalb, da ein Impftiter serologisch in den meisten Fällen – außer es gibt Markervakzinen – nicht von einem Infektionstiter unterschieden werden kann.

Der moderne tierärztliche Beruf hat seine Ursprünge im Kavalleriewesen und in der Tierseuchenbekämpfung – der Dreißigjährige Krieg war ein Treiber des Veterinärwesens, da damals die Rinderpest ganze Landstriche von Rindern leerfegte und große Hungersnöte die Folge waren. Dies alles führte zur Gründung der Veterinärmedizinischen Universität Wien durch Maria Theresia im Jahre 1765 als erste derartige Einrichtung im deutschsprachigen Raum. Diese „Lehrschule zur Heilung der Viehkrankheiten" wurde zunächst "K.k. Pferde-Curen- und Operationsschule" genannt. Die rechtliche Grundlage für die amtliche Tierseuchenbekämpfung in Österreich ist das Tierseuchengesetz 1909 (TSG 1909), welches in seinen Grundzügen immer noch besteht, woraus abzuleiten ist, dass es zum Zeitpunkt seines Inkrafttretens bereits sehr modern war. Das Epidemiegesetz in der Humanmedizin stammt aus dem Jahr 1950, trat also erst gut 40 Jahre später in Kraft. Natürlich existierten auch schon vorher einschlägige Bestimmungen für humanmedizinisch relevante Seuchen, wie das „Hofkanzleidekret aus 1816 betreffend die Bestreitung der Heilungskosten bei armen, von wütenden Hunden beschädigten Personen", oder die Verordnungen RGBl. Nr. 490 aus 1917 betreffend die Bekämpfung der Malaria (Wechselfieber) und RGBl. Nr. 329 aus 1923 betreffend die Anzeigepflicht bei Windpocken (Varicellen). Als ein großer Erfolg der amtlichen Seuchenbekämpfung gilt die Eradikation der Pocken im Jahr 1980. Laut Meldung der FAO wurde die Rinderpest als zweite seuchenhafte Erkrankung überhaupt im Jahr 2011 für ausgerottet erklärt.

Die Kenntnis der tierseuchenrechtlichen Bestimmungen ist auch im Rahmen der Tierhaltung in Forschungseinrichtungen von Bedeutung. Ergänzend sei angemerkt, dass in Deutschland das Tiergesundheitsgesetz (TierGesG) 2014 das bis dato gültige Tierseuchengesetz abgelöst hat. Das TierGesG hat im Hinblick auf die Bekämpfung von Tierseuchen bewährte Vorschriften des alten Gesetzes übernommen, setzt aber – wie auch der Titel des Gesetzes vermittelt – verstärkt auf Prävention. Im Zuge der vermehrten Ausrichtung auf die Prävention von Tierseuchen zur Gesunderhaltung der Tierbestände wurde am Friedrich-Loeffler-Institut (FLI), welches die weltweite Tierseuchensituation beobachtet, eine "Ständige Impfkommission Veterinärmedizin" etabliert, die mit Rücksicht auf die Tierseuchensituation in Deutschland Impfempfehlungen erarbeitet. Die grundlegende Überarbeitung und Neukonzeption des Gesetzes war auch im Hinblick auf die fortschreitende Harmonisierung des Tierseuchenbekämpfungsrechts innerhalb der EU erforderlich geworden, die neben einer effektiven Bekämpfung von Tierseuchen zunehmend auf die Erhaltung der Tiergesundheit durch Vorbeugung abzielt. Im Unterschied zu Österreich gibt es in Deutschland neben den anzeigepflichtigen Tierseuchen auch sogenannte meldepflichtige (infektiöse) Tierkrankheiten, die zwar nicht mit staatlichen Maßnahmen bekämpft werden, über die aufgrund ihrer Bedeutung jedoch ein ständiger Überblick bewahrt werden muss, um im Falle ihres Auftretens entsprechende Schritte einleiten zu können. Auszugsweise sind die anzeigepflichtigen Tierseuchen genannt, die auch beim Schwein eine Bedeutung haben: Chlamydiose, Campylobacteriose, Salmonellose, Leptospirose, Listeriose, Schweinepocken, Toxoplasmose, TGE (transmissible virale Gastroenteritis), verotoxinbildende *E. coli* und die Echinokokkose. In Österreich ist ein Teil dieser Tierseuchen als sogenannte überwachungspflichtige Zoonosen im Zoonosengesetz 2005 abgebildet (Abschn. 7.3.). In der Schweiz gilt das Tierseuchengesetz (TSG) aus 1966, wobei in diesem Gesetz Tierseuchen als übertragbare Tierkrankheiten definiert werden, die 1. Zoonosen sind, 2. vom einzelnen Tierhalter ohne Einbezug weiterer Tierbestände nicht mit Aussicht auf Erfolg abgewehrt werden können, 3. einheimische wildlebende Tierarten bedrohen können, 4. bedeutsame wirtschaftliche Folgen haben können und 5. für den internationalen Handel mit Tieren und tierischen Produkten von Bedeutung sind. Im Folgenden werden die für biomedizinische Forschungseinrichtungen wesentlichen Gesetzestexte aus dem österreichischen TSG 1909 i.d.g.F. auszugsweise zitiert und diskutiert.

§ 1. (1) Die Bestimmungen dieses Bundesgesetzes finden Anwendung auf Haustiere sowie auf Tiere, die wie Haustiere oder in Tiergärten oder in ähnlicher Weise gehalten werden.

(3) Seuchenverdächtig sind Tiere, an welchen sich Erscheinungen zeigen, die den Ausbruch einer Tierseuche befürchten lassen. Ansteckungsverdächtig sind Tiere, bei denen sonst anzunehmen ist, daß sie als Träger von Keimen einer Tierseuche anzusehen sind und diese weiterverbreiten können. Als verdächtige Tiere im Sinne dieses Bundesgesetzes gelten sowohl seuchenverdächtige als auch ansteckungsverdächtige Tiere.
§ 2. (1) Die Vollziehung dieses Bundesgesetzes obliegt, sofern im Folgenden nichts anderes bestimmt wird, in erster Instanz der Bezirksverwaltungsbehörde.

Unter ansteckungsverdächtig werden also Tiere verstanden, die (noch) nicht an einer Seuche erkrankt, aber sehr wohl infiziert sind und den Infektionserreger weitertragen können. Gerade aus epidemiologischer Sicht ist diesen klinisch (noch) inapparenten, aber bereits infektiösen Tieren größte Bedeutung beizumessen.

§ 8. (1) Die Bundesministerin für Gesundheit, Familie und Jugend hat zur effizienten bundeseinheitlichen Seuchenbekämpfung, zur epidemiologischen Rückverfolgbarkeit von Tierseuchen und Zoonosen, zur Rückverfolgbarkeit von Futtermitteln und Lebensmitteln tierischer Herkunft und Rückstandsüberwachung von lebenden Tieren und tierischen Erzeugnissen, zur Gewährleistung einer ausreichenden veterinärpolizeilichen Kontrolle der Tierbestände im Hinblick auf eine etwaige Seuchensituation sowie zur Risikobewertung bei der Durchführung der amtlichen Kontrollen der Tiergesundheit und des Tierschutzes im Sinne der Verordnung (EG) Nr. 882/2004 ein elektronisches

Register zur Erfassung und Überwachung von Tierhaltungen und Tierhaltungsbetrieben, gegliedert nach Tierarten, ...

(2) Das Register gliedert sich in

1. ein elektronisches Register für Stammdaten und
2. ein elektronisches Register von Betriebs- und Veterinärdaten, die nach diesem Bundesgesetz oder auf Grund dieses Bundesgesetzes erlassener Verordnungen oder nach anderen, auf Grund des Kompetenztatbestandes Veterinärwesen oder Tierschutz erlassenen Bundesgesetzen oder auf Grund solcher Bundesgesetze erlassenen Verordnungen an die jeweils zuständige Behörde zu übermitteln oder von dieser von Amts wegen festzustellen sind.

(3) Im Register sind für jeden Betrieb folgende Angaben zu erfassen:

1. Stammdaten:
   a) Identifikationsnummer des Betriebes (LFBIS-Nummer) und sofern vorhanden: AMA-Klientennummer und/oder Veterinärkontrollnummer beziehungsweise Zulassungsnummer;
   b) die Adresse des Betriebes und sofern vorhanden den Vulgonamen;
   c) die Rechtsform des Betriebes (beispielsweise: Landwirt, Einzelhandelskaufmann, Ges.m.b.H., OHG, Verein etc.);
   d) persönliche Daten des Tierhalters/der Tierhalter oder des Betriebsinhabers/der Betriebsinhaber, ...
   e) Kommunikationsdaten: ...
2. Betriebsdaten:
   a) die Art der Nutzung (Tätigkeit des Tierhalters/Betriebsart);
   b) Tierbestand der gemäß § 8a Abs. 1 Z 7 zu erfassenden Tierart zum Erhebungsstichtag;
   c) Einstellungskapazitäten und Verbringungsmeldungen für die gemäß § 8a erfassten Tierarten, soweit eine derartige Meldung vorgeschrieben ist; ...
3. Veterinärdaten:
   a) Seuchenfreiheit/Seuchenverdacht/Seuchenbestätigung sowie diesbezügliche Befunde;
   b) Betriebssperre: Art der Sperre (Tierseuche, Rückstandskontrolle oder sonstige Sperre), Grund der Betriebssperre, Sperrvermerk;
   c) Zugehörigkeit zu aus Gründen der Seuchenbekämpfung errichteten Zonen: Grund der Zone, Kontrollmaßnahmen und -untersuchungen, Reinigungs- und Desinfektionsmaßnahmen; ...

Jeder schweinehaltende Betrieb – und dazu gehören nicht nur biomedizinische Forschungseinrichtungen mit einem Schweinestall, sondern auch private Minipighalter – bedarf einer amtlichen Identifikationsnummer des Land- und forstwirtschaftlichen Betriebsinformationssytems (LFBIS-Nr.). Das heißt, dass vor Inbetriebnahme der Schweinehaltung dies der Veterinärbehörde, also dem zuständigen Amtstierarzt, gemeldet werden muss (im Detail in § 8a geregelt), damit die Behörde im Falle eines Seuchenausbruchs über die genaue Zahl der in ihrem Gebiet gehaltenen Schweine Bescheid weiß. Gemäß § 8b dieses Gesetzes und gemäß Tierkennzeichnungs- und Registrierungsverordnung 2009 (TKZVO 2009) sind Schweine spätestens vor dem erstmaligen Verlassen ihres Geburtsbetriebes mit einer Ohrmarke (oder Schlagstempel, dies kommt aber für Schweine in biomedizinischen Forschungseinrichtungen nicht infrage) zu kennzeichnen. Das heißt, die Tiere müssen bei Anlieferung vom Züchter eine amtlich gültige Ohrmarke gemäß § 22 der Verordnung besitzen.

§ 16. Anzeigepflichtige Seuchen sind:

1. Wutkrankheit;
2. Maul- und Klauenseuche;
3. Milzbrand;
4. ...
5. Klassische Schweinepest;
6. Afrikanische Schweinepest;
7. ansteckende Schweinelähmung;
8. Brucellose der Schweine;
9. Vesikuläre Virusseuche der Schweine;
10. Aujeszky´sche Krankheit bei Hausschweinen;
11. ...
12. Stomatitis vesikularis; ...

Aus der 35 Tierseuchen umfassenden Liste dieses Paragraphen sind hier nur die Seuchen genannt, die auch das Schwein betreffen. Jeder Schweinehalter sollte über die Grundzüge dieser Seuchen Bescheid wissen, da er ja auch verpflichtet ist, einen Verdacht zu melden. Im folgenden Kapitel werden daher die wesentlichen Eckpunkte zur Erregerbiologie, zum klinischen und pathologischen Bild, sowie zur Diagnostik der genannten anzeigepflichtigen Seuchen dargestellt.

§ 17. (1) Bei Verdacht einer anzeigepflichtigen Tierseuche haben

a) der zugezogene Tierarzt,
b) der Tierhalter,
c) die vom Tierhalter mit der Obhut und Aufsicht über die Tiere betraute Person,
d) jede Person, der zufolge ihres Berufes die Erkennung von Anzeichen des Verdachtes auf eine anzeigepflichtige Tierseuche zumutbar ist,

unverzüglich und auf dem kürzesten Wege die Anzeige beim örtlich zuständigen Bürgermeister oder bei der vom Bürgermeister mit der Entgegennahme der Anzeige betrauten Person, sofern dies nicht möglich ist, bei der nächsten Polizeidienststelle zu erstatten. Tierärzte haben überdies die Anzeige der zuständigen Bezirksverwaltungsbehörde zu erstatten.

Das bedeutet, dass nicht einmal der Betreuungstierarzt des Betriebes etwas unternehmen darf, ohne vorher mit dem Amtstierarzt das weitere Prozedere abgeklärt zu haben.

§ 22. (1) Der Tierhalter hat dafür zu sorgen, daß die behördlich angeordnete Behandlung des Tieres durchgeführt wird.

(2) Der Eigentümer des Tieres hat die behördlich angeordnete Untersuchung des Tieres einschließlich diagnostischer Eingriffe, die Entnahme von Untersuchungsmaterial und die behördlich angeordnete Verbringung von Tieren zum Zwecke der Tötung sowie deren Tötung zu dulden.

(3) Der Tierhalter hat den mit der Durchführung von Maßnahmen nach diesem Bundesgesetz befaßten behördlichen Organen jede notwendige Hilfe zu gewähren.

§ 24. (1) Wird das Bestehen einer anzeigepflichtigen Tierseuche festgestellt oder sind im Bereich einer Gemeinde mehrere Verdachtsfälle aufgetreten, so sind die Maßnahmen nach § 20 von der Bezirksverwaltungsbehörde zu treffen.

(4) Die Bezirksverwaltungsbehörde hat entsprechend der durch die topographischen Verhältnisse, die verkehrsmäßigen Gegebenheiten, die Dichte und Art der Tierpopulation gegebenen Gefahr der Weiterverbringung der Seuche die Sperre über geschlossene Gemeindeteile oder über gesamte Gemeindegebiete zu verfügen. Die Sperre ist ortsüblich zu verkünden und überdies durch Anschlag an der Amtstafel sowie an markanten Punkten der Begrenzung des gesperrten Gebietes bekanntzumachen; Verkehrszeichen dürfen hiezu benutzt werden, sofern dieselben nicht verdeckt werden. Die Sperre darf folgende Maßnahmen umfassen:

a) das Verbot der Einbringung von lebenden Tieren in das gesperrte Gebiet;
b) die Anordnung, daß Personen Gehöfte, in denen sich Tiere befinden, die für die Seuche empfänglich sind, nicht verlassen dürfen;
c) die Anordnung, inwieweit Personen das gesperrte Gebiet betreten, verlassen oder befahren dürfen und welchen Desinfektionsmaßnahmen Personen und Fahrzeuge hiebei unterworfen sind;
d) die Anordnung der Behandlung von Tieren durch einen Tierarzt;
e) die Anordnung der amtstierärztlichen Untersuchung verdächtiger und für die Seuche empfänglicher Tiere.

(5) An der Vollziehung der Bestimmungen des Abs. 4 lit. a, e, f und g haben die Organe des öffentlichen Sicherheitsdienstes im Einvernehmen mit der Bezirksverwaltungsbehörde mitzuwirken.

Hieraus wird erkenntlich, dass im Falle bestimmter Seuchen u. a. eine Gehöftsperre ausgesprochen werden kann, die auch eine Personensperre umfasst. Diese wird von der Polizei umgesetzt.

Im 4. Abschnitt dieser Verordnung werden die speziellen Maßnahmen für die einzelnen Tierseuchen laut § 16 aufgelistet. Stellvertretend für diese seien die §§ 31, 31a und 32 genannt, die sich auf die wohl bekannteste Tierseuche, die auch Schweine betreffen kann, beziehen, nämlich die Maul- und Klauenseuche (MKS), die bei uns mittlerweile nicht mehr anzutreffen ist, aber in weiten Teilen Asiens, in Afrika und in Südamerika weiterhin endemisch vorkommt, sowie § 43b, der sich auf die Afrikanische Schweinepest bezieht, die derzeit in Europa grassiert.

Maul- und Klauenseuche

§ 31. (1) Die Bezirksverwaltungsbehörde hat jeden Fall der Erkrankung an Maul- und Klauenseuche dem Bundesminister für Gesundheit und Umweltschutz anzuzeigen.

(2) Der Bundesminister für Gesundheit und Umweltschutz hat nach Anhörung des Landeshauptmannes unter Bedachtnahme auf die durch die topographischen Verhältnisse und die verkehrsmäßigen Gegebenheiten sowie auf die durch die Dichte und Art der Tierpopulation gegebene Gefahr der Weiterverbreitung der Seuche in einem bestimmten Gebiet die Tötung von Tieren, die an der Seuche erkrankt, der Seuche verdächtig oder für die Seuche empfänglich sind, in diesem Gebiet anzuordnen, wenn anzunehmen ist, daß die Seuche dadurch rasch getilgt werden kann.

(3) Der Bundeskanzler hat durch Verordnung die Impfung von für die Seuche empfänglichen Tierbeständen ab einem angemessenen Umkreis vom Ausbruchsort der Seuche anzuordnen, wenn und soweit dies zur Verhinderung des Übergreifens der Seuche und in Übereinstimmung mit den einschlägigen Vorschriften der EU erforderlich ist. Hiebei ist auf die im konkreten Fall gegebenen topographischen Verhältnisse und verkehrsmäßigen Gegebenheiten sowie auf die jeweilige Dichte und Art der Tierpopulation Bedacht zu nehmen.

(4) Schutzimpfungen für Tierbestände, die nicht auf Grund einer Anordnung nach Abs. 3 erfolgen, sind verboten.

(5) Der Landeshauptmann hat Vorsorge zu treffen, daß im Zuge der Beseitigung von Tierkörpern oder Teilen derselben oder im Zuge der Verwertung von Tieren, deren Tötung behördlich angeordnet wurde, die Seuche nicht weiter verbreitet wird. Zum Zweck der Verwertung kann der Landeshauptmann insbesondere örtlich entsprechend gelegene Schlachtstätten zur Vornahme von Schlachtungen mit Bescheid verpflichten.

Sicherungsmaßnahmen – Sicherungsgebiete

§ 31a. (1) Zur Verhinderung der Ausbreitung der Maul- und Klauenseuche über den örtlichen Bereich einer Bezirksverwaltungsbehörde hinaus kann der Landeshauptmann folgende Maßnahmen anordnen:

a). Beschränkungen des Verkehrs mit lebenden Tieren, Fleisch, Fleischwaren, sonstigen tierischen Produkten sowie Gegenständen, die Träger des Ansteckungsstoffes sein können, zwischen dem Verwaltungsbezirk oder Teilen desselben, in dem der Maul- und Klauenseuchefall aufgetreten ist, und angrenzenden Verwaltungsbezirken oder Teilen derselben (Sicherungsgebiete);
b). Beschränkungen des Verkehrs von Personen und Fahrzeugen zwischen den in lit. a genannten Gebieten, ausgenommen der Eisenbahnbetrieb;
c). Untersagung der Abhaltung von Märkten, Tierschauen, Festlichkeiten oder anderen Veranstaltungen, die ein Zusammenströmen größerer Menschenmassen mit sich bringen, in den angrenzenden Verwaltungsbezirken oder Teilen derselben (Sicherungsgebiete).

(2) Der Landeshauptmann kann unter den Voraussetzungen des Abs. 1 überdies die Abhaltung von Veranstaltungen jeglicher Art mit überörtlichem Charakter auch in den übrigen Gebieten des Bundeslandes verbieten, wenn die Teilnahme von Personen aus den im Abs. 1 lit. a genannten Gebieten zu erwarten ist.

(3) Art und Umfang der im Abs. 1 angeführten Maßnahmen haben sich nach der Größe der Gefahr der Ausbreitung der Maul- und Klauenseuche zu bestimmen.

(4) Der Landeshauptmann hat die Gebiete, auf welche sich die Maßnahmen gemäß Abs. 1 beziehen, in der Verordnung genau zu bezeichnen.

§ 32. Bei Gefahr der Weiterverbreitung der Seuche durch frei herumlaufende Tiere hat die Bezirksverwaltungsbehörde für die Tötung dieser Tiere Sorge zu tragen.

Afrikanische Schweinepest

§ 43b. (1) Wird die afrikanische Schweinepest in einem Schweinebestand amtlich festgestellt, so hat der Landeshauptmann die Tötung des verseuchten Bestandes anzuordnen.

(2) Der Bundesminister für Gesundheit und Umweltschutz hat, wenn dies zur Tilgung der Seuche (Abs. 1) erforderlich ist, die Tötung der Schweine in Betrieben anzuordnen, in welchen sich ein oder mehrere ansteckungsverdächtige Schweine befinden.

(3) Als ansteckungsverdächtig gelten alle Schweine, die innerhalb der letzten 30 Tage durch Unterbringung in nicht abgesonderten Stallungen, durch Benützung gemeinsamer Weiden oder beim Transport mit kranken Schweinen oder mit Teilen bzw. Abfallstoffen solcher Schweine in Berührung gekommen sind.

7.2 Anzeigepflichtige Seuchen des Schweines

Dieses Kapitel soll einen Überblick über die klinischen Bilder, die wichtigsten Sektionsbefunde und die Epidemiologie der anzeigepflichtigen Tierseuchen geben, die für das Schwein von Relevanz sind [1]. Die Tollwut wird nicht

7.2 Anzeigepflichtige Seuchen des Schweines 137

näher besprochen, da Deutschland und Österreich mittlerweile als Tollwut-frei gelten und Schweine auch in Tollwutgebieten nur selten erkranken. Prinzipiell können aber auch Schweine an dieser durch das Rabiesvirus aus der Familie der *Rhadoviridae* hervorgerufenen und meist durch Fuchs-, Hunde- oder Fledermausbisse übertragenen Infektion erkranken sowie die allseits bekannten Symptome, wie vermehrten Speichelfluss, Tremor und ein aggressives Verhalten zeigen. Im Endstadium werden die Tiere apathisch. Der Tod tritt in der Regel innerhalb von 5 Tagen nach Ausbruch der ersten Symptome bei einer Inkubationszeit von 8 Tagen bis 3 Monaten in Abhängigkeit von der Lokalisation der Bissverletzung ein.

Die afrikanische Schweinepest wird etwas eingehender besprochen, da sie schon seit einiger Zeit auch in Mitteleuropa wütet und es derzeit danach aussieht, dass sie uns noch längere Zeit beschäftigen wird. Österreich gilt als amtlich frei von allen genannten Seuchen, sporadische Ausbrüche bestimmter Seuchen werden jedoch bei Wildschweinen festgestellt, die in epidemiologischen Überlegungen zur Seuchenbekämpfung bei Hausschweinen eine große Rolle spielen. Tab. 7.1 gibt einen Überblick über die wichtigsten klinischen Bilder und Sektionsbefunde der in Österreich anzeigepflichtigen Seuchen des Schweines.

7.2.1 Maul- und Klauenseuche (MKS)

Die MKS ist vielleicht die der Allgemeinheit bekannteste Tierseuche. Weniger bekannt ist, dass es sich bei dieser auch um eine Zoonose handelt, wobei der Mensch in der Regel aber weniger empfänglich ist. Diese hochkontagiöse Infektionskrankheit gehört zu den seuchenhaften Bläschenkrankheiten, bestehend aus der MKS, der Vesikulären Schweinekrankheit, der Vesikulären Stomatitis und dem Vesikulären Exanthem. Diesen Krankheiten ist gemeinsam, dass sie klinisch nicht voneinander unterschieden werden können. Bei all diesen Erkrankungen kommt es als Leitsymptom aufgrund einer Lyse der Zellen des Stratum spinosum zur Vesikelbildung, wobei diese im Zusammenhang mit dem vesikulären Krankheitskomplex als Aphten bezeichnet werden.

Das MKS-Virus ist ein unbehülltes, kleines (ø 25–30 nm) ssRNA-Virus aus dem Genus Aphthovirus, Familie *Picornaviridae,* mit ikosaederförmigem Kapsid. Derzeit sind 7 Serotypen und mehr als 60 Subtypen bekannt. Das MKS-Virus ist weltweit verbreitet und in Afrika, Asien, dem Nahen und Mittleren Osten sowie in Teilen Südamerikas endemisch. In Europa trat die MKS im 21. Jahrhundert zweimal in Großbritannien auf (2001 bis 2002 und 2007). Der letzte Ausbruch der Maul- und Klauenseuche in Österreich fand im Jahr 1981 statt. Das Virus ist nur in einem pH-Bereich von 6–9 stabil, wird bei Temperaturen >50 °C rasch inaktiviert, kann aber in der Umwelt über Wochen infektiös bleiben. Als belebte Vektoren fungieren infizierte Tiere, wobei das Virus z. B. über Aerosole oder den Samen übertragen werden kann, oder unbelebte Vektoren, wie Nahrungsmittel (Milch, Käse), Aerosole, die von Milchtankwagen ausgehen, Schlachttiere und deren Produkte (Frischfleisch oder Gefrierfleisch, Organe, Speck), Schlachtabfälle (Hörner, Klauen, Innereien, Blut, Lymphknoten und Knochenmark),

Tab. 7.1 Überblick über die markantesten klinischen Symptome und pathologischen Bilder der in Österreich anzeigepflichtigen Seuchen des Schweines

Erkrankung, Erreger	Klinik	Pathologie
Tollwut, Rabiesvirus	stille Wut, rasende Wut	nicht-eitrige Enzephalitis, Negri-Körperchen (zytoplasmatische Einschlusskörperchen)
MKS, MKS-Virus	Aphthenbildung an Rüsselscheibe und Klauen, Lahmheiten, Ausschuhen	Aphthen an Epithelien, Myokarditis, „Tigerherz"
SVD, SVDV	nicht von MKS zu unterscheiden	Aphthen an Epithelien
Stomatitis vesicularis, VSV	nicht von MKS zu unterscheiden	Aphthen an Epithelien
Ansteckende Schweinelähmung, PTV-1	Ataxien, aufsteigende Lähmungserscheinungen	nicht-eitrige Polioenzephalomyelitis
Milzbrand, *Bacillus anthracis*	Blutaustritt aus den Körperöffnungen	dunkel verfärbte und vergrößerte Milz, dunkles und schlecht geronnenes Blut
Brucellose, *Brucella suis*	Aborte, Orchitis, Arthritiden	miliare Granulome an den Eihäuten, katarrhalisch-eitrige Endometritis mit Mikroabszessen
Aujeszky'sche Erkrankung, SHV-1	ZNS-Symptomatik, respiratorische Probleme, starker Juckreiz bei Fehlwirten (Hunde)	nicht-eitrige Enzephalitis mit neuronalen Nekrosen und Kerneinschlusskörperchen
KSP, CSFV	Blutungen, Aborte, sehr vielfältige Symptomatiken	petechiale Blutungen an Epiglottis und Harnblasenschleimhaut, Boutons im Dickdarm, blutig marmorierte Lymphknoten
ASP, ASFV	wie KSP	multiple Blutungen

Verarbeitungsprodukte aus tierischem Organmaterial (Häute, Wolle, Plasma), Abwässer aus Molkereien und Schlachthöfen, sowie kontaminierte Gegenstände und Kleidungsstücke.

Die Morbidität erreicht fast 100 %, die Mortalität ist mit 2–5 % aber niedrig. Klinisch betroffen sind vor allem Rinder, Schweine sind aber epidemiologisch deshalb sehr wichtig, da sie 30–100 × mehr Viren produzieren als Schafe und Rinder und bis zu 3000 × mehr Viruspartikel als Rinder in der Expirationsluft ausscheiden.

Die Virusaufnahme erfolgt aerogen oder oral. Die ersten Symptome treten beim Schwein innerhalb von 2–12 Tagen auf. Primäre Infektionsorte sind der Nasopharynx und die Lunge, das Virus wird in den lokalen Lymphknoten repliziert. Im Zuge der virämischen Phase werden die Zellen der meisten epithelialen Oberflächen, also der Epidermis und der kutanen Schleimhäute, infiziert und es kommt zur Aphthenbildung – beim Schwein primär an der Rüsselscheibe und der Maulschleimhaut sowie am Kronsaum. Zusätzlich zum Epitheliotropismus zeigt das Virus auch einen ausgeprägten Myotropismus (Skelett- und Herzmuskulatur). Die Aphthenbildung am Kronsaum und im Zwischenklauenspalt sowie die Pododermatitis, welche bis zum Ausschuhen, also dem Verlieren des Klauenhornes, führen kann und höchst schmerzhaft ist, betreffen vor allem Schweine und führen speziell bei dieser Tierart zu Lahmheiten. Schlussendlich weigern sich die Tiere aufzustehen. Generell weisen erwachsene Tiere eine geringere Mortalität auf, die aber bei jungen Tieren noch hoch ist. Diese entwickeln oft eine Myokarditis mit konsekutivem akutem Herzversagen. Einige Jungtiere zeigen eine Myokarddegeneration, die aufgrund der fleckigen bis streifenförmigen grauen Veränderungen in der Herzmuskulatur als „Tigerherz" bezeichnet wird. Jungtiere können bereits vor Beginn der Aphthenbildung verenden.

Die Erregernachweis erfolgt mittels Virusanzucht, Ag-ELISA, oder RT-PCR aus Aphthenmaterial, Vesikelflüssigkeit oder Blutserum. An serologischen Verfahren stehen ein ELISA und ein SN-Test zur Verfügung. Bei Seuchenfeststellung kommt es zur sofortigen Betriebs- und Personensperre, Tötung des Tierbestandes und Entsorgung der Kadaver. Prinzipiell herrscht in Österreich ein Impfverbot, es besteht aber die Möglichkeit der behördlichen Anordnung einer Ringimpfung.

7.2.2 Vesikuläre Virusseuche des Schweines (SVD) und Stomatitis vesicularis

Diese beiden anzeigepflichtigen seuchenhaften Erkrankungen haben zwar nicht die ökonomische Bedeutung der MKS, sind aber dennoch insofern von großer Bedeutung, als sie wie die MKS der Gruppe der seuchenhaften Bläschenkrankheiten angehören und klinisch nicht vom Prototyp aller Tierseuchen, der MKS, zu unterscheiden sind.

Der Erreger der Vesikulären Virusseuche des Schweines (VVS), auch Swine Vesicular Disease (SVD) genannt, ist ein Enterovirus, Fam. *Picornaviridae,* und auch für den Menschen pathogen. Die Ausscheidung erfolgt insbesondere über Kot und Nasensekret sowie bei Kontakt mit belebten und unbelebten Vektoren (Achtung Schlachtabfälle!). In Stallmist und Jauche bleibt das Virus bis zu 12 Wochen infektiös, in gekühltem Fleisch bis 3 Wochen und in gefrorenem Fleisch über Monate. Als Desinfektionsmittel eignen sich Säuren oder 8 %iges Formalin. Erstmals wurde die Seuche im Jahr 1966 in Italien diagnostiziert, 1971 folgte ein Ausbruch in Hongkong und von da an verbreitete sich die SVD in anderen europäischen und asiatischen Ländern.

Der Erreger der Stomatitis vesicularis ist das VSV (Vesikuläres Stomatitis-Virus) aus der Familie der *Rhabdoviridae.* Dieses Virus kommt vor allem im karibischen Raum vor und befällt neben Rindern und – seltener – Schweinen auch das Pferd. Der Krankheitsverlauf dieser hochkontagiösen, fieberhaften Erkrankung ist bei einer Dauer von rund 3 Tagen gutartig. Die Aphthenbildung – nach einer sehr kurzen Inkubationszeit von 24 h – betrifft die gleichen Stellen wie bei den anderen Bläschenkrankheiten. Pferde und Rinder entwickeln eine belastbare Immunität für eine Dauer von 6–12 Monaten. Aufgrund des gutartigen Verlaufs sind keine therapeutischen oder prophylaktischen Maßnahmen erforderlich.

7.2.3 Ansteckende Schweinelähmung (Teschener Erkrankung)

Die Ansteckende Schweinelähmung ist eine Erkrankung mit vielen Namen, wie Teschener Krankheit (da sie erstmalig 1929 in der tschechischen Stadt Teschen beschrieben wurde), Teschen-Talfan-Disease (1957 wurde ein schwächer virulentes PTV-1-Virus in Talfan in Wales nachgewiesen), Porcine Enterovirale Polioenzephalomyelitis, oder Ansteckende Schweinelähmung. Es handelt sich um eine fieberhafte Allgemeinerkrankung mit Lähmungen unterschiedlichen Grades. Zwischen 1940 und 1960 breitete sich die Seuche mit schweren Verlusten in Kontinentaleuropa aus, weniger schwere Verlaufsformen wurden in England (Talfan-Disease) und Dänemark (Poliomyelitis suum) bekannt. Derzeit ist der Durchseuchungsgrad in Deutschland und Österreich mit avirulenten bzw. schwach virulenten Stämmen gut, sodass sich die Schweinebestände hier in einer guten Immunitätslage befinden. Eine Impfung ist in Österreich nicht erlaubt, obwohl inaktivierte und attenuierte Vakzinen existieren.

Der Erreger der Ansteckenden Schweinelähmung ist das Porcine Teschovirus 1 (PTV-1), ein RNA-Virus aus der Familie der *Picornaviridae*. Dieses wurde früher der Gruppe der porcinen Enteroviren (PEVs) mit insgesamt 13 Serotypen zugeordnet und als eine hochpathogene Variante des PEV-1 klassifiziert. Serotypen mit geringer(er) Virulenz finden sich ubiquitär. Ihr Nachweis ist nicht anzeigepflichtig. Infektionen mit diesen harmloseren Varianten führen meist zu milden Verlaufsformen und Selbstheilung, sollte es aber im Einzelfall zu schweren Erkrankungen mit progressivem Verlauf kommen, dann sind die Tiere aufgrund der Unmöglichkeit einer Therapie zu euthanasieren. Das PTV-1 bleibt in einem pH-Bereich von 2–9 stabil. Zur Desinfektion eignen sich 70 %iges Ethanol und Natriumhypochlorit.

Nach oraler Aufnahme über kontaminierte Futtermittel oder den Kot infizierter Schweine und einer Inkubationszeit von wenigen Tagen kommt es im retikuloendothelialen Gewebe der Tonsillen und des Intestinaltraktes, v. a. in Ileum und Kolon, zur primären Vermehrung (enterale Phase), gefolgt von der virämischen und darauf der neuralen Phase mit einer Virusvermehrung im ZNS. Die Ausscheidung erfolgt über mehrere Wochen über den Kot. Prinzipiell können bei Erstkontakt alle Altersklassen erkranken, jüngere Tiere sind aber insgesamt schwerer betroffen. Es wird eine milde, myelitische Form (Talfan Disease) mit Fieber, motorischen Ausfallserscheinungen im Sinne von von kaudal nach kranial aufsteigenden Ataxien und später auftretenden Paresen/Paralysen, die aufgrund der primären Nachhandschwäche zur typischen hundesitzigen Stellung führen, erhaltener bis gesteigerter Oberflächensensibilität und meist erhaltenem Sensorium sowie Selbstheilung nach wenigen Tagen, von der schweren Hirn-Rückenmarksform (Teschen Disease) unterschieden. Letztere wird durch Viren mit hoher Virulenz hervorgerufen und zeichnet sich durch eine hohe Morbidität und Mortalität aus. Die Tiere zeigen einen Tremor, tonisch-klonische Krämpfe, einen Opisthotonus und Spontannystagmus, Lähmungen der Larynx- und Zungenmuskulatur sowie eine Dyspnoe. Diese schwere Verlaufsform mit den Zeichen einer Enzephalomyelitis, event. auch kombiniert mit einer Enteritis, endet in bis zu 90 % der Fälle innerhalb weniger Tage tödlich. Auf der anderen Seite entwickeln rund 95 % der mit den schwach virulenten Stämmen (Talfan Disease) infizierten Tiere latente oder inapparente Infektionen.

Die Diagnose erfolgt aufgrund des klinischen Bildes, des pathohistologischen Bildes (samt immunhistochemischem Erregernachweis) einer nicht-eitrigen Polioenzephalomyelitis und der Epidemiologie sowie mit molekularbiologischen Methoden (konventionelle PCR mit event. folgender Sequenzierung oder *real-time*-PCR) aus Blut (Serum oder EDTA-Blut), Gehirn und Rückenmark.

7.2.4 Milzbrand

Der Milzbrand ist bei stark empfänglichen Tieren, zu denen das Schwein im Gegensatz zu Wiederkäuern oder Pferden aber nicht gehört, eine letale Seuche vom septikämisch-hämorrhagischen Typ und macht sich in der Sektion mit einer Splenomegalie bei gleichzeitig dunkel verfärbter Milz (daher auch der Name der Seuche), Ödembildungen und systemischen Blutungen bemerkbar. Als pathognomon können eine schlechte Blutgerinnung mit dem prämortalen Austritt von dunkel verfärbtem, teerartigem Blut aus den Körperöffnungen gewertet werden. Der Milzbrand ist eine Zoonose, der Mensch ist aber nicht hochempfänglich. Der Milzbrand kommt weltweit besonders in den Tropen und Subtropen vor. Aufgrund der strengen veterinärbehördlichen Maßnahmen ist der Milzbrand in Europa, bis auf den mediterranen Raum und Osteuropa, nur mehr sporadisch anzutreffen.

Der Erreger namens *Bacillus anthracis* ist ein gram-positiver, aerober Sporenbildner, der in der Kultur in Kettenform anwächst. Der Milzbranderreger wird durch alle gebräuchlichen Desinfektionsmittel und ab 58 °C inaktiviert. In Jauche bleibt er 2–3 h und im nicht eröffneten Kadaver für 2–4 Tage infektiös, im eingetrockneten Blut hingegen mehrere Monate. Zur Sporenbildung kommt es bei Einwirkung von Sauerstoff in einem Temperaturbereich von 12–43 °C. Deshalb ist es strikt untersagt, verendete Tiere bei einem Verdacht auf Milzbrand zu eröffnen oder bei seuchenverdächtigen Tieren chirurgische Interventionen durchzuführen bzw. diese zu schlachten, um Blutaustritt und die Gefahr der Sporenbildung zu vermeiden. Die Sporen sind sehr widerstandsfähig und überstehen z. B. Pökeln und Gerben. Im Wasser und im Boden können sie über Monate bis Jahre, in manchen Fällen über Jahrzehnte infektiös bleiben. Trockene Hitze von 120–140 °C halten sie drei Stunden aus. Zur Desinfektion eignen sich 20 %iges Formalin für 5–7 min oder 3 %iges Wasserstoffperoxid.

Als Infektionsquellen dienen primär Kadaverteile, aber auch durch Sporen kontaminiertes Grundwasser, das über vergrabene Kadaver oder die Abwässer von Gerbereien oder Wollfabriken für Jahrzehnte verseucht wird und später nach Grabungen oder im Anschluss an Überschwemmungen wieder an die Oberfläche tritt. Ebenso können kontaminierte Futtermittel der Ausgangspunkt eines Ausbruchs sein. Die Ansteckung erfolgt bei Tieren somit in der Regel vor allem durch die Aufnahme von Milzbrandsporen mit dem Futter oder über das Trinkwasser. Mit Ausnahmegenehmigung können in gefährdeten Gebieten Tiere geimpft werden. Da die primäre Vermehrung des Erregers an der Eintrittspforte stattfindet, führt die orale Infektionsroute zum Darmmilzbrand, die Infektion über Hautwunden zum Hautmilzbrand und die Inhalation zum Lungenmilzbrand. Außerdem gibt es noch die septikämisch-toxämische Form, die zur Gefäßwandschädigung und den massiven inneren Blutungen sowie serös-sulzigen Ergüssen in Subkutis und Gekröse, unvollkommen ausgebildeter Totenstarre und dem Austritt von dunklem, nicht geronnenem Blut nach Eröffnung der rasch faulenden Kadaver führt.

Die Inkubationszeit beträgt rund 3 Tage, die perakute Verlaufsform ist durch Gehirnblutungen und Blutaustritt aus Nase, Maul und After und die akute und subakute Verlaufsform durch ein septikämisch-toxämisches Bild, hohes Fieber, blutigen Durchfall und Harn, teerfarbiges, nicht gerinnendes Blut, Ödeme und Stridores beim Rachenmilzbrand gekennzeichnet. Während Rinder innerhalb von 10–36 h sterben, tritt beim Schwein primär die chronische Verlaufsform als Rachenmilzbrand mit fieberhafter, hämorrhagisch-nekrotisierender Pharyngitis mit hgr. Glottisödem, zyanotischen Schleimhäuten, blauroten Flecken auf der Haut sowie Tod durch Ersticken auf. Oft zeigen Schweine aber auch keine klinisch wahrnehmbaren Symptome.

Der mikroskopische oder kulturelle Erregernachweis aus Blut, Milz oder Wunden darf nur in einem Labor der Sicherheitsstufe 3 durchgeführt werden. Der molekularbiologische Nachweis der beiden Virulenzplasmide pXO1 und pXO2 bestätigt das Vorliegen eines virulenten Stammes mit der Fähigkeit zur Exotoxin- und Kapselbildung.

7.2.5 Brucellose des Schweines

Die Brucellose ist eine Zoonose und eine chronische Infektionskrankheit, die bei Tieren vor allem Fruchtbarkeitsstörungen (Endometritiden, Orchitiden), Arthritiden und Spondylitiden verursacht. Eine große Vielzahl von Tierarten kann an der Brucellose erkranken. Der Erreger der Brucellose des Schweines ist das unbewegliche, nicht sporenbildende, aerobe bzw. mikroaerophile, kokkoide und gram-negative Bakterium *Brucella suis*. Es sind 5 Biovare bekannt. Als Wirte dienen Schweine und Wildschweine, Füchse, Hasen („Hasenbrucellose") und Ratten. In diesen vermehren sich die Brucellen in Lymphozyten und Makrophagen, wodurch sie der Immunabwehr des Wirtes entgehen. Brucellen sind empfindlich gegenüber der Einwirkung von Hitze und den gängigen Desinfektionsmitteln und werden in wässriger Suspension durch Temperaturen von mehr als 60 °C innerhalb von 10 min abgetötet. Bei Raumtemperatur können sie in Urin, Staub, Wasser oder Erde und insbesondere auch in Milch und Milchprodukten mehrere Tage bis zu einige Wochen überleben. Obwohl *B. suis* ein höheres zoonotisches Potenzial hat als der Rinderbrucelloseerreger, *B. abortus,* ist *B. suis* von geringerer Bedeutung für den Menschen, da das Schwein kein Milchlieferant ist.

Die Infektion erfolgt in der Regel oral, genital als Deckinfektion oder auch transkutan. Nach einer Vermehrung in den regionalen Lymphknoten während einer Zeitspanne von rund 2 Wochen folgt eine bakteriämische Phase von rund 5 Wochen, während der es zur Organmanifestation, v. a. im Genitaltrakt (Endometrium, Feten, Eihäute, Hoden, Nebenhoden, akzessorische Geschlechtsdrüsen), in den Gelenken, Sehnenscheiden und Wirbeln (mit folgenden eitrigen Arthritiden, Tendovaginitiden und Spondylitiden), sowie in der Milchdrüse kommt. Die Serokonversion erfolgt nach etwa 6–8 Wochen. Hierbei ist bei der Diagnosestellung auf Kreuzreaktionen der Antikörper mit *Yersinia enterocolitica* zu achten, die vor allem bei positiven Reaktionen in klinisch gesunden Beständen in Betracht gezogen werden müssen. Normalerweise kommt es nach 4 Monaten zur Heilung, manche Tiere zeigen eine natürliche Resistenz und bei anderen entwickelt sich eine persistierende Infektion.

Im Sauenbestand kommt es in Folge der oben beschriebenen Organmanifestationen primär zu einem vermehrten Umrauschen sowie zu Aborten in jedem Trächtigkeitsstadium mit blutig-eitrigem Vaginalfluor. Die Fruchtbarkeit ist nach 4–6 Monaten wiederhergestellt. Pathoanatomisch lassen sich auf den Eihäuten miliare Granulome und darüber hinaus eine katarrhalisch-eitrige Endometritis mit Mikroabszessbildung und eine Salpingitis feststellen. Die Feten selber entwickeln Unterhautödeme, sind aber meist frei vom Erreger. Eber erleiden vor allem eine Infektion der akzessorischen Geschlechtsdrüsen sowie eine Orchitis und eine Epididymitis mit folgender eingeschränkter Spermiogenese. Da der Eber in der Regel befruchtungsfähig bleibt, ist der Verlauf klinisch oft inapparent. Aufgrund der möglichen Kontamination des Samens ist es aber von großer epidemiologischer Bedeutung, die Eber in die Bekämpfungsmaßnahmen mit einzubeziehen.

Die Diagnose wird aufgrund des klinischen Verdachts (Aborte und Lahmheiten) und des Erregernachweises mittels Kultur und Phänotypisierung (aufgrund der Einstufung bestimmter Brucellenarten als Erreger der Risikogruppe 3 darf dies aber nur in Laboratorien der Sicherheitsstufe 3 durchgeführt werden) oder mittels PCR aus der Plazenta oder aus Lymphknoten gestellt. An serologischen Methoden stehen ein ELISA, die Serumlangsamagglutination, die KBR (Komplementbindungsreaktion) und der RBT (Rose Bengal-Plattentest) zur Verfügung. Zur Diagnose von *B. melitensis* beim kleinen Wiederkäuer kann noch ein Intrakutantest (basierend auf einer Hypersensitivitätsreaktion vom Typ IV) durchgeführt werden. Da die Brucellose eine anzeigepflichtige Tierseuche darstellt, ist eine Therapie beim Tier nicht erlaubt.

Der Mensch infiziert sich in der Regel durch Aufnahme kontaminierter Lebensmittel (Rohmilch und daraus hergestellte Produkte) oder über direkten Kontakt mit infizierten Tieren und deren Ausscheidungen. Beim Menschen heißt die

Brucellose, welche primär über *B. abortus* (Rind) bzw. *B. melitensis* (kl. Wdk.) hervorgerufen wird auch Bang'sches Fieber bzw. Maltafieber und kann antibiotisch therapiert werden. Das Risiko für eine Infektion ist in Österreich und Deutschland aufgrund der strengen veterinärbehördlichen Maßnahmen sowie des Verzehrs hauptsächlich pasteurisierter Milchprodukte sehr gering. Die Inkubationszeit beträgt in der Regel 5–60 Tage, im Mittel 2 Wochen. Bei einem Großteil der infizierten Menschen (rund 90 %) hat die Infektion einen symptomlosen Verlauf bzw. heilen die Symptome bei einem unkomplizierten Verlauf nach rund 2 Wochen ohne Behandlung aus. Bei der akuten Brucellose kommt es in der Anfangsphase zu unspezifischen, grippeähnlichen Symptomen mit Müdigkeit, Fieber und heftigen Kopf-, Gelenk- und lumbalen Rückenschmerzen. Nach einem kurzen, beschwerdefreien Intervall kommt eine zweite grippeähnliche Welle mit starken, abendlichen Anstiegen der IKT bis 40–41 °C, verbunden mit massiven morgendlichen Schweißausbrüchen, Kreislaufproblemen, Obstipation und Lymphknotenschwellungen. Diese Phase dauert 1–5 Wochen. Es kann sich nach einer 2–14tägigen Remission eine weitere Fieberphase bzw. überhaupt ein chronisches, intermittierendes Fieber („undulierendes Fieber") entwickeln.

In der Humanepidemiologie spielen auch die Jäger aufgrund des Auftretens von *B. suis,* v. a. Biovar 2, welches für den Menschen allerdings weit weniger pathogen ist als Biovar 5, bei Wildtieren (Wildschweinen, Füchsen und Hasen) sowie (Jagd-)Hunden eine Rolle. Die nicht sichere Entsorgung von tierischen Nebenprodukten der Jagdstrecke stellt einen Risikofaktor für einen Erregereintrag in die Nutztierpopulation dar. Damit ist die Einhaltung von Hygienegrundsätzen bei der Jagd und Wildbretverarbeitung durch die Jägerschaft ein wichtiger Faktor für die Prävention der Einschleppung des Erregers in Hausschweinebestände und der Übertragung auf den Menschen.

7.2.6 Aujeszky'sche Krankheit (Pseudowut)

Bei der Aujeszky'schen Krankheit handelt es sich um eine Herpesvirusinfektion, bei der das Schwein der Hauptwirt und somit das Virusreservoir ist. Für andere Tierarten, welche das Virus nicht weiter übertragen und die somit Fehlwirte darstellen, verläuft die Infektion letal. Charakteristisch ist bei einigen Tierarten der starke Juckreiz, der beim Fleischfresser (ein hohes Risiko haben Jagdhunde, die Fleisch oder Innereien infizierter Wildschweine aufnehmen) an die Tollwut erinnert – deshalb auch die Bezeichnung Pseudowut. Es sei an dieser Stelle angemerkt, dass starker Juckreiz beim Schaf – abgesehen von Ektoparasitenbefall – als pathognomon für die ovine Form der transmissiblen spongiformen Enzephalopathie, die Scrapie, angesehen werden kann [2].

Die Pseudowut wurde im Jahr 1813 erstmals in den USA bei Rindern beschrieben, dann 1849 in der Schweiz bei Rindern und Hunden, aber erst 1902 konnte die Pseudowut mithilfe von Experimenten an Kaninchen von der echten Tollwut abgegrenzt werden. Erst 1920, rund 100 Jahre nach der Erstbeschreibung, wurde die Seuche erstmalig beim Hauptwirt, dem Schwein, beschrieben. Die

Pseudowut ist weltweit verbreitet, so auch in Österreich, kommt hier aber nicht in den Hausschweinebeständen, sondern ausschließlich beim Wildschwein vor. Aufgrund des permanenten Überwachungsprogramms ist Österreich deshalb seit 1997 amtlich anerkannt frei von der Aujeszky'schen Krankheit bei Hausschweinen.

Der Erreger ist das Suine Herpesvirus 1 (SHV-1), welches im Englischen als PRV (Pseudorabies Virus) bezeichnet wird. Es ist ein Alphaherpesvirus mit einer linearen dsDNA und nahe verwandt mit den humanpathogenen Herpes simplex- und Varizella-Zoster-Viren. Mit 150–200 nm sind die behüllten Virionen recht groß. Die Virusstämme weisen eine relativ große Variabilität und damit einhergehend auch unterschiedliche Virulenz auf, verhalten sich aber serologisch einheitlich. Die schwach virulenten Stämme sind streng neurotrop. Daher verursachen sie im Gegensatz zu den stark virulenten Stämmen keine weiteren Organschäden. Letztere können auch in der Lunge, wo sie die Alveolarmakrophagen befallen, und im Genitaltrakt (und damit auch im Samen infizierter Eber) nachgewiesen werden. Das Virus hat eine geringe Tenazität gegenüber Detergenzien. Wirksam sind auch Halogenverbindungen (freies Chlor) sowie Desinfektionsmittel auf Ammonium- oder Formalinbasis. Alkohole und Phenole sind unwirksam. Das Virus toleriert einen pH-Bereich von 4,5–11. Es kann in der Umwelt bei 25 °C bis zu 40 Tage überleben, bei 4 °C monatelang. Bei −18 °C wird das Virus innerhalb 35–40 Tagen inaktiviert, eine Inaktivierung erfolgt auch bei Erhitzung über 55 °C für mehr als 30 min.

Zur Übertragung kommt es vor allem durch Tier-Tier-Kontakt, sie kann aber auch über Tröpfcheninfektion stattfinden. Auch kontaminiertes Fleisch, Organe, Milch und Sperma (*cave*: künstliche Besamung) kommen als Ansteckungsquellen in Betracht. Infizierte Sauen verbreiten das Virus über abortierte Feten, die Nachgeburt und Vaginalfluor. Die erste Virusvermehrung findet beim Schwein in den Epithelien der Eintrittspforte – dem Nasopharynx, den Tonsillen und den Schleimhäuten des Genitaltraktes – statt. Im Kopfbereich kommt es zur direkten Virusaufnahme durch die lokalen Nervenendigungen des N. olfactorius (HN I) und des N. trigeminus (HN V), von wo aus sich das Virus intraaxonal ins ZNS weiterverbreitet, und führt zur Entstehung von neuronalen Nekrosen und Entzündungen, welche für die neurologische Symptomatik verantwortlich sind. Neben dem ZNS kommt es auch zur Infektion des Respirationstraktes (Alveolarmakrophagen) und zur Virämie. Bei dieser ist das Virus an Lymphozyten gebunden. Bei Ferkeln ist das Virus in verschiedenen Organen nachweisbar. Auch diaplazentare Infektionen der Feten kommen vor. Während die Pseudowut also beim Schwein als eine akut und fieberhaft verlaufende Erkrankung beschrieben werden kann, die sich in Abhängigkeit vom Alter in Form einer Meningoenzephalitis oder als respiratorische Erkrankung äußert, wobei adulte Schweine meist eine subklinische Infektion durchmachen, findet bei anderen Tierarten (v. a. Fleischfresser und Wiederkäuer) ausschließlich eine neurale Virusverbreitung mit folgender Enzephalomyelitis und einem ausgeprägten Pruritus sowie Automutilationen und Krampfanfällen statt. Bei diesen Fehlwirten verläuft die Infektion innerhalb kurzer Zeit letal und ist nicht therapierbar. Menschen dürften für SHV-1 nicht empfänglich sein.

Die Inkubationszeit bei Saugferkeln beträgt 36–48 h. Die IKT steigt bis auf 41 °C und die Tiere zeigen eine ausgeprägte Depression, Erbrechen, hgr. Salivation und motorische Störungen in Form von Zwangsbewegungen, Schlucklähmung, später Muskelzittern, Krämpfen und epileptiformen Anfällen, Ruderbewegungen in Seitenlage, Opisthotonus, angelegten Ohren und Nystagmus. Der Tod tritt meist innerhalb von 36 h ein. Die Mortalität bei 1–2 Wochen alten Ferkeln beträgt an die 100 %.

Bei Absetzferkeln dominieren die respiratorischen Symptome. Zu ggr. Fieber kommen Niesen und Husten, Nasenausfluss, erhöhte Salivation, und eine Dyspnoe. Manchmal zeigen auch sie eine ZNS-Symptomatik. Die Mortalität liegt immer noch recht hoch bei bis 50 %. Ältere Läufer entwickeln bei einer Morbidität von 100 % nahezu nur mehr Fieber, Abgeschlagenheit und respiratorische Symptome (Nasenausfluss und Dyspnoe). Neurologische Symptomatiken werden kaum mehr beobachtet und die Mortalität bleibt unter 3 %.

Adulte Schweine zeigen nur mehr milde respiratorische Symptome, selten kann eine ggr. Ataxie beobachtet werden. Sehr oft sind Infektionen in dieser Altersgruppe klinisch inapparent. Bei trächtigen Sauen kommt es zu Aborten oder Geburten bereits toter oder mumifizierter Ferkel. Eber können eine Orchitis, Periorchitis oder Hodenatrophie entwickeln. Wildschweine bleiben meist subklinisch infiziert.

Schweine, die die primäre Infektion überleben, bleiben latent infiziert. Das Virus zieht sich – wie es für Herpesviren typisch ist – je nach Eintrittspforte in die Trigeminusganglien und gegebenenfalls die Tonsillen, oder – dies ist besonders bei Wildschweinen der Fall – in die Sakralganglien zurück. Diese Tiere sind nicht infektiös, allerdings kann es aufgrund von Stressoren, wie bei Transporten oder peripartal, zur Reaktivierung des Virus und infolge dessen zur Ausscheidung kommen. Die Übertragung der Viren ist nicht an eine Jahreszeit gebunden.

Die humorale Immunität entwickelt sich innerhalb von 6–7 Tagen, der Antikörperpeak wird aber erst nach 3–5 Wochen erreicht. Dafür persistieren die Antikörper Monate bis Jahre. Maternale Antikörper, die für unsere Haussäuger von enormer Wichtigkeit sind, da deren Feten intrauterin aufgrund der anderen Plazentastrukturen im Gegensatz zum Menschen (und wenigen anderen Säugerspezies) keine humorale Immunität ausbilden können und somit auf die rasche Aufnahme von Kolostrum innerhalb weniger Stunden nach der Geburt angewiesen sind, um maternale Antikörper zu erhalten, persistieren für 12–14 Wochen (Abschn. 1.1.3). Spezifische Antikörper können Tiere vor einem schweren Krankheitsverlauf und dem Tod bewahren, jedoch eine (Re-)Infektion und Etablierung einer latenten Infektion nicht verhindern. Eine Impfung ist in Österreich verboten (obwohl es Markervakzinen gibt), da auch geimpfte Tiere Virusträger werden können.

Die Virusausscheidung in oronasalen Sekreten erfolgt über 2–3 Wochen, es ist auch eine Ausscheidung über Milch, Vaginalfluor und Samen möglich. Sie stoppt in der Regel beim Auftreten von neutralisierenden Antikörpern. Das Vorkommen von Langzeitausscheidern ist ein allgemeines Merkmal von

Herpesvirusinfektionen. Ratten können die Pseudowut überstehen und als latente Virusträger bis zu 131 Tagen p.inf. Virionen ausscheiden. Die Verbreitung innerhalb eines Bestandes erfolgt über belebte und unbelebte Vektoren, vorwiegend aerogen. Häufige Eintragsquellen stellen Zukäufe latent infizierter Tiere und ungekochte Metzgerei- und Küchenabfälle dar.

Die Diagnose wird aufgrund der Anamnese (typischerweise Aborte im Sauenstall+toter Hund am Gehöft) und des klinischen Bildes sowie mithilfe der Virusisolierung, eines immunfluoreszenzoptischen Nachweises am Gewebeschnitt, der PCR, sowie serologisch (ELISA, SNT) gestellt. Als Untersuchungsmaterial eignen sich lymphatische Gewebe (Tonsillen, Lymphknoten, Milz), Gehirn, Rückenmark, Lunge, Milz, Nieren, Leber und Abortmaterial sowie naso- und oropharyngeale Tupferproben.

7.2.7 Klassische Schweinepest (KSP)

Die klassische Schweinepest (KSP) ist eine hochkontagiöse Viruserkrankung der Haus- und Wildschweine mit fieberhaftem Verlauf und hoher Blutungsneigung. Erreger ist ein behülltes ssRNA-Virus (KSP-Virus, oder engl. CSF-Virus) aus dem Genus Pestivirus, Fam. *Flaviviridae,* mit einem Genom von 12,3 kb und einem Durchmesser von 40–60 nm. Das KSP-Virus zeichnet sich durch eine extrem hohe Tenazität innerhalb eines pH-Bereichs von 4–10 aus, die dazu führt, dass das Virus in Tierkörpern und Fleischprodukten (z. B. Salami, Schinken) über Monate und in gefrorenem Zustand über Jahre infektiös bleibt. Zur Inaktivierung muss es mind. 60 min lang 70 °C ausgesetzt sein. Zur Desinfektion eignen sich Laugen mit pH-Werten >11 (wie 2 %ige NaOH oder 2–5 %ige Kalkmilch) und starke Säuren. Ebenso sind Detergenzien wirksam.

Im EU-Raum wird immer wieder KSP festgestellt, so 1997 in Belgien, 1997, 1999–2003 und 2006 in Deutschland, 2000 in Großbritannien, 1999, 2001 und 2003 in Italien, 2003 in Luxemburg, 1997 in den Niederlanden und 1997, 2001 und 2002 in Spanien. Die letzten Fälle in Österreich traten im Jahr 1997 bei Hausschweinen auf. Bei Wildschweinen wurde das KSP-Virus in Österreich seit 2003 nicht mehr nachgewiesen. Zusätzlich zum TSG 1909 gilt in Bezug auf die KSP-Kontrolle auch die Wildschweine-Schweinepest-VO 2003.

Besonders problematisch und immer wieder ein Hemmschuh für die Seuchenbekämpfung bei Haustieren sind infizierte Wildtiere. Im Rahmen des Infektionsgeschehens bei der KSP spielen Wildschweine – so wie wir auch bei der Besprechung der Afrikanischen Schweinepest sehen werden – eine sehr große Rolle. „Schuld" an der Intensivierung eines Seuchenausbruchs haben aber in der Regel nicht die Wildschweine, sondern die Probleme sind durch Kirrung der Wildschweine mit kontaminierten Speise- und Küchenabfällen (das aus einem Seuchengebiet importierte „Wurstsemmerl", das an der Autobahnraststation weggeworfen wird) bzw. durch Einfuhr von infektiösem Wildschweinefleisch oder -erzeugnissen menschengemacht. Auch Jäger können als Verbindungsglieder zwischen Haus- und Wildschweinen fungieren. Die ungünstigste Kombination ist daher ein schweinehaltender Landwirt, der auf Schwarzwildjagd geht und wieder daheim am Betrieb die entsprechenden Hygieneregeln nicht striktest einhält. Zu denken geben sollten auch die Jagdhunde, die auf keinen Fall Zugang zu den Schweineställen haben dürfen. Ebenso tragen mangelhafte Biosicherheitsmaßnahmen in den schweinehaltenden Betrieben, die den unerwünschten Kontakt zwischen Wild- und Hausschweinen ermöglichen, zum Seuchengeschehen bei. Auch können bestimmte Personengruppen, wie Viehhändler, Tiertransporteure, Besamungstechniker, Zucht-, Ring-, und Futtermittelberater, Landwirte, Tierärzte, Probenentnahmeteams, Tierkörperbeseitigungspersonal, Handwerker und nicht zu vergessen auch Besucher und Feriengäste als Virusüberträger auftreten. Da auch unbelebte Vektoren eine große Rolle spielen, ist auf größtmögliche Sauberkeit und auf die Desinfektion von Stallgerätschaften, LKWs, u. a. Gegenständen, die Kontakt mit den Tieren oder dem Tierhaltungsbereich haben, zu achten. Kontaminierte Kleidung eignet sich ebenso sehr gut zur Verschleppung des Erregers innerhalb des Bestandes.

Die vorrangige Infektionsroute ist die orale. Die Virusvermehrung findet im lymphoretikulären Gewebe an der Eintrittspforte (Tonsillen, regionäre Lymphknoten) statt und führt zu einer Leukopenie. Ab dem 3. Tag bilden sich degenerative Gefäßwandschädigungen, die zu lokalen und systemischen Zirkulationsstörungen und einer Verbrauchskoagulopathie führen. Ab dem ersten Tag p.inf. kann das Virus über Kot, Harn (mit besonders hohem Virusgehalt), Speichel, sowie Nasen- und Augensekret ausgeschieden werden. Die Ausscheidung nach überstandener akuter oder subakuter Infektion ist bis zu 30 Tage möglich, im Zuge einer chronischen Infektion kommt es zu einer kontinuierlichen oder intermittierenden Ausscheidung für etwa 200 Tage. Passiert das Virus zwischen dem 70. und 90. Gestationstag die Plazentaschranke, so werden persistent infizierte Ferkel geboren, die von entsprechender seuchenmedizinischer Relevanz sind. Auch bei klinisch inapparenten und latenten Verlaufsformen können die Viren ausgeschieden werden.

Bei der perakuten Form sterben die Tiere innerhalb eines Tages ohne vorher bemerkbare klinische Symptome. Die akute Form weist eine Virusisolat-abhängige Mortalität von 30–100 % auf, die bei der chronischen Verlaufsform stark vermindert ist. Ferkel zeigen generell eine höhere Mortalität, die mit zunehmendem Alter sinkt. Weiterhin gibt es noch eine atypische und eine inapparente Form. Als klinische Symptome treten bei der akuten Form Fieber, ZNS-Störungen (wie Ataxien), Blutungen (Petechien/Ekchymosen) von Haut und Unterhaut sowie aus Körperöffnungen, zyanotische Verfärbungen (zuerst sichtbar an den Ohren), Konjunktivitiden, seröser Augen- und Nasenausfluss sowie Durchfall oder auch Obstipation auf. Aus dem Geschilderten ist erkenntlich, dass sich die KSP klinisch sehr unterschiedlich präsentieren kann. Ein alter Lehrsatz lautet, dass für die KSP (und auch für die später besprochene Afrikanische Schweinepest) typisch ist, dass nichts für sie typisch ist. Die chronische Form ist durch uncharakteristische Symptome, wie Durchfall/Obstipation, Abmagerung/Kümmern, Fruchtbarkeitsprobleme (Aborte, erhöhte Ferkelsterblichkeit, Endometritiden,

7.2 Anzeigepflichtige Seuchen des Schweines

Umrauschen), sowie durch Sekundärinfektionen charakterisiert. In der Regel ist aber zumindest im Anfangsstadium die IKT kurzfristig erhöht. Das klinische Bild kann einen wellenartigen Verlauf zeigen.

Pathoanatomisch fallen multiple, petechiale bis erythematöse Blutungen in Haut und Subkutis, petechiale Blutungen vor allem am Kehldeckel, der Harnblasenschleimhaut und den Nieren sowie erythematöse Myokardblutungen auf (Abb. 7.1a, b). Am Herzen können auch Myokardinfarkte oder ein Hydroperikard beobachtet werden. Als nahezu pathognomon einzustufen – nahezu deshalb, da schwere septikämische Erkrankungen zu ähnlichen klinischen und pathoanatomischen Bildern führen können – sind die bereits erwähnten petechialen Blutungen an den Tonsillen und der Epiglottis, die blutig marmorierten Lymphknoten und die Bildung von Boutons (diphtheroid-nekrotisierende Entzündungsherde mit festen Auflagerungen) auf der Schleimhaut des Dickdarms [3] (Abb. 7.1c). Der Erregernachweis erfolgt mittels PCR, Virusisolation aus Leukozyten (*buffy coat*) oder Organhomogenaten, sowie mittels Immunfluoreszenz an Gefrierschnitten von Tonsillen, Lymphknoten und diversen anderen Organen. An serologischen Methoden stehen ELISA, SN-Test (Serumantikörper werden ab dem 5.–11. Tag p.inf. gebildet) oder die indirekte Immunfluoreszenz zur Verfügung.

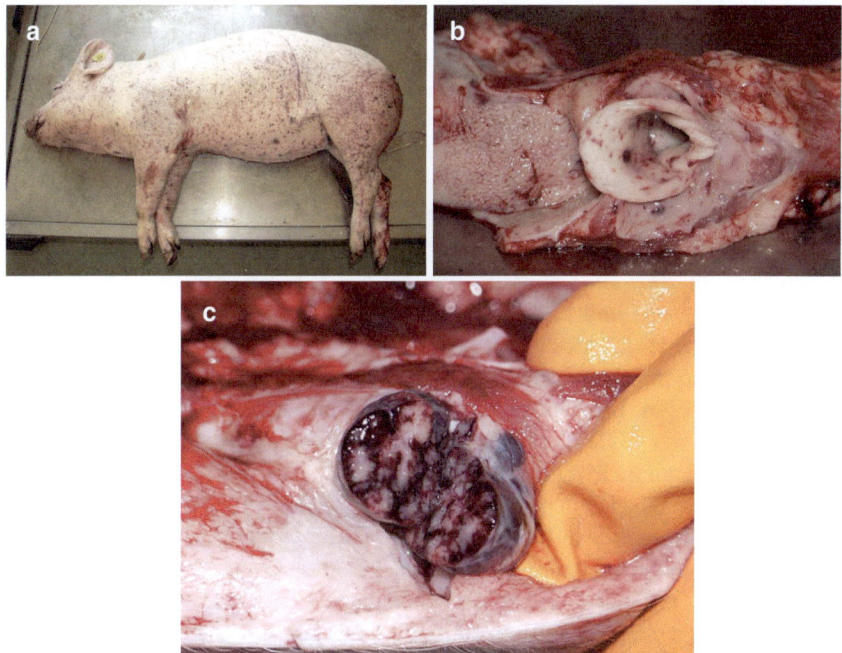

Abb. 7.1 Pathologische Bilder der KSP **a** disseminierte petechiale Hautblutungen, **b** petechiale Epiglottisblutungen, **c** blutig marmorierte Lymphknoten

7.2.8 Afrikanische Schweinepest (ASP)

Die Afrikanische Schweinepest (ASP) ist, wie die KSP, eine systemische, fieber- und seuchenhafte Erkrankung mit in Abhängigkeit vom verursachenden Virusgenotyp unterschiedlichem Verlauf, der von einem perakuten und hochdramatischen (mit 100 %iger Mortalität) bis hin zu einem chronischen, subklinischen oder inapparenten Verlaufstyp reichen kann. Erreger ist das ASFV (African Swine Fever Virus), Genus Asfivirus, aus der Familie der *Asfarviridae*. Bei diesem Virus handelt es sich um ein behülltes, sehr großes (ø 125–300 nm) dsDNA-Virus mit einem Genom von 170–192 kbp, welches für 150–170 ORFs kodiert. Derzeit werden 24 Genotypen (p72-Gen) bei nur einem Serotyp unterschieden. Dieses Virus hat eine systematische Sonderstellung und ist nicht näher mit anderen Viren, auch nicht mit dem KSPV, verwandt. Die Morbidität der ASP beträgt 40–80 %. Hochvirulente Virusstämme töten fast 100 % der Schweine innerhalb von 6–10 Tagen, während schwach virulente Stämme zu einer milden bis initial subklinischen Infektion führen. Insgesamt ist das ASPV weniger kontagiös als das KSPV. Wie dieses hat auch das ASPV einen extrem pH-Toleranzbereich (1,9–13,4), aber nur eine geringe Tenazität gegenüber Detergenzien. Auch 1 %iges Formaldehyd ist wirksam. Das KSPV bleibt in Blut, Schinken und Knochen bis zu einem halben Jahr und bei Kühlung bis zu 6 Jahre infektiös.

Die ASP wurde erstmals 1921 als tödliche Erkrankung europäischer Hausschweine in Afrika beschrieben. Bis vor kurzem war sie endemisch auf Gebiete in Afrika südlich der Sahara, die iberische Halbinsel und Sardinien beschränkt. Virusträger sind Warzenschweine, das Virus wird durch Lederzecken übertragen. Die Verbreitung durch Speiseabfälle im Flug- und Schiffsverkehr führte in der Vergangenheit zu temporären Ausbrüchen in Portugal, Spanien, Italien, Kuba, Brasilien, Malta, Sardinien und Belgien. Die aktuelle Welle, die auch Mitteleuropa betrifft, begann 2007 im Kaukasus, trat 2012 in Russland auf und hat sich seitdem über Osteuropa und das Baltikum bis nach Zentraleuropa vorgearbeitet. In Deutschland wurde die ASP erstmals 2020 bei Wildschweinen festgestellt, Österreich ist bis dato trotz eines massiven Seuchengeschehens im Nachbarland Ungarn verschont geblieben. Bei dem im derzeitigen Seuchenzug aktiven Virus handelt es sich um den Genotyp 2, der sich durch eine geringere Virulenz auszeichnet, die zusätzlich kontinuierlich abnimmt.

Die Übertragung erfolgt aerogen und oral (nicht erhitzte Abfälle aus Hotelküchen oder Metzgereien, Importwaren) sowie über Zecken, Ebersperma oder iatrogen. Nach erfolgter oraler oder nasaler Infektion kommt es zur ersten Virusvermehrung in den Tonsillen. Die Ausscheidung erfolgt ab dem 1. Tag p.inf. über alle Exkrete und Sekrete und dauert rund 3 Wochen an. Die virämische Phase, die bis 60 Tage p.inf. dauern kann, wird von den Monozyten getragen. Das Virus ruft Zellschäden im lymphatischen Gewebe und in den Gefäßendothelien hervor und kann bis zu 6 Monate p.inf. in den diversen Organen nachgewiesen werden. Aufgrund der Virusvermehrung in Makrophagen und anderen APCs (Antigenpräsentierende Zellen) kommt es zu einer starken Immunsuppression.

Bei der perakuten Form sterben die Tiere innerhalb kürzester Zeit und zeigen bestenfalls unspezifische klinische Symptome, wie Fieber. Die akute Form der ASP geht wie die der KSP, von der die ASP klinisch nicht zu unterscheiden ist, mit unterschiedlichen Symptomen einher: sehr hohes Fieber (>42 °C), Somnolenz, Inappetenz, Hämorrhagien an den Akren nach 3–6 Tagen, Erbrechen, Durchfall, Aborte und Ataxien. Nach 4–8 Tagen nimmt die Erkrankung aufgrund eines zentralen und peripheren Kreislaufversagens sowie Lungenödems einen letalen Verlauf. Die subakute Form ist der akuten Form prinzipiell ähnlich, nur sind die Symptome weniger ausgeprägt. Die Mortalität beträgt bei dieser Form 60–90 %. Bei der chronischen Form fallen Pneumonien, Hautläsionen, wie nekrotisierende Ulzerationen an Ohren, Gelenken, Rüssel und Schwanzspitze, sowie geschwollene Karpal- und Tarsalgelenke auf.

In der Sektion zeigt sich, dass das Krankheitsbild von Gefäßwandschäden bestimmt ist. Es können multiple Hämorrhagien in den Lymphknoten und der Nierenkapsel, Kongestionen (Hydrothorax, Hydroperikard, Ascites), Infarzierungen und eine Splenomegalie beobachtet werden. Hämatologisch fallen eine Leukopenie mit Lymphopenie und relativer Neutrophilie ohne Linksverschiebung auf. Zusammenfassend kann eine klinische Verdachtsdiagnose dann gestellt werden, wenn in der Herde ein septikämisches Krankheitsbild von einzelnen perakuten Verläufen und dem Auftreten von Hämorrhagien an Ohren und Extremitäten sowie einer hämorrhagischen Enteritis begleitet wird. Als diagnostisches Untersuchungsmaterial eignen sich Tonsillen, Lymphknoten, Lunge, Milz, Nieren, Gehirn sowie Blut/Serum. Ein indirekter Erregernachweis gelingt mit ELISA oder IPMA, der direkte Erregernachweis wird mittels Ag-ELISA, PCR, Virusisolierung, oder direkter Immunfluoreszenz durchgeführt.

Neben dem TSG 1909 kommen bei der ASP-Bekämpfung noch weitere Rechtsvorschriften zum Tragen: Verordnung der Bundesministerin für Gesundheit und Frauen zur Bekämpfung der Afrikanischen Schweinepest bei Haus- und Wildschweinen (ASP-Verordnung 2005), die Schweinegesundheits-VO 2016 und die Verordnung der Bundesministerin für Arbeit, Soziales, Gesundheit und Konsumentenschutz zur Anordnung einer Revision und Erhebung des Gesundheitszustandes von Wildschweinen innerhalb eines durch die Afrikanische Schweinepest gefährdeten Gebietes (ASP-Revisions- und Frühwarnverordnung 2019). Zusätzlich gibt es einen Krisenplan des Bundesministeriums für Gesundheit und Frauen (BMGF) zur Bekämpfung der Afrikanischen Schweinepest sowie die Entscheidung der Kommission 2003/422/EG zur Genehmigung eines Diagnosehandbuches für die Afrikanische Schweinepest. Die österreichische Gesetzgebung bezieht sich daher nicht nur primär auf Tierärzte und Landwirte, sondern in besonderem Maße auch auf die Jägerschaft. Alle erlegten und verendet aufgefunden Wildschweine sind der Behörde zu melden, die dann weitere Untersuchungen veranlasst, da Probenmaterial (Knochenmark) auch von bereits verendeten Schweinen ausgewertet werden kann. Außerdem verpflichtet die ASP-Revisions- und Frühwarn-VO 2019 die Jäger zu schonenden Jagdmethoden, da ein hoher Jagddruck zur Ausbreitung der ASP führt. Dafür ist Ungarn ein gutes

Beispiel. Noch 2019 wurden Treibjagden zur Befriedigung westlicher Jagdtouristen von Ost nach West und damit in Richtung der österreichischen Grenze durchgeführt. Treibjagden sind überhaupt kontraproduktiv, da sich erkrankte Wildschweine – die eurasischen Wildschweine (*Sus scrofa*) erkranken im Gegensatz zu den afrikanischen Wildschweinarten (Warzenschwein, Riesenwaldschwein, Buschschwein und Pinselohrschwein) – ins Unterholz zurückziehen und damit die KSP prinzipiell einen selbstlimitierenden Charakter hätte, der aber vom Menschen durch das Auftreiben erkrankter Schweine künstlich durchbrochen wird. Wie bei der KSP sind auch bei der ASP an Raststationen weggeworfene, kontaminierte Lebensmittel ein wichtiger treibender Faktor des Seuchengeschehens.

7.3 Das Schwein als Überträger von Zoonosen

Der Begriff Zoonose im engeren Sinn bezeichnet von Tieren auf Menschen übertragbare Erkrankungen, *sensu lato* jedoch eine in beide Richtungen übertragbare Infektionskrankheit, so wie es auch im Bundesgesetz zur Überwachung von Zoonosen und Zoonoseerregern (Zoonosengesetz 2005) aufgefasst wird. Während früher die Zahl der bekannten Zoonosen recht überschaubar war, sind mittlerweile etwa 200 Zoonosen bekannt. In den letzten Jahren hat die Häufigkeit der Ausbrüche neuer Infektionskrankheiten und somit auch der Zoonosen zugenommen. Zuletzt hat die COVID-19-Pandemie das öffentliche Bewusstsein für zoonotische, seuchenhafte Erkrankungen wachgerüttelt.

Zwei der ersten, die damalige bekannte Welt umspannenden zoonotischen Seuchenzüge waren die Pestausbrüche im 6. und dann vor allem im 14. Jhdt., wobei der Pesterreger (*Yersinia pestis*) von den Genuesen aus Vorderasien nach Europa „eingeschifft" worden war. Dieser wurde von Ratten und dem Rattenfloh und später auch durch Tröpfcheninfektion von Mensch zu Mensch übertragen und führte zum Tod rund eines Drittels der Bevölkerung vor allem im deutschen Sprachraum. Dieser Seuchenzug hatte auch soziale Umstrukturierungen zur Folge, denn er bedeutete schlussendlich größeren Wohlstand für weniger Menschen. Im 19. Jhdt. wütete die von Mykobakterien verursachte und von Tieren (v. a. Wiederkäuern) auf den Menschen übertragene Tuberkulose in Westeuropa. Derzeit tritt sie verstärkt in China und Südrussland auf, wobei hier Murmeltiere, auf die dort Jagd gemacht wird, als Erregerreservoir fungieren. Anfang des 20. Jahrhunderts trat dann die von Tsetse-Fliegen übertragene Schlafkrankheit in Zentralafrika auf den Plan. Für den Erreger dieser Zoonose, *Trypanosoma brucei*, dienen u. a. Wiederkäuer, Schweine, Nager, aber auch Fleischfresser, wie Löwen und Hyänen, als Reservoir.

Im 20. Jhdt. erhielt die Entwicklung zoonotischer Seuchenzüge eine neue Dynamik, die aktuell immer mehr an Fahrt aufnimmt. Im Bericht des Umweltprogramms der Vereinten Nationen (UNEP) aus 2020 sind die wichtigsten Faktoren für diese Entwicklung gelistet und sollten uns allen zu denken geben:

- steigende Nachfrage nach tierischem Eiweiß
- nicht nachhaltige Intensivierung der Landwirtschaft

- zunehmende Nutzung und Ausbeutung von Wildtieren
- nicht nachhaltige Nutzung natürlicher Ressourcen
- Reisen und Transport
- Klimawandel (und die damit einhergehende Ausbreitung ehemals nur in den Tropen und Subtropen vorkommender Vektoren in – ehemals – gemäßigte Temperaturzonen)

Begonnen, abgesehen von den Pestzügen, haben die großen zoonotischen Pandemien mit der Spanischen Grippe von 1918–1921, verursacht durch ein Influenzavirus vom Subtyp H1N1. Die Influenzaviren sind aufgrund ihrer Genomstruktur für Rekombinationsereignisse prädisponiert, wobei Schweine als „melting pot" für eigene Viren, die des Menschen und die von Wasservögeln dienen. Man muss sich vor Augen führen, dass es vor allem in China nicht unüblich ist, dass Schweine, Enten und Menschen auf engem Raum unter einem Dach wohnen. Die spanische Grippe hatte den Tod von rund 50 Mio. Menschen zur Folge.

1976 wurde Ebola, eine von Affen auf den Menschen übertragene, sehr schwer verlaufende Erkrankung vom hämorrhagischen Fiebertyp, bekannt, wobei der bisher größte Ausbruch mit rund 11.000 Toten 2014–2016 in Westafrika stattfand. Ebenso von Primaten auf den Menschen übertragen wurde das HIV-Virus. Die durch dieses Virus übertragene Krankheit, AIDS, wurde ab 1981 bekannt und hatte nicht nur das Leid vieler Menschen zur Folge, sondern bewirkte auch einen massiven Antrieb der Forschung am Gebiet der Retrovirusbiologie. Beide Seuchen, Ebola und AIDS, waren somit bereits offensichtlich menschengemacht. Die Jagd auf Wildtiere in Afrika und auch in Asien ist immer noch der Hauptmotor für die Entstehung der meisten (neuen) Pandemien.

2002 und 2003 forderte die erste SARS-Pandemie, ausgehend von Südchina, rund 800 Tote, verlief also noch relativ glimpflich. 2004 weckte die Vogelgrippe (H5N1) die Angst vor einer weltweiten Pandemie, allerdings führte der Ausbruch nicht zu einer zwischen Menschen übertragbaren Krankheit, sondern beschränkte sich auf Menschen mit engem Kontakt zu Geflügel (insgesamt rund 450 Todesfälle bis 2020). Nach der Vogelgrippe verunsicherte im Jahr 2009 die pandemische Schweinegrippe (H1N1) die Welt, wurde aber ein Jahr später von der WHO wieder für beendet erklärt und hatte bis dahin zu knapp 18.500 Todesfällen weltweit geführt. Im Jahr 2012 wurde das Middle East Respiratory Syndrome Coronavirus (MERS-CoV) auf der arabischen Halbinsel nachgewiesen. Die Überträger waren in diesem Fall ursprünglich Dromedare, es wurden über 800 Todesfälle gemeldet.

Schätzungsweise gibt es laut Bericht der Expertenkommission an den deutschen Bundestag 2020 rund 1,7 Mio. Viren bei Säugetieren und Wasservögeln, von denen rund die Hälfte die Fähigkeit haben könnte, Menschen zu infizieren. Wahrscheinlich wurde insgesamt erst ein Bruchteil (weniger als 0,1 %) des potenziellen zoonotischen viralen Risikos entdeckt. Rund 60 % der menschlichen Infektionskrankheiten sind Zoonosen, wobei der Anteil von Zoonosen bei den neu auftretenden bzw. neuentdeckten Seuchen immer größer wird (derzeitige Schätzung mind. 75 %). Laut Friedrich-Loeffler-Institut für Tiergesundheit entstehen rund 3 neue Zoonosen pro Jahr.

Der Umgang mit Zonosen ist auch gesetzlich in einer eigenen Rechtsvorschrift, abgesehen von der Tierseuchengesetzgebung, die ja auch Zoonosen behandelt, nämlich dem bereits erwähnten Zoonosengesetz 2005, geregelt. Im Folgenden sind die beiden für das Grundverständnis dieses Gesetzes wichtigen Paragraphen sowie die Liste der überwachungspflichtigen Zoonosen laut Anhang A des Zoonosengesetzes 2005 angeführt.

§ 1. (1) Dieses Gesetz soll die ordnungsgemäße Überwachung von Zoonosen, Zoonoseerregern sowie diesbezüglicher Antibiotikaresistenzen und die epidemiologische Abklärung von lebensmittelbedingten Krankheitsausbrüchen sicherstellen, um die Erfassung der zur Bewertung der diesbezüglichen Entwicklungstendenzen und Quellen erforderlichen Informationen zu ermöglichen.

(2) Dieses Gesetz regelt

1. die Organisation der Überwachung von Zoonosen und Zoonoseerregern,
2. die Überwachung diesbezüglicher Antibiotikaresistenzen,
3. die epidemiologische Untersuchung lebensmittelbedingter Krankheitsausbrüche und
4. den Austausch von Informationen über Zoonosen und Zoonoseerreger.

(3) Meldepflichten, Überwachungs- und Bekämpfungsmaßnahmen hinsichtlich Zoonosen und Zoonoseerregern sowie lebensmittelbedingter Krankheitsausbrüche auf Grund bestehender Bundesgesetze werden durch dieses Bundesgesetz nicht berührt.

§ 2. (1) ...

(2) Im Sinne dieses Gesetzes sind:

4. „Zoonosen": Krankheiten und/oder Infektionen, die auf natürlichem Weg direkt oder indirekt zwischen Tieren und Menschen übertragen werden können; ...

Anhang I

A. Überwachungspflichtige Zoonosen und Zoonoseerreger
- Brucellose und ihre Erreger
- Campylobacteriose und ihre Erreger
- Echinokokkose und ihre Erreger
- Listeriose und ihre Erreger
- Salmonellose und ihre Erreger
- Trichinellose und ihre Erreger
- Tuberkulose, verursacht durch *Mycobacterium bovis*
- Verotoxinbildende *Escherichia coli*

B. **Je nach epidemiologischer Situation überwachungspflichtige Zoonosen und Zoonoseerreger**
  1. **Virale Zoonosen**
     - Calicivirus
     - Hepatitis-A-Virus
     - Influenzavirus
     - Tollwut
     - durch Arthropoden übertragene Viren
  2. **Bakterielle Zoonosen**
     - Borreliose und ihre Erreger
     - Botulismus und seine Erreger
     - Leptospirose und ihre Erreger
     - Psittakose und ihre Erreger
     - Tuberkulose, ausgenommen Tuberkulose gemäß Abschnitt A
     - Vibriose und ihre Erreger
     - Yersiniose und ihre Erreger
  3. **Parasitäre Zoonosen**
     - Anisakiase und ihre Erreger
     - Cryptosporidiose und ihre Erreger
     - Zystizerkose und ihre Erreger
     - Toxoplasmose und ihre Erreger
  4. **Andere Zoonosen und Zoonoseerreger**

Das Schwein überträgt eine große Anzahl dieser Erreger bzw. ist Vermittler der durch diese Erreger verursachten lebensmittelbedingten Krankheitsausbrüche. Die genaue Beschreibung dieser würde den Rahmen dieses Buches sprengen und ist auch nicht das Thema. Eine von Schweinen übertragene zoonotische Erkrankung, die aber auch das Schwein selbst betrifft, soll, obwohl aufgrund ihrer Ubiquität nicht in der Liste der überwachungspflichtigen Zoonosen angeführt, aufgrund ihrer klinischen Relevanz trotzdem kurz beschrieben werden, nämlich der Rotlauf. Der Erreger des Rotlaufes ist *Erysipelothrix rhusiopathiae*, ein grampositives, mikroaerophiles und schwach hämolysierendes Bakterium. 30–50 % der Schweine sind inapparente Träger (Tonsillen), Erkrankungen treten – wie beim Menschen – primär nach Belastungen auf. Derzeit sind rund 26 Serotypen bekannt, wobei der Hauptteil der Isolate den Serotypen 1 und 2 zugeordnet wird. Die Inkubationszeit beträgt 3–5 Tage, die folgende akute, bakteriämische Phase dauert 1–2 Wochen. Der Erreger siedelt sich in der Haut, in Gelenken und in den lymphatischen Organen an und führt zu Endothelläsionen, einer Koagulopathie und Mikrothrombenbildung. Beim akuten Rotlauf (septikämische Form) steigt die IKT auf 40–42 °C, einhergehend mit entsprechender Fiebersymptomatik. Der Erreger wird in großen Mengen über das Nasensekret, Speichel, Harn und Kot ausgeschieden. Die Hautform als zweite Variante des akuten Rotlaufes wird als Backsteinblattern bezeichnet, die sich als polygonale, scharf abgegrenzte und leicht über das Hautniveau erhobene rote Effloreszenzen darstellen (Abb. 2.15 f). Rotlaufbakterien mit niedrigerer Virulenz können eine chronische Verlaufsform verursachen, die durch einen etwas niedrigeren Anstieg der IKT (39,5–40,9 °C) und die Bildung von Hautnekrosen, Polyarthritiden („Gelenkrotlauf" mit dem Auftreten einer akuten proliferativen Synoviitis, innerhalb von 3 Monaten gefolgt von einer charakteristischen Pannusbildung an den Gelenkrändern, die schlussendlich in eine Zerstörung der Gelenkknorpel und Ankylosierung des Gelenks mündet) oder AV-Klappenendokarditiden („Herzklappenrotlauf") charakterisiert ist. Aus ärztlicher bzw. tierärztlicher Sicht ist es das Schöne am Rotlauf, dass die akute Verlaufsform, die meist sehr beeindruckende klinische Bilder verursacht, mit Penicillin G-Gaben sehr rasch und effektiv behandelt werden kann. Insgesamt ist die Zahl der Erkrankungsfälle bei Schwein und Mensch gesunken, da in der Schweineproduktion routinemäßig gegen den Rotlauferreger vakziniert wird.

Literatur

1. Zimmerman JJ, Karriker LA, Ramirez A, Schwartz KJ, Stevenson GW, Zhang J (Hrsg) (2019) Diseases of Swine, 11. Aufl. Wiley-Blackwell, NJ, USA
2. Sipos W, Winter P, Schildorfer H, Janda P, Kraus M, Höflechner A, Schmidt P, Baumgartner W. (2001) Erstmalige Beschreibung eines an Scrapie erkrankten Schafes in Österreich. Wien Tierarztl Monat 88:201–207
3. Schmoll F, Waldner C, Revilla-Fernández S, Schilcher F, Schildorfer H, Sipos W (2004) Kombiniertes Auftreten einer PCV-2-Infektion und einer Streptokokkenseptikämie als Differentialdiagnose zur Europäischen Schweinepest: ein Fallbericht. Wien Tierarztl Monat 91:242–247

Rechtsvorschriften

1. Gesetz vom 6. August 1909, betreffend die Abwehr und Tilgung von Tierseuchen (Tierseuchengesetz – TSG). StF: RGBl. Nr. 177/1909
2. Verordnung der Bundesministerin für Gesundheit, Familie und Jugend über die Kennzeichnung und Registrierung von Schweinen, Schafen und Ziegen (Tierkennzeichnungs- und Registrierungsverordnung 2007). StF: BGBl. II Nr. 166/2007. Änderung: BGBl. II Nr. 291/2009
3. Bundesgesetz zur Überwachung von Zoonosen und Zoonoseerregern (Zoonosengesetz). StF: BGBl. I Nr. 128/2005

Ausgewählte Beispiele von Schweinemodellen in der biomedizinischen Forschung

8

> **Zusammenfassung**
>
> Die Verwendung von Schweinen in der biomedizinischen Forschung ist sehr vielgestaltig und hat in den letzten Jahren immer mehr an Bedeutung gewonnen. Anhand ausgewählter Beispiele werden interessante und auch faszinierende Anwendungsmöglichkeiten aus den Themenfeldern der Notfallmedizin inkl. Reanimationsforschung und der Osteoporoseforschung vorgestellt, die bereits teilweise in neue humanmedizinische Therapieoptionen umgesetzt werden konnten. Außerdem werden dermatologische und allergologische Modelle besprochen. Um dem Prinzip der 3R gerecht zu werden, wird zunehmend daran gearbeitet, von in-vivo Versuchen auf ex-vivo Versuche umzustellen. Sehr erfolgreiche ex-vivo Modelle an Auge und Nasenschleimhaut sowie die anhand dieser Modelle erhobenen Daten werden präsentiert.

8.1 Schweine als Modelle in der Notfallmedizin

8.1.1 Reanimationsversuche

Tierversuche sind zu einem vielbeachteten und sehr emotionalisierenden Thema geworden. Geht es doch nicht um weniger, als dass wir unsere Mitgeschöpfe dafür einsetzen, unseren eigenen Forscherdrang zu befriedigen und unsere eigene Gesundheit zu verbessern. Das ist von uns Menschen schon ein gutes Stück egoistisch – aber aus medizinischer Sicht eben leider derzeit noch ein notwendiges Übel, wollen wir auf medizinischen Fortschritt nicht verzichten. Ein Tierversuch darf aber nicht einfach aus einer Laune heraus durchgeführt werden, sondern unterliegt strengen gesetzlichen Regeln und bedarf einer intensiven behördlichen Prüfung und Genehmigung (Abschn. 6.1). Oberste Maxime ist es, die „3 R" (*reduce, refine, replace*) einzuhalten. Nach Möglichkeit sollen also Tierversuche

© Der/die Autor(en), exklusiv lizenziert an Springer-Verlag GmbH, DE, ein Teil von Springer Nature 2022
W. Sipos, *Das Schwein in der biomedizinischen Forschung,*
https://doi.org/10.1007/978-3-662-65844-4_8

reduziert, qualitativ und damit in ihrer Aussagekraft verbessert und nach Möglichkeit gar nicht durchgeführt, sondern durch alternative Techniken (wie beispielsweise Zellkulturversuche) ersetzt werden. In vielen Fällen ist letzterer Punkt aber (noch) nicht machbar. Bei diesen handelt sich dann um Fragestellungen, bei denen die systemische Ebene, also der Gesamtorganismus und nicht nur ein bestimmter Zelltyp (oder event. ein bestimmtes Organ), eine große Rolle spielt. Dies trifft so auch auf präklinische Studien im Rahmen der Reanimationsmedizin zu.

Seit Mitte der 2000er Jahre arbeiteten wir an der Universitätsklinik für Notfallmedizin am Wiener AKH an Reanimationsstudien am Schweinemodell. Bisherige Untersuchungen waren primär am Nagermodell, vor allem an Ratten, durchgeführt worden. Das Schweinemodell sollte nun als wichtiger Zwischenschritt zur Überprüfung und Testung neuer Techniken vor deren Anwendung am Menschen dienen. Aufgrund seiner Größe, seines Stoffwechsels und der inneren Anatomie eignet sich diese Tierart sehr gut für Fragestellungen der Notfallmedizin.

Bevor also unterschiedliche Wiederbelebungsmethoden am Schweinemodell getestet werden konnten, musste ein Verfahren überlegt werden, wie der neurologische Status und das Allgemeinbefinden der Tiere nach erfolgreicher Wiederbelebung möglichst objektiv zu messen sein könnten. Das ist natürlich für die Ermittlung optimaler Wiederbelebungsmethoden von größter Wichtigkeit, da niemandem geholfen ist, wenn eine erfolgreiche Wiederherstellung der eigenständigen Herz-Kreislauftätigkeit (ROSC, Restoration of Spontaneous Circulation) gelingt und der Patient somit ins Leben zurückgeholt werden kann, dieser aber gleichzeitig schwere neurologische und kognitive Defizite aufweist und ein permanenter Pflegefall ohne ein selbstbestimmtes Leben bleibt. Zur Ermittlung des kognitiven Status eines Menschen kann man diesen nach seinem Namen und seinem Geburtsdatum fragen, man kann fragen, wie er sich fühlt, schauen, ob er seine vertrauten Mitmenschen erkennt, entsprechende Aufgaben lösen kann und vieles andere mehr und somit seinen mentalen Status ermitteln, abgesehen natürlich von grundlegenden neurologischen Untersuchungen. Beim Schwein gestaltet sich das alles schwieriger. Die neurologischen Untersuchungen sind bei entsprechender Fachkenntnis gut zu machen (Abschn. 2.3), die kognitiven Fähigkeiten sind aber schwerer zu ermitteln – das Schwein ist ein sehr intelligentes und, wenn man so will, auch eigensinniges Tier, das macht, was es selber will und meist nicht das, was der Untersucher will. Dies verlangt im einfachsten Fall eine eingehende Beobachtung der Tiere in ihrer Umwelt und in Bezug auf ihr Sozialverhalten. Über den in Abschn. 2.3.4 vorgestellten NDS und OPC wurde aber ein praktikables Instrument etabliert, welches bei den folgenden Studien zur Anwendung kam und einen brauchbaren *read-out* ermöglichte.

In unseren Studien wurde am normovolämischen Herzstillstand (cardiac arrest, CA), wie er beim Herzinfarkt auftritt, gearbeitet. In Österreich sind über 40 % der Todesfälle auf einen Herzinfarkt oder Schlaganfall zurückzuführen, das sind etwa 34.000 Personen im Jahr. Knapp die Hälfte der Patienten mit akutem Koronarsyndrom kann erfolgreich reanimiert werden, aber nur rund 10 % werden in einem guten zerebralen Zustand entlassen. Das veranschaulicht die Notwendigkeit der weiteren Verbesserung der postreanimatorischen Intensivtherapie. Das

Gegenteil des normovolämischen Stillstandes wäre der hypovolämische Stillstand, der bei großen Blutverlusten eintritt und folglich anders behandelt werden muss. Das primäre Ziel bestand nun darin, die Zeitspanne zwischen dem Einsetzen des Herzstillstandes bis zum Einsetzen der erfolgreichen Wiederbelebungsmaßnahmen möglichst verlängern zu können, da es ja auch unter Praxisbedingungen eine Zeitlang dauert, bis der Notarzt zu einem Herzinfarktpatienten kommen kann, um diesen entweder sofort zu reanimieren (was in der Regel der Fall sein wird) oder aber in Zukunft in dem Fall zu „präservieren", wenn der Patient vor Ort nicht mehr mit Aussicht auf Erfolg reanimiert werden kann, um Zeit für den Transport in eine speziell ausgerüstete ICU zu gewinnen.

In einer Reihe von diversen experimentellen Settings wurden verschiedene Varianten der therapeutischen Hypothermie untersucht. Die therapeutische Hypothermie basiert auf der Überlegung, dass nach einem Herzstillstand eine Kühlung des Blutes und damit des Gehirns und anderer wichtiger und empfindlicher Organe, wie des Herzens, aufgrund diverser metabolischer und immunologischer Prozesse einen positiven klinischen Effekt aufweist. Die therapeutische Hypothermie wurde dabei initial post-ROSC durchgeführt und erst später in die Herzstillstandszeit (*intra-arrest*) vorverlegt. Hierbei ist prinzipiell einerseits die externe Kühlung, also in der einfachsten Form das Verbringen des Körpers in ein Eiswasserbad, ausgefeilten internen Kühlmethoden gegenüber zu stellen, bei denen entweder gekühlte Infusionslösungen über Kühlkatheter in das Blutgefäßsystem eingebracht werden oder das körpereigene Blut selbst gekühlt wird. In Abhängigkeit von der Menge einer infundierten Kühlflüssigkeit kann entweder aufgrund der erreichten Blutverdünnung ein positiver Effekt beobachtet werden oder andererseits bei zu großen Mengen eine den Organismus belastende Volumenüberladung des Herzens hervorgerufen werden. Dieser wird durch das Verfahren der extrakorporalen Blutkühlung entgegengewirkt. Außerdem wurde untersucht, ob die Kombination mit einer Herzdruckmassage von Vorteil ist. Bei der bereits angesprochenen frühen (*intra-arrest*) therapeutischen Hypothermie, bei der das Tier bereits vor Einsetzen der Wiederbelebungsmaßnahmen über einen CPB (cardiopulmonary bypass, Herz-Lungen-Maschine) heruntergekühlt wird, wird davon ausgegangen, dass weniger systemisch wirkende neurotoxische Metaboliten gebildet werden, die in weiterer Folge im Gehirn zu Hypoxie-Ischämie-Reperfusionsschäden führen könnten. Es handelt sich bei diesen Mediatoren primär um proinflammatorische Zytokine, Caspasen und blutgerinnungsaktivierende Faktoren. Weiterhin mussten die diversen zeitlichen Verläufe bis zum Erreichen der Zieltemperatur im Gehirn getestet sowie der bestgeeignete Hypothermielevel in Bezug auf eine erfolgreiche Wiederbelebung gefunden werden.

Es wurden aus technischen Gründen (Notwendigkeit eines Blasenkatheters) nur weibliche Tiere mit einem Gewicht von rund 30 kg unter Propofol-Vollnarkose verwendet. Über arterielle und venöse Zugänge sowie über einen Lungenarterienkatheter wurden der mittlere arterielle Druck (MAP), der zentral-venöse Druck, der lungenarterielle Druck, der Lungenkapillaren-Verschlussdruck und die lungenarterielle Temperatur (T_{pa}) gemessen. Zusätzlich wurden die tympanische Temperatur, sowie die Temperaturen in Ösophagus und Blase aufgezeichnet.

Die Hirntemperatursonden wurden bds. 1 cm paramedian der Sagittalnaht und 1 cm vor der Koronarnaht über Bohrlöcher in eine Tiefe von 2 cm in die Frontallappen eingebracht und die niedrigere der beiden Temperaturen war dann als die Hirntemperatur (T_{br}) definiert.

In den frühen Studien zur externen Kühlung mittels unterschiedlicher Methoden, wie eigens entwickelter Kühl-Pads oder ThermoSuits®, wurde die Zeitspanne gemessen, die zum Erreichen der Zielkerntemperatur von 33 °C nötig war, sowie bei den Kühl-Pads der Prozentsatz der Körperoberfläche, der dafür bedeckt werden musste (Abb. 8.1a). Mit den diversen externen Methoden wurden Kühlraten von rund 8 °C/h post-ROSC und rund 4 °C/h während des CA gegenüber nur rund 1 min bis zum Erreichen der Zieltemperatur bei den später getesteten internen Kühlmethoden erreicht, wobei angemerkt werden muss, dass die externen Kühlungsversuche noch mit weit schwereren Schweinen mit einem durchschnittlichen Gewicht von rund 80 kg (*human-sized*) durchgeführt wurden [1–3]. Ein zu beachtender Punkt externer Kühlmethoden ist außerdem die Vermeidung von kutanen Erfrierungen.

Es wurde jedoch bald zu den weit effektiveren und besser steuerbaren internen Kühlungsversuchen übergegangen [4–8]. Ohne therapeutische Hypothermie, also konventionell nur mit Herzdruckmassagen, konnten die Tiere nach nur maximal 10 min einer unbehandelten Stillstandszeit wiederbelebt werden [9]. Nun sollte diese Zeitspanne durch den Einfluss einer therapeutischen Hypothermie verlängert

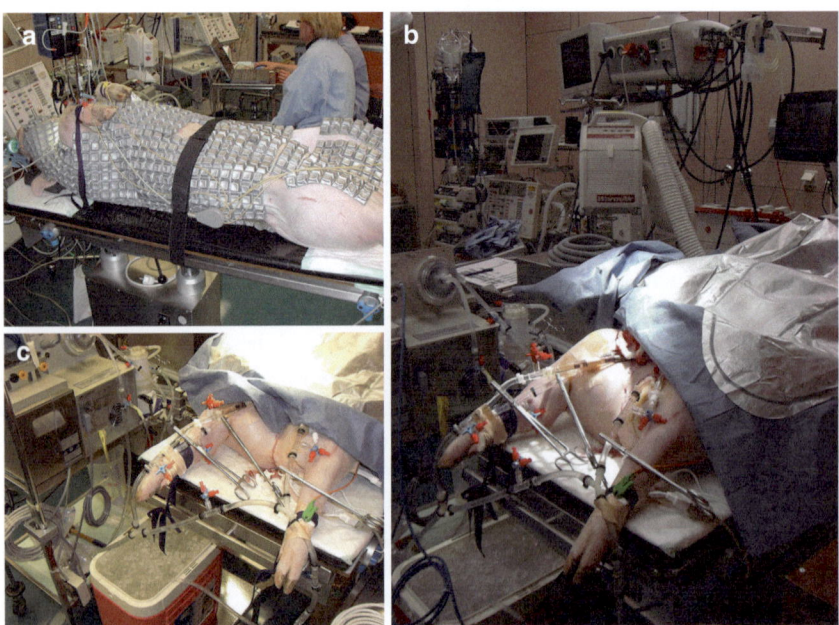

Abb. 8.1 Reanimationsversuche: **a** externe Kühlung mittels Kühlpads, **b**, **c** CPB-Cooling System

werden. Den Tieren der Versuchsgruppen wurden für das Einbringen der Kühllösungen Ballonkatheter (modifizierte Foley-Katheter mit einer Länge von 65 cm) über die linke Femoralarterie eingebracht und 47,5 cm vorgeschoben, um eine prädiaphragmatische Position des Ballons in der Aorta zu erreichen, mit dem Ziel, vor allem Hirn und Herz zu kühlen. In den jeweiligen beiden Gruppen (Versuchs- und Kontrollgruppe) wurden den Tieren arterielle Bypässe in die rechte Femoralarterie und ein venöser Bypass über die rechte Femoralvene bis zum rechten Atrium gesetzt. Der Herzstillstand wurde durch ein über einen 2 s dauernden Spannungsimpuls von 90 V (60 Hz) induziertes Kammerflimmern erreicht, welches über das Messen des Blutdruckabfalls und EKG-Befunde bestätigt wurde. In den Versuchsserien wurden der Anteil der Tiere, die ROSC erreichten, die 9-Tages-Überlebensrate und die OPCs (Abschn. 2.3.4) ermittelt.

Bei den Schweineversuchen wurde primär mit der tiefen therapeutischen Hypothermie (Zielkerntemperatur <28 °C, meist um 15 °C) gearbeitet. In einem Setting wurde nach unbehandelten Herzstillstandszeiten von 15 min und Verbleiben in dem nun präservierten Zustand für weitere 20 min die Hirntemperatur (T_{br}) in weniger als 4 min von rund 38,5 °C auf 16,7 °C gekühlt, was über das Einbringen entsprechend großer Mengen von 150 ml/kg auf 4 °C gekühlter Infusionslösung unter Zusatz von 0,06 mg/kg Epinephrin, 0,9 IE/kg Vasopressin und 37,5 IE/kg Heparin mit einer Flussrate von rund 1,2 L/min in den Kreislauf via Ballonkatheter gelang. Zusätzlich wurde ein kleineres Volumen von 50 ml/kg Kühlflüssigkeit über die arterielle Bypasskanüle in die rechte Femoralarterie für die gezielte Kühlung des Rückenmarks verabreicht. Dabei wurde das rechte Herz während des Flush über die venöse Bypasskanüle entlastet. Ein Großteil der Tiere konnte nach dem folgenden, verzögerten Anschluss an die Herz-Lungen-Maschine und einem definiertem Defibrillationsprotokoll (also nach insgesamt 35 min) erfolgreich reanimiert werden. Da während eines CA der Blut-pH sinkt, erhielten die Tiere knapp vor dem Start des CPB 3 mmol/kg Bikarbonat und 50 IE/kg Heparin IV. Der CPB (+ Epinephrin und Vasopressin) startete mit einer Flussrate von 70 ml/kg/min, um einen MAP von 80 mmHg, einen PaO_2 von 80–120 mmHg und eine T_{br} von 34,5 °C zu erreichen. Nach 4 min CPB und einer T_{pa} von 30 °C wurde mit den Defibrillationen (150 J) begonnen. Diese wurden alle 5–10 min bis zu max. 1 h fortgeführt. Nach ROSC wurde die CPB-Flussrate auf 15 ml/kg/min für 15 min reduziert, dann wurde das Tier abgehängt.

Dieses System des Verbringens des Patienten in einen hypothermen Zustand noch während des CA wurde ursprünglich „*suspended animation*" bezeichnet und aufgrund ethischer Bedenken später in „Emergency Preservation and Resuscitation (EPR)" umbenannt. Dies entspricht der bereits genannten Präservierung des Herzstillstandspatienten. Während die Hypothermie bis dato mit großen Flüssigkeitsvolumina, die über die großen Gefäße verabreicht wurden, erreicht wurde, sollte in weiterer Folge ein extrakorporales Kühlsystem (Cardiopulmonary Bypass-Cooling System, CPB-CS) etabliert werden, bei dem das Blut selber in der Herz-Lungen-Maschine in einem Eiswasserbad heruntergekühlt würde und damit einerseits die Zieltemperaturen schneller erreicht und die Nebenwirkungen großer systemischer Flüssigkeitsgaben weitgehend vermieden werden könnten (Abb. 8.1b, c).

In diesem Setting erhielten die Tiere nach einem unbehandelten CA von wiederum 15 min einen Bolus von 0,04 mg/kg Epinephrin und 0,6 IE/kg Vasopressin und die extrakorporale Kühlung wurde mit einer Flussrate von 800 ml/min für eine Dauer von 1, 3 oder 5 min gestartet, um eine T_{br} von 30 °C, 24 °C, bzw. 18 °C zu erreichen. Nach Erreichen der gewünschten T_{br} wurde der Blutfluss nicht mehr durch das Eiswasserbad geleitet und das extrakorporale Kühlsystem als regulärer CPB verwendet. Die Flussrate betrug nun 70 ml/kg/min, wobei die Sauerstoff- und Luftzufuhr so eingestellt wurden, dass ein $PaCO_2$ von 35–40 mmHg und ein PaO_2 von 80–120 mmHg erreicht wurden. In der 18 °C-Gruppe musste gleich wieder mit der Erwärmung auf eine für die Wiederbelebung notwendige T_{pa} von 33 °C begonnen werden, in der 24 °C-Gruppe nach 20 min und in der 30 °C-Gruppe erst unmittelbar vor Start der Reanimation, um mit den Defibrillationen in allen drei Gruppen nach einer Stunde CA-Zeit beginnen zu können. Interessanterweise zeigte sich, dass ein Hypothermielevel von 30 °C deutlich bessere Ergebnisse brachte als die tiefen Hypothermiegrade von 24 °C bzw. 18 °C.

Da das CPB-CS naturgemäß einen sehr hohen apparativen Aufwand bedeutet und andererseits, wie bereits erwähnt, auch das Einbringen von aortalen Flushs positive Effekte auf die Hämodynamik aufweisen kann, wurde der Erfolg von aortalen Flushs mit Kühlflüssigkeit in einer Dosierung von 200 ml/kg nach 15 min CA noch während des Herzstillstandes und weiteren 20 min hypothermer Stase (EPR) ohne und mit Herzdruckmassagen auf ihre Wirksamkeit und darauf folgenden CPB (nach insgesamt 35 min) und Defibrillationen untersucht. Die T_{br} sank von 38,5 °C auf 15,3 °C in der Gruppe ohne Herzdruckmassage und auf 11,3 °C in der Gruppe mit Herzdruckmassage. ROSC wurde in der ersten Gruppe bei 7/8 und in der zweiten Gruppe bei allen 8 Tieren erreicht. Von den Tieren der Kontrollgruppe (ohne Kühlung, aber mit Herzdruckmassage während des CA) erreichte die Hälfte ROSC. Die 9-Tages-Überlebensrate betrug in der Kontrollgruppe 1/8, in der ersten Versuchsgruppe 5/8 und in der zweiten Versuchsgruppe 7/8. Der mediane OPC (Abschn. 2.3) der Überleber betrug in der Kontrollgruppe (nur ein Tier) und in der ersten Versuchsgruppe 3 und in der zweiten Versuchsgruppe 2. Insgesamt waren das hervorragende Ergebnisse. Dagegen wurden mit kleinen Volumina von 30 ml/kg auf 4 °C gekühlter (und auch ungekühlter) aortaler Flushs mit einer T_{br} von 33 °C in der Hypothermiegruppe bescheidenere Resultate erreicht, wobei die Hypothermiegruppe der Normothermiegruppe dennoch überlegen war und beide nach 15 min CA deutlich bessere Outcomes als die Kontrollgruppe mit konventioneller Wiederbelebung (Herzdruckmassagerate: 90/min, Epinephrin 0,04 mg/kg alle 4 min, Vasopressin 0,4 IE/kg alle 8 min und Bikarbonat 1 mmol/kg nach 10 min Herzdruckmassage) hatten.

Die tiefe therapeutische Hypothermie durch Sturzinfusion gekühlter Flüssigkeiten wird in der Humanmedizin bei Herzstillstandspatienten aufgrund der höheren Inzidenz von Arryhthmien, der möglichen Volumenüberladung und der verringerten Koronardurchblutung derzeit nicht angewandt, sehr wohl aber die milde therapeutische Hypothermie mit einer T_{br} von 32–34 °C über mindestens

24 h, welche im Rahmen des TTM (Targeted Temperature Management) bei der Behandlung von Herzstillstandspatienten nach ROSC, besonders wenn der Stillstand schon mehrere Minuten vor dem Einsetzen der Wiederbelebungsmaßnahmen bestanden hat, international empfohlen wird. Dadurch wird vor allem der neurologische Status der Patienten deutlich verbessert. Aber auch in der Humanmedizin beginnt die frühe (*intra-arrest*), milde therapeutische Hypothermie mit nichtinvasiver, transnasaler Kühlung Einzug in den notfallmedizinischen Alltag zu halten, da sie vor allem bei Herzstillstandspatienten mit defibrillierbaren Rhythmusstörungen zu eindeutig besseren neurologischen Outcomes führt als eine später eingeleitete Hypothermie [10].

Die Untersuchung der immunologischen Vorgänge im Zusammenhang mit Herztod und Wiederbelebung, wobei die bereits in Abschn. 4.3.1 beschriebene Methode der Untersuchung des Zytokinprofils als Abbild der Natur einer stattfindenden Immunreaktion zur Anwendung kam, sollte Hinweise liefern, wie zukünftige pharmakologische Interventionen den Outcome nach Reanimation verbessern könnten [11]. Innerhalb einer Stunde nach Wiederbelebung stiegen bei allen Tieren die proinflammatorischen Zytokine IL-6 und TNF-α, was zeigt, dass der Tod ein als SIRS (Systemic Inflammatory Response Syndrome) bezeichnetes Syndrom hervorruft. Dieser Aspekt der Immunreaktion war schon bekannt und wurde im Schweinemodell nunmehr bestätigt. Es wird sich zeigen, ob aus diesen Erkenntnissen abgeleitete Behandlungsstrategien, wie die Verwendung von TNF-α-Blockern, die jetzt auch im Schweinemodell getestet werden könnten, in der Reanimationsmedizin beim Menschen zum Einsatz kommen werden. Sehr interessant war aber die Beobachtung, dass das aus der Humanmedizin eigentlich als entzündungshemmendes bzw. immunmodulierendes Zytokin bekannte IL-10 bei langzeitüberlebenden Tieren während des Stillstandes absank, nicht aber bei „Nicht-Überlebern". Das deutet darauf hin, dass dieses Zytokin beim Schwein eventuell von seinem humanen Pendant abweichende Funktionen hat. Die immunologischen und klinischen Verhältnisse spiegelten sich auch deutlich in den histologischen Untersuchungsbefunden der Gehirne wider. In unterschiedlichen definierten Bereichen (Neocortex, Nucleus caudatus, Putamen, Hippocampus, Thalamus und Cerebellum) konnten neuronale Nekrosen und Ödeme beobachtet werden [12].

Im Rahmen der Reanimationsstudien erwies sich das Schwein somit als sehr geeignetes Modell, obwohl weiterführende Untersuchungen zu den kognitiven Fähigkeiten nach Reanimation deren Aussagekraft weiter verstärkt hätten. Diese konnten aber aufgrund der erforderlichen Trainingsphase vor dem experimentellen Eingriff nicht durchgeführt werden, da aus Praktikabilitätsgründen nur junge Tiere im Gewichtsbereich von rund 30 kg verwendet wurden. Nichtsdestotrotz lieferten die mithilfe dieser Modelle gewonnenen Ergebnisse wichtige Impulse für die Humanmedizin und konnten schon teilweise in den klinischen Alltag eingebaut werden.

8.1.2 Myokardinfarktmodelle

Sehr vielversprechende und bereits ebenfalls in der Humanmedizin verwertbare Ergebnisse brachten Studien zu neuartigen Therapieansätzen zur Behandlung des akuten und chronischen Myokardinfarktes (AMI, CMI) mittels APOSEC (Secretome of apoptotic peripheral blood cells) am Schweinemodell [13, 14]. Dabei werden PBMCs (peripheral blood mononuclear cells) separiert, mit 90 Gy radioaktiv bestrahlt und für 24 h inkubiert, und das Sekretom, eben APOSEC, über Dialyse gewonnen und lyophilisiert. Die im Sekretom enthaltenen Substanzen sollen in Summe zytoprotektive Eigenschaften haben.

Für die AMI-Studie wurde am geschlossenen Thorax (*closed chest reperfused AMI-model*) über einen perkutanen 90-minütigen Ballonverschluss (bei 4–6 atm) des Ramus interventricularis anterior der linken Koronararterie (LAD = Left Anterior Descending) und folgender Reperfusion ein akuter Myokardinfarkt induziert. Den beiden Versuchsgruppen wurden eine niedrigere und eine höhere Dosierung von APOSEC in 250 ml phys. NaCl-Lösung IV über 25 min verabreicht. Mittels Koronarangiographie wurde die Durchgängigkeit und Unversehrtheit der LAD überprüft. Nach 3 und 30 Tagen wurde ein Herz-MRI durchgeführt. Zu beiden Zeitpunkten konnte gezeigt werden, dass durch die Intervention sowohl das Infarktgebiet um etwa die Hälfte abgenommen und sich die Herzleistung nahezu verdoppelt hatte.

Beinahe noch beeindruckender waren die Ergebnisse des CMI-Modells. Die prinzipielle Vorgangsweise der Infarktinduktion war dieselbe. Nur wurde diesmal die APOSEC-Infusion nicht während des Infarktes verabreicht, sondern erst nach einem Monat durchgeführt. Bei den narkotisierten Tieren wurde die Durchgängigkeit der Koronararterie wieder mittels Koronarangiographie überprüft und mittels NOGA®-Mapping ein 3D-Bild des Infarktgebietes erstellt. Über einen perkutanen NOGA®-Injektionskatheter wurde dann den Tieren der Versuchsgruppe die therapeutische intramyokardiale APOSEC-Lösung (300 ml-Aliquots aus $2,5 \times 10^9$ PBMCs in 4 ml phys. NaCl-Lösung) an 11 Positionen an den Infarktgrenzen appliziert. Die Ergebnisse waren überzeugend. Am Tag 60 wurde mittels Herz-MRI und diagnostischer NOGA® gezeigt, dass die einmalige intravenöse Gabe von APOSEC ausreichte, um einerseits das Herzinfarktgebiet signifikant zu verkleinern und andererseits die Herzleistung und die myokardiale Viabilität zu verbessern. Parallel durchgeführte molekularbiologische Untersuchungen gaben erste Aufschlüsse über die intrazellulären Signalwege, über die APOSEC wirkt. Einerseits werden in Myozyten *pro-survival*-Signalkaskaden (AKT, Erk1/2, CREB, c-Jun, MEF2c) und anti-apoptotische Gene (Bcl-2, BAG1) hoch- und andererseits Caspase-1, TNF-α und andere Entzündungsmediatoren herunterreguliert.

Mittlerweile wurde das Portfolio der Anwendungsmöglichkeiten von APOSEC erweitert (z. B. beim diabetischen Fußulcus). Aufgrund der hemmenden Wirkung auf die dendritischen Zellen ist der Einsatz bei atopischen Hauterkrankungen, Psoriasis sowie auch als Intervention zur Verhinderung von Abstoßungsreaktionen im Rahmen der Transplantationsmedizin geplant.

8.1.3 Cereulidintoxikationsmodell

Ein weiteres Beispiel einer Studie mit notfallmedizinischem, aber auch toxikologischem Hintergrund war ein Cereulid-Intoxikationsversuch am Schweinemodell [15]. Cereulid ist ein Dodecadepsipeptid, das vom Bakterium *Bacillus cereus* in kontaminierten Lebensmitteln, meist handelt es sich um Reis- und Nudelgerichte, gebildet wird. In der EU wird jährlich von bis zu 700 Fällen einer Lebensmittelvergiftung, die auf eine Einnahme von mit Cereulid kontaminierten Lebensmitteln zurückgeführt werden kann, berichtet. Meist geht diese Lebensmittelintoxikation mit Übelkeit, Durchfall und Erbrechen einher, es gibt aber auch fatale Fälle, bei denen neben akutem Leberversagen und anderen klinischen Symptomen auch Hirnschädigungen beobachtet werden können, und die mit dem Tod enden. Wie sich das Toxin genau im Körper nach Aufnahme der kontaminierten Lebensmittel verteilt und auf welche Weise es ausgeschieden wird, was für die Diagnostik wichtig zu wissen wäre, war bis dato unbekannt. So war es das Ziel, ein Schweinemodell für eine akute sowie für eine chronische Intoxikation zu etablieren, um den Weg des Toxins im Körper nachzuverfolgen und auch die nicht genau bekannte toxische Dosis zu finden.

Sowohl im Akut- wie auch im chronischen Intoxikationsmodell, wobei Schweinen im Alter von rund 5 Wochen entweder einmalig 10, 30 oder 150 µg/kg oder über 7 Tage 10 µg/kg Cereulid (in Ethanol und in Milch gemischt) verabreicht bekamen, zeigten die Tiere dem Menschen vergleichbare klinische Symptome, wie Abgeschlagenheit, Erbrechen und Krämpfe, wobei die höheren Dosen die Zeitspanne bis zum Auftreten der ersten klinischen Symptome verkürzten bzw. die Dauer derselben verlängerten. Histologisch, blutchemisch und hämatologisch waren keine nennenswerten Veränderungen aufgefallen, bis auf die tremorbedingten Erhöhungen der CK und leichte Aktivitätssteigerungen der AST (Aspartat-Aminotransferase) sowie eine Leukozytose, wobei die beiden letztgenannten Abweichungen nur bei der höchsten Dosierung festgestellt werden konnten. Das Toxin ließ sich mittels SIDA-MS (Stable Isotope Dilution Assay-mass Spectrometry) in einer Vielzahl von Organen nachweisen und durchquerte auch die Blut-Hirn-Schranke. Außerdem stellte sich heraus, dass die in der Humanmedizin typischerweise verwendeten Probenmatrices zum Nachweis des Toxins – Harn- und Blutproben – nicht ideal waren. Vielmehr stellten sich Kotproben als das geeignete Medium heraus. Speziell letztere Erkenntnis sollte dazu beitragen, in Zukunft bei betroffenen Menschen schneller zu einer Diagnose zu kommen und rascher helfen zu können.

8.2 Schweine als Modell in der Osteoporoseforschung

8.2.1 OVX-Modell

Über die Grundlagen zur Pathophysiologie der postmenopausalen Osteoporose und die Problematik der Abbildbarkeit derselben in einem Tiermodell wurde bereits ausführlich in Abschn. 1.2 diskutiert. An dieser Stelle sei wiederholt, dass einer der zentralen Regelkreisläufe für die Osteoklastenaktivität das RANKL-RANK-OPG-System darstellt. Mitte der 2000er Jahre konzentrierte sich die gesamte osteologische Forschungsgemeinschaft auf diese Achse, wobei RANKL (Receptor Activator of Nuclear Factor-κB Ligand) ein Molekül aus der TNF-Superfamilie darstellt, welches über seinen Rezeptor RANK die Osteoklasten(vorläufer) aktiviert und somit zu einer Abnahme der Knochendichte führt. RANKL hat im Organismus einen natürlichen Gegenspieler, nämlich OPG (Osteoprotegerin), der einen *decoy receptor* für RANKL darstellt.

Ein innovatives Konzept der Therapie schwererer Osteoporosefälle bestand folglich darin, dieses Zytokin auszuschalten [16]. Deshalb war es für die geplanten Versuche primär wichtig, dieses Molekül auch beim Schwein zu charakterisieren. In Zellkulturversuchen mit Knochenmarkstammzellen, die durch Spülen der Markhöhle von Femora euthanasierter Ferkel gewonnen wurden, konnte ein dem Menschen (und der Maus) vergleichbares Zytokinmuster dieser Zellen inklusive RANKL nachgewiesen werden [17]. Ebenso gelang die Kultur porciner Osteoklasten unter den gleichen Bedingungen, die für die Kultur muriner und humaner Osteoklasten nötig sind.

Der nächste Schritt war die Schaffung eines Osteoporosemodells am Schwein. Die überwiegende Mehrzahl der Versuche war an Mäusen und Ratten durchgeführt worden und wird es immer noch. Am Gebiet der Osteoporoseforschung spielen aber auch mechanische Parameter (wie das Körpergewicht und die Extremitätenstellung) eine Rolle, sodass für bestimmte Fragestellungen auch die sonst so bewährten Nagermodelle nur unzureichend geeignet sind. Deshalb sollte ein osteoporoseähnlicher Zustand am konventionellen Schwein (also nicht am Minipig mit seinen Nachteilen für dieses Forschungsfeld) induziert werden [18]. Wie bereits im einleitenden Kapitel besprochen, wurde das OVX-(Ovariektomie-)Modell an älteren Sauen als beste Annäherung an das natürlichen „Vorbild", die hypoöstrogene Frau in der Postmenopause, gewählt. Die OVX wurde an narkotisierten Sauen unter Feldbedingungen an der linken Flanke durchgeführt (Abb. 8.2a, b), da von dieser Seite der Zugang zum Uterus aufgrund der rechtsseitigen Position der Dünndarmschlingen leichter ist. Obwohl die Sauen in Gruppen gehalten wurden, wurden keine Probleme mit einer Nahtdehiszenz beobachtet. Außerdem wurde einem Teil der Sauen zusätzlich eine kalziumarme Diät verfüttert.

Nach einer Versuchsdauer von 10 Monaten, einer üblichen Zeitspanne in Osteoporosemodellen bei Großtieren, wurden trabekuläre Knochenproben des distalen Radius, der proximalen Tibia und des 6. Lendenwirbels mittels Mikro-CT untersucht und nachher verascht. Mittels DEXA (Dual Energy X-ray Absorptiometry) wurden die in einem Wasserbad platzierten proximalen Femora untersucht. Diverse Knochenmarker, wie sRANKL, BAP, CICP, OC, PYD, Crosslaps und PTH, wurden ebenso wie eine Vielzahl von Zytokinen analysiert, aber keine der Messungen ergab einen Hinweis auf eine Beeinflussung des Knochenmetabolismus, geschweige denn ein pathologisches Geschehen, durch die gesetzten

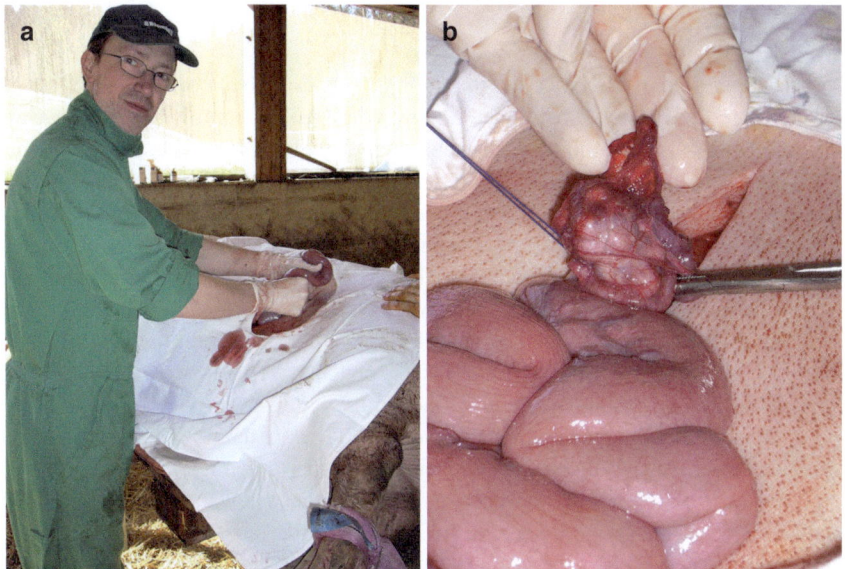

Abb. 8.2 OVX unter Feldbedingungen, **a** Vorverlagerung eines Uterushorns, **b** Situs des Ovars

Maßnahmen. Die Sauen hatten den hypoöstrogenen Zustand und auch die nutritive Kalziumrestriktion (0,3 % vs. 0,75 %) unbeschadet überstanden. Möglicherweise hatte eine, wenn auch niedrige, extragonadale Östrogensekretion die Sauen vor messbaren Änderungen der Knochenzusammensetzung und Knochenstruktur bewahrt. Es konnten zwar bei nahezu allen, aber eben nicht bei allen, Sauen der Versuchsgruppe (15/16) bei der letzten Messung am Ende der Studie keine systemischen Östrogene nachgewiesen werden, und es war auch nicht auszuschließen, dass einzelne Tiere bis knapp vor der Probennahme noch nachweisbare Östrogentiter gehabt haben könnten. Es muss auch berücksichtigt werden, dass laktierende Sauen täglich 10–12 L Milch mit etwa 50 mmol/L Kalzium, was einer 14 × höheren Kalziumkonzentration im Vergleich zur Frauenmilch entspricht, produzieren. Es ist naheliegend, dass laktierende Sauen einen immensen Bedarf an Kalzium haben, dabei aber dennoch der Skelettapparat weiterhin voll funktionsfähig bleiben muss. Das zeigt sich auch in der sehr hohen Flächen-BMD der adulten Sauen von 1,5 g/cm^2 vs. 0,64 g/cm^2 bei juvenilen Tieren, gemessen mittels DEXA am Femurhals sowie an der hohen basalen Osteoblastenaktivität multiparer Sauen (Abschn. 8.2.4.). Die Summe dieser Besonderheiten dürfte die Resistenz der Sauen gegenüber einer OVX und der gleichzeitigen nutritiven Kalziumrestriktion bedingen. Somit scheint die adulte konventionelle, ovariektomierte Sau als Modell zur Untersuchung der pathophysiologischen Grundlagen der Osteoporose bzw. zur Testung von Antiosteoporotika ungeeignet.

8.2.2 OPG-Studie

Das Knochenthema war aber zu interessant, um es dabei bewenden zu lassen. Somit wollten wir testen, ob eine Hemmung von RANKL mittels artifizieller Gabe von OPG im Schweinemodell möglich sei und welche Intensität der folgenden Osteoklastenhemmung erreicht werden könnte [19]. Dies wurde einerseits über Blutplasmaspiegelanalysen ausgewählter Indikatormoleküle für den Knochenmetabolismus (Aufbau- und Abbaumarker) und andererseits über die Auswirkungen der RANKL-Hemmung auf die BMD und mittels Mikro-CT erhobener Strukturparameter untersucht. Da der vorige Versuch gezeigt hatte, dass die Verwendung adulter Sauen für diesen Zweck ungeeignet ist, kamen diesmal juvenile Schweine mit rund 20 kg LM zum Einsatz, erstens, weil deren Knochen kleiner und leichter im Labor zu bearbeiten sind und zweitens, weil – so die Annahme – die Tiere eine höhere Knochenstoffwechselrate und damit Knochenplastizität aufweisen müssten und daher entsprechende Veränderungen leichter und schneller sicht- und messbar sein sollten. Die Arbeitshypothese bewahrheitete sich. Nach einmaliger (!) IV Gabe von 5 mg/kg rhOPG-Fc wurde am Tag 5 der systemische OPG-Peak gemessen und koinzidierte mit signifikant gesunkenen Kalzium- und Phosphattitern. Ab Tag 10 begann der OPG-Spiegel zu sinken. Zwischen Tag 5 und 10 waren die TRACP5b (tartratresistente saure Phosphatase Typ 5b)-, PICP (Prokollagen Typ I C-terminales Propeptid)- und BAP (knochenspezifische alkalische Phosphatase)-Titer signifikant um 40–70 % gesunken und zeigten folglich, dass sowohl die Knochenresorption und – aufgrund der Koppelungsmechanismen – auch die Knochenformation unterdrückt waren. Die Tiere wurden nach 20 Tagen euthanasiert und ausgewählte Knochen weiterführenden morphologischen Untersuchungen zugeführt (Abb. 8.3).

Die DEXA-Messungen des proximalen Femurs zeigten keine Unterschiede in der BMD zwischen Versuchs- und Kontrollgruppe (etwa 0,65 mg/cm^2), während die Mikro-CT-Analysen ausgewählter Knochenregionen in der Versuchsgruppe Verbesserungen der Knochenmineraldichte und der Knochenarchitektur (höhere *connectivity density*, geringere Anisotropie, höhere Trabekelzahl und geringere trabekuläre Separation) zeigten. Wichtig war auch, dass die Veränderungen der Knochenmetaboliten reversibel waren – bei einer osteologischen Therapie ist ein einzementierter Zustand der Knochen unerwünscht. Wir rufen uns ins Gedächtnis, dass der Knochen ein lebendes Gewebe und permanenten Umbauprozessen unterworfen ist. Somit kann sich der Skelettapparat auf die sich laufend ändernden physikalischen Belastungen einstellen.

Dieser Versuch war eingebettet in die präklinischen Untersuchungen der Hemmung der Osteoklastenaktivität über die Inhibition des durch RANKL induzierten Signalweges, welche in der Zulassung von Denosumab, einem vollkommen humanisierten Anti-RANKL-Antikörper zur Therapie schwerer Fälle von Osteoporose mündeten. Mittlerweile gibt es sehr gute Erfahrungen mit dieser Therapieoption. Aktuellere Studien legen das Hauptaugenmerk auf die Förderung der Osteoblastogenese, da die Osteoblasten bei der Osteoporose, wie einleitend bereits erwähnt, eine verminderte Aktivität aufweisen.

8.2 Schweine als Modell in der Osteoporoseforschung

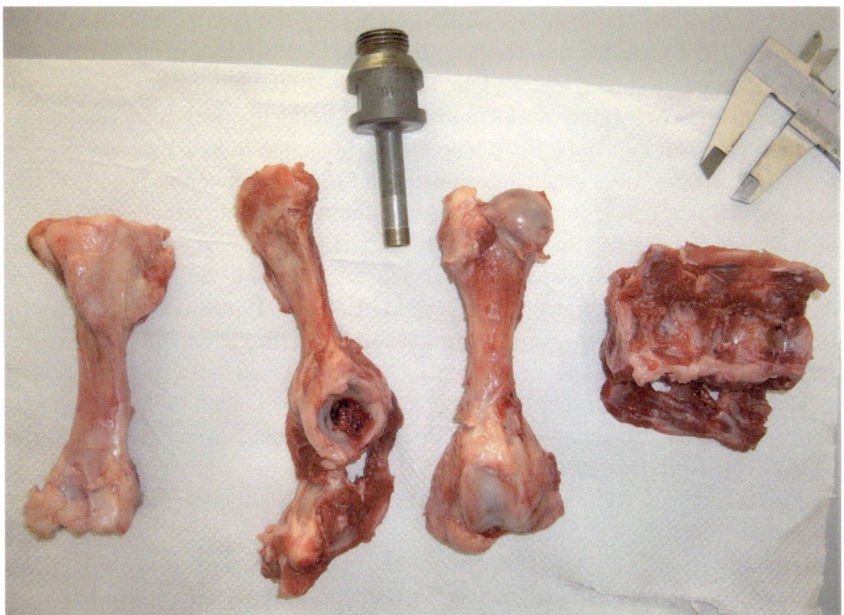

Abb. 8.3 Präparierte Knochen für die weiterführenden Untersuchungen

8.2.3 Alkoholismus-Modell

Wenn man mal ordentlich über den Durst trinkt, kann das in der richtigen Runde durchaus lustig sein, vorausgesetzt, man ist noch jung genug und kann den Kater am nächsten Tag halbwegs wegstecken. Exzessiver Alkoholkonsum und Abhängigkeit sind dann schon eine andere Baustelle. Leider sind sowohl chronischer Alkoholismus wie auch Komasaufen unter Jugendlichen keine Seltenheit. Da einerseits chronischer Alkoholkonsum bei Erwachsenen bekanntermaßen einen Osteoporose-fördernden Effekt hat, aber andererseits kaum diesbezügliche Daten bei Jugendlichen vorliegen, gab es das Interesse, ein entsprechendes Schweinemodell zu etablieren. Diesmal sollten nicht nur die aus technischer Sicht leichter zu vermessenden trabekulären Knochenparameter, sondern auch die kortikalen Bereiche untersucht werden. Dafür wurden die entsprechenden Techniken etabliert [20]. Wieder wurde mit jugendlichen Schweinen im Alter von 2 Monaten bei Versuchsbeginn gearbeitet. Diesen wurde, um möglichst realitätsnahe zu bleiben, Alkohol zum freiwilligen Trinken angeboten. In anderen Studien zu diesem Thema an Nagern wurde den Tieren der Alkohol IP verabreicht, was aber nicht der natürlichen Route entspricht. Da reiner Alkohol weder gesund ist noch die Schweine den Geschmack von hochprozentigen Spirituosen mochten, musste der hochprozentige Alkohol (wir arbeiteten mit Wodka) in Fruchtsaftgemischen und später mit Sirup verdünnt werden, um die erforderliche Alkoholmenge von 1,4 g/kg Alkohol in einem Volumen, das die Tiere auch aufnehmen wollten, zu erreichen. Es stellte sich heraus, dass etwa die Hälfte der vorgesehenen Tiere Gefallen am Trinken (in der Versuchsreihe 2 × pro Woche über 2 Monate) fand, während die andere Hälfte die Alkoholaufnahme verweigerte. Die betrunkenen Schweine mit knapp über 1 ‰ verhielten sich recht ähnlich wie ihre menschlichen Pendants. Etwa eine viertel bis halbe Stunde nach Alkoholaufnahme zeigten die Tiere einen schwankenden Gang, begannen sich an der Stallwand anzulehnen und legten sie sich später hin. Schließlich war im ganzen Stall nur mehr ein Schnarchen zu hören und es herrschte himmlische Ruhe. Nach zwei Monaten Glückseligkeit wurde der Versuch beendet und die Tiere wurden im Alter von nunmehr 4 Monaten euthanasiert. Bei den Tieren der Alkoholgruppe waren die Serum-Kalzium- und Phosphatwerte erniedrigt, was immer auch ein Anzeichen dafür ist, dass der Knochen in Mitleidenschaft gezogen ist und somit zur Hypothese passte. In den Oberschenkelknochen war auch die Knochenarchitektur geschwächt, an anderen Stellen des Knochenapparates zeigte sich aber ein gegenteiliges Bild. Das ist an sich nichts Ungewöhnliches, nur ist es zum jetzigen Zeitpunkt noch zu früh, um ein abschließendes Urteil über die Validität des Modells zu geben.

Insgesamt lässt sich also folgendes, etwas ambivalentes Bild zum Thema „Eignung von Schweinemodellen für die Osteoporoseforschung" skizzieren: Für Fragestellungen, die an juvenilen Tieren behandelt werden können und die vornehmlich den Knochenmetabolismus zum Thema haben, scheint sich das Schwein gut zu eignen. Ergebnisse aus Versuchen an adulten Schweinen hingegen sind schon mit größerer Vorsicht zu beurteilen, da metabolisch-endokrinologisch sowie osteoimmunologisch bedingte Änderungen von Knochendichte und -struktur bei dieser Altersgruppe nur in beschränktem Umfang auftreten (Abschn. 8.2.4.).

8.2.4 Referenzwerte zu Knochenmetaboliten und Mikro-CT-Knochenparametern

Tab. 8.1 und 8.2 geben einen Überblick über die Referenzwerte zu den Knochenmetaboliten und den gängigen mikromorphologischen Knochenparametern bei konventionellen Schweinen. Auffallend sind die teilweise massiven altersbedingten Unterschiede in den Expressionsmustern spezifischer Knochenmetaboliten sowie in den Knochenstrukturparametern, die auf hochdynamische, anabole Prozesse bei den Jungtieren und einen verlangsamten Knochenmetabolismus sowie eine massigere Knochenstruktur bei den Adulten hinweisen. Bemerkenswerterweise haben adulte Schweine extrem hohe Osteocalcin (OC)-Werte.

8.2 Schweine als Modell in der Osteoporoseforschung

Tab. 8.1 Referenzwerte zu Serumtitern von Knochenmetaboliten und zu Knochendichtewerten bei Läufern und multiparen Sauen

Parameter	Läufer		Sauen	
	Mittelwert	SD	Mittelwert	SD
sRANKL (pmol/l)	-	-	0,5	0,5
TRACP5b (U/l)	6,1	3,3	-	-
BAP (U/l)	157,1	39,7	14,7	5,7
OC (ng/ml)	1,6	0,5	236,2	150,4
CICP (ng/ml)	32,0	9,9	32,9	53,2
PYD (nmol/l)	-	-	8,5	0,4
Crosslaps (ng/ml)	-	-	0,9	0,7
PTH (pg/ml)	-	-	23,2	19,1
VitD3 (nmol/l)	-	-	212,9	19,3
DEXA (g/cm^2) Femurhals	0,64	0,02	1,48	0,11
Trochanter	-	-	1,76	0,2
Total	-	-	1,76	0,09
Knochenasche L6 (mg/cm^3)	-	-	394,3	65,3

Tab. 8.2 Referenzwerte zu trabekulären µCT-Parametern bei Läufern und multiparen Sauen. Structure model index: Maß für die Stäbchen- bzw. Plättchenstruktur.

Parameter	Läufer		Sauen	
	Mittelwert	SD	Mittelwert	SD
Tibia (Bereich der Epiphyse)				
BMD tissue (mg/cm^3)	898,1	6,2	1086,0	25,8
BV/TV (%)	0,178	0,03	0,264	0,090
BS/BV (%)	30,532	2,139	15,872	4,047
Tb.N. (/mm)	2,167	0,095	1,969	0,200
Tb.Th. (mm)	0,083	0,01	0,133	0,035
Tb.Sp. (mm)	0,435	0,023	0,379	0,072
Anisotropiegrad	1,776	0,183	1,917	0,315
ConnDens (/mm^3)	23,125	1,912	8,103	0,698
Structure model index	0,568	0,219	0,299	0,641
L4 (Läufer), L6 (Sauen)				
BMD tissue (mg/cm^3)	945,7	50,7	1036,4	12,7
BV/TV (%)	0,192	0,01	0,352	0,047

(Fortsetzung)

Tab. 8.2 (Fortsetzung)

Parameter	Läufer		Sauen	
	Mittelwert	SD	Mittelwert	SD
BS/BV (%)	27,007	0,847	13,159	2,135
Tb.N. (/mm)	2,035	0,07	2,286	0,265
Tb.Th. (mm)	0,094	0,003	0,155	0,029
Tb.Sp. (mm)	0,461	0,02	0,286	0,041
Anisotropiegrad	1,648	0,095	2,118	0,170
ConnDens (/mm^3)	20,188	1,606	4,027	1,247
Structure model index	0,477	0,139	-1,405	0,452
Radius				
BMD tissue (mg/cm^3)	–	–	1047,8	19,9
BV/TV (%)	–	–	0,339	0,048
BS/BV (%)	–	–	12,504	1,932
Tb.N. (/mm)	–	–	2,087	0,104
Tb.Th. (mm)	–	–	0,162	0,024
Tb.Sp. (mm)	–	–	0,317	0,028
Anisotropiegrad	–	–	2,142	0,301
ConnDens (/mm^3)	–	–	6,118	1,021
Structure model index	–	–	–0,472	0,289
Hüfte (Tuber ischiadicum)				
BMD tissue (mg/cm^3)	837,0	42,2	–	–
BV/TV (%)	0,233	0,028	–	–
BS/BV (%)	37,713	1,706	–	–
Tb.N. (/mm)	3,419	0,504	–	–
Tb.Th. (mm)	0,084	0,005	–	–
Tb.Sp. (mm)	0,268	0,034	–	–
Anisotropiegrad	1,725	0,116	–	–
ConnDens (/mm^3)	82,563	27,658	–	–
Structure model index	1,177	1,169	–	–
Femur				
BMD tissue (mg/cm^3)	879,0	6,8	–	–
BV/TV (%)	0,267	0,025	–	–
BS/BV (%)	34,129	1,677	–	–
Tb.N. (/mm)	3,31	0,111	–	–
Tb.Th. (mm)	0,092	0,005	–	–
Tb.Sp. (mm)	0,265	0,012	–	–
Anisotropiegrad	1,837	0,155	–	–
ConnDens (/mm^3)	68,663	7,216	–	–
Structure model index	0,870	0,324	–	–

8.3 Schweine als Modell in der Allergologie und Dermatologie

8.3.1 Allgemeines zu Hautmodellen beim Schwein

Die Haut ist das größte Organ des Körpers und die Haut des Schweines ähnelt in vielen anatomischen, histologischen und physiologischen Belangen derjenigen des Menschen. Außerdem ist es sehr praktisch, dass die Haut der gewöhnlich verwendeten sogenannten weißen Schweinerassen unpigmentiert und nur sehr spärlich behaart ist. Daher verwundert es nicht, dass das Schwein bei dermatologischen Fragestellungen sehr gerne als Modelltier herangezogen wird. Häufig wird hier an Modellen zur Untersuchung der Wundheilung, wie nach Verbrennungen oder chemisch induzierten Noxen, und der Anwendung neuer Therapien geforscht. In unseren Studien wurde in der Regel die Rückenhaut im Bereich des Thorax beginnend im interskapulären Bereich verwendet, da 1. sich das Tier dort nicht selber kratzen kann (es sei denn, eine Rückenbürste ist in der Bucht befestigt) und 2. die Haut in diesem Bereich dünner ist als weiter kaudal im Lendenbereich. Meist wurde das entsprechende Hautareal am Tage vor der eigentlichen Intervention rasiert, um eventuell auftretenden Irritationen die nötige Zeit zu geben, sich wieder zu beruhigen, um eine störende Beeinflussung studienbedingter Hautreaktionen zu vermeiden.

8.3.2 Borrelieninfektionsmodell

Im Folgenden sollen Studien mit unterschiedlichen dermatologischen Fragestellungen vorgestellt werden. Die erste Studie beschäftigte sich mit der Untersuchung eines dermatologischen Infektionsmodelles und lieferte interessante Ergebnisse, auch wenn diese nicht ganz den Arbeitshypothesen entsprachen. Aber auch Studien, die das Gegenteil dessen zeigen, was erwartet wird, liefern vielleicht gerade deshalb wichtige Erkenntnisse und wenn wir, wie schon Albert Einstein feststellte, bereits wüssten, was wir genau tun, dann wäre es nicht Wissenschaft.

Unser Ziel war es, ein Schweinemodell für die Hautborreliose, auch Lyme Borreliose oder Erythema migrans (EM) genannt, zu schaffen, um die genomischen Änderungen und die damit einhergehenden Änderungen in der Expression von Oberflächenmolekülen der Borrelien im Laufe des Infektionsgeschehens genauer zu untersuchen, was ja wiederum potenzielle therapeutische Implikationen haben könnte [21]. Die Spirochäte *Borrelia burgdorferi* wird über Zeckenbisse übertragen. Gefürchtet ist die Borreliose deshalb, da die Spirochäten Wochen oder Monate nach der Hautinfektion systemisch streuen und schwere Krankheitssymptome (unter anderem Erkrankungen des zentralen und peripheren Nervensystems, des Herzmuskels und der Gelenke) verursachen können. Um ein möglichst realitätsnahes Szenario zu erreichen, wurden 20–30 kg schweren Schweinen 100 µl entsprechend in M199-Medium aufbereiteter Kulturen von *Borrelia burgdorferi sensu lato* (*B. garinii*, *B. afzelii* und *B. burgdorferi sensu stricto*; *low dose*: 1×10^6, *high dose* 1×10^9 Bbsl) intradermal in die, wie bereits beschrieben, dünnere Rückenhaut auf Höhe des Thorax paramedian im Abstand von etwa 5 cm von der Rückenlinie injiziert, um den Zeckenbiss zu simulieren. Der mittlere Spirochätengehalt adulter Zecken befindet sich in der Größenordnung von 10^3–10^6 Bbsl.

Nur bei 2/6 Tieren der *B. garinii*-Gruppe konnte aber die Ausprägung EM-ähnlicher Hautveränderungen in Form ringförmiger Erytheme beobachtet werden, wobei es aber zu keiner Schwellung, nekrotischen Veränderungen oder Anzeichen von Juckreiz kam (Abb. 8.4).

Histologisch waren vor allem perivaskuläre, mononukleäre Infiltrate, vermengt mit Eosinophilen und ein paar Plasmazellen, zu beobachten, wie sie auch beim Menschen beschrieben sind. Im Zuge der Sektion konnten keine Organveränderungen festgestellt werden. Nur bei den beiden genannten Tieren wies auch eine Reihe innerer Organe (Hirn, Leber, Nieren) mononukleär-inflammatorische Zellinfiltrate auf. Bei allen Tieren wurden nicht immer ganz schlüssige Änderungen der Eosinophilen- und Monozytenzahlen im Blutbild im Laufe der Infektion festgestellt. Ins Bild passte aber der Trend zur Erhöhung der Eosinophilenzahlen zwischen Tag 1 und 3 p.inf. bei den Tieren der *high-dose*-Gruppen. Klinisch konnten trotz genauer internistischer (inkl. EKG), dermatologischer und orthopädischer Untersuchung, abgesehen von den Effloreszenzen der beiden bereits beschriebenen Tiere, keine Abweichungen von der Norm gefunden werden. Leider war bei unserem Modell die Ausbeute an re-isolierten Borrelien viel zu gering, um die ursprünglich geplanten molekularbiologischen Untersuchungen durchführen zu können. Die wesentlichen Schlussfolgerungen des vorliegenden Modells waren, dass die getesteten Borrelienstämme prinzipiell für das Schwein nur bedingt pathogen waren oder aber, dass der Applikationsformulierung wichtige Bestandteile des Zeckenspeichels fehlten, die für eine Vermehrung der Spirochäten und das Auslösen des Krankheitsbildes wichtig gewesen wären. Dazu könnten beispielsweise bestimmte Enzyme gehören, die an der Zeckenbissstelle ein Milieu schaffen, das die Spirochätenvermehrung unterstützt oder wichtige immunologische Abwehrmechanismen des Wirtes außer Kraft setzt.

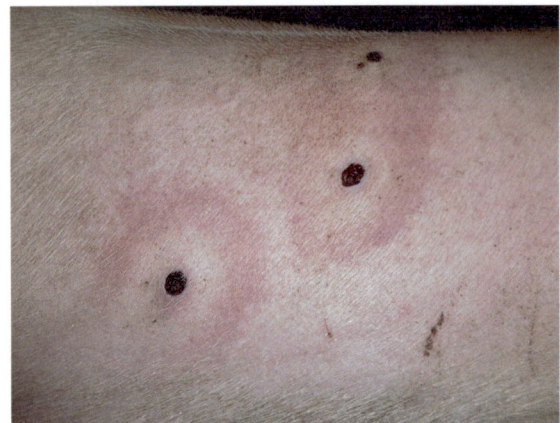

Abb. 8.4 Ausbildung von EM-ähnlichen Effloreszenzen nach intradermaler Inokulation mit *B. garinii*. Die Inokulationsstellen wurden für weiterführende Untersuchungen bereits bioptiert und zur Beschleunigung der Wundheilung mit Fibrinkleber versiegelt.

8.3.3 Modell einer allergischen Dermatitis vom Typ I

Ein anderes dermatologisches Schweinemodell war dagegen von Erfolg gekrönt. In früheren, unpublizierten Studien konnten wir bereits zeigen, dass sich beim Schwein mit Dinitrofluorbenzol eine allergische Kontaktdermatitis, also eine T-Zell-vermittelte Hypersensitivität vom Typ IV, gut induzieren lässt. Nun war geplant, ein porcines Modell einer allergischen Dermatitis vom Typ I, also eine Atopie, wie sie beispielsweise auch nach Insektenstichen auftreten kann, zu etablieren. Über die auch von Allergietests bekannte Pricking-Methode wurden nach Anritzen der obersten Hautschicht 25 µl Histamin (10 mg/ml) bzw. kontralateral die gleiche Menge Compound 48/80, eine synthetische Substanz, die bekannterweise eine Mastzelldegranulation auslöst, in die Ritzwunde instilliert. Wie bei der zuvor beschriebenen Borreliose-Studie wurde die Rückenhaut von Schweinen im Gewichtsbereich von 20 kg auf Thoraxhöhe verwendet. Der *read-out* erfolgte 10 und 20 min p.appl. mit einem Score von 0–3 jeweils für Rötung und Schwellung. Histamin bewirkte nach 10 min ein Erythem Grad 0,8 und ein Ödem Grad 1,7. Bei Verwendung von Compound 48/80 erreichte das Erythem einen Grad 2,8 und das Ödem einen Grad 2,2 (Abb. 8.5). Der *read-out* nach 20 min brachte keine Steigerungen mehr, sodass die Ablesung nach 10 min zum Standard wurde.

Normalerweise wird in vergleichbaren Settings mit Histamin gearbeitet, da dies auch die Substanz ist, die von den Mastzellen, den natürlichen Mediatoren dieser Form der Allergie, ausgeschüttet wird und für die klinischen Symptome der Entzündung und auch für den Juckreiz verantwortlich ist. Interessanterweise zeigten die Schweine nach dem Histamin-Pricking aber keinen Juckreiz. Auch die Rötung und Schwellung der Haut an der Prick-Stelle waren, wie oben beschrieben, deutlich geringer als nach der Verwendung der gleichen Menge Compound 48/80. Deshalb wurde mit dieser Substanz weitergearbeitet.

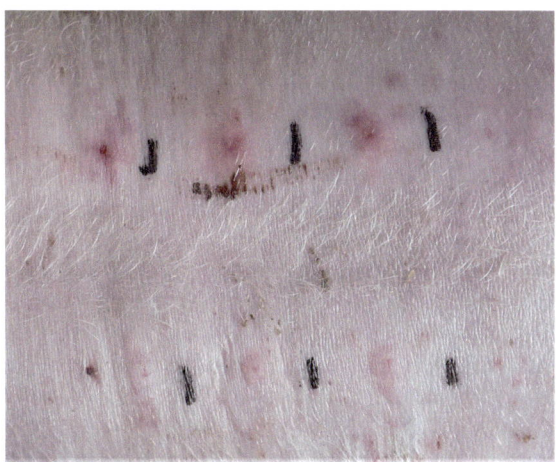

Abb. 8.5 Experimentelle allergische Dermatitis vom Typ I (Pricktest)

Nach erfolgreicher Etablierung dieses Modells beim Schwein wurde die systemische Wirksamkeit einer zwar nicht neuen, aber erst seit relativ kurzer Zeit ins wissenschaftliche Interesse gerückten Substanz, nämlich von Escin, einem natürlichen Razemat von Triterpen-Saponinen aus der Rosskastanie, geprüft [22]. Bei den meisten ähnlich gelagerten Studien in der Allergieforschung geht es darum, wirksame Substanzen zu finden oder zu testen, die aber nicht das mehr oder weniger schwere Nebenwirkungsprofil der klassischen Glukokortikoide (wie Kortison) haben, die standardmäßig zur Therapie schwererer Allergien eingesetzt werden. Das hier verwendete Studiendesign imitierte eine Präventionstherapie, also eine orale Einnahme von Escin in einer Dosierung von 1–5 mg/kg zweimal innerhalb eines Tages vor der Allergenexposition, um dessen Wirksamkeit in Bezug auf die Unterdrückung der typischen Hautreaktionen (Rötung und Schwellung) zu untersuchen. Dosisabhängig konnte eine starke Abnahme der klinischen Hautveränderungen beobachtet werden. Molekularbiologische Analysen zeigten, dass Escin ähnlich wie die klassischerweise in der Allergiebehandlung verwendeten Glukokortikoide einen Einfluss auf den Glukokortikoidrezeptor der Mastzellen hat, hier über die Phosphorylierung an Position Serin 211.

8.3.4 Pharmakokinetikstudie zu einer neuen Formulierung für FK506-haltige Augentropfen

Mit der ophthalmologischen Einsatzmöglichkeit von Tacrolimus (FK506) aus der Gruppe der Calcineurininhibitoren, welche die Fähigkeit von Calcineurin hemmen, den Transkriptionsfaktor NFAT (Nuclear Factor of Activated T Cells) zu dephosphorylieren, beschäftigte sich eine präklinische Studie zur Bioverfügbarkeit und Pharmakokinetik Tacrolimus-haltiger Augentropfen in einer neuartigen Formulierung [23]. Ziel war es, eine effektive Medikation zur Therapie von immunmediierten Erkrankungen der vorderen Augenstrukturen, wie der allergischen Konjunktivitis, einer Konjunktivitis sicca oder der anterioren Uveitis und im Idealfall auch hinterer Augenstrukturen (Chorioidea, Retina) zu finden. Üblicherweise kommen hier entweder kortisonhaltige Augentropfen zum Einsatz, die zwar gut wirken, aber mit den Nachteilen der unerwünschten Nebenwirkungen bei längerfristigen Glukokortikoidtherapien behaftet sind, oder andererseits diverse Immunmodulatoren. Tacrolimus bietet sich hier als Alternative zu Glukokortikoiden an und hat eine 50–100 × höhere Wirksamkeit als das ebenfalls zu den Makrolid-Calcineurininhibitoren gehörende Cyclosporin A. Nachteil stark lipophiler Makrolid-Laktone ist ihre schlechte Wasserlöslichkeit. Eine orale Einnahme in Tablettenform wäre aufgrund der systemischen Wirkungen für die Anwendung am Auge nicht ideal, ist aber bei anderen Indikationen, wie der Verhinderung von Abstoßungsreaktionen nach einer Organtransplantation, erwünscht.

In den bisher zugelassenen wässrigen ophthalmologischen Formulierungen auf Tacrolimus-Basis ist diese Substanz aber nahezu nicht gelöst, sondern als Dispersion formuliert und muss sehr hoch konzentriert sein. Auf Basis der Escin-haltigen Marinosolv®-Plattform konnte eine sehr gute Löslichkeit und eine im Vergleich zu den wässrigen Augentropfen 200 × höhere Konzentration von Tacrolimus erreicht werden und wurde im Tierversuch an 30–40 kg schweren Schweinen getestet. Die Augentropfen – die äußerst gute Gewebeverträglichkeit von Marinosolv® war bereits bekannt – wurden den mit der Oberkieferschlinge fixierten Tieren mit einer Pipette in den angehobenen Konjunktivalsack des Unterlides appliziert und führten erwartungsgemäß auch zu keiner Reizung der Konjunktiva oder der Kornea. Um die Penetration der in Marinosolv® gelösten Substanzen in die inneren Augenstrukturen zu untersuchen, wurde vorab in der gleichen Formulierung aufbereitetes und fluoreszenzmarkiertes Östradiol verabreicht und gab die erwünschten positiven Signale. Damit konnte der Hauptversuch mit den Tacrolimus-haltigen Tropfen gestartet werden.

Mit den Testtropfen wurde im Ein-Tages-Kurzzeitversuch eine Konzentration von 3–4 µg/g Korneagewebe gegenüber 180 ng/g mit den herkömmlichen Augentropfen bestimmt, was einer Konzentrationssteigerung der Wirksubstanz im Zielgewebe um einen Faktor von mindestens 17 entspricht, wobei die Messungen der Tacrolimuskonzentrationen in den einzelnen Augenstrukturen mittels HPLC-MS/MS unmittelbar nach Euthanasie der Tiere und unverzüglichem Freipräparieren der Augen durchgeführt wurden. In der Chorioidea wurden mit 50–100 ng/g mit beiden Formulierungen etwa ähnliche Gewebekonzentrationen festgestellt, während in der Retina mit der Marinosolv®-Plattform 2–3-fach höhere Konzentrationen erzielt werden konnten und dies, obwohl in der neuen Formulierung 70–140 µg/Auge/d im Vergleich zu 200 µg/Auge/d in den wässrigen Augentropfen appliziert wurden. Bei der oralen Verabreichung von Tacrolimus in kommerziell erhältlichen Tabletten (0,2 mg/kg/d) in einem Langzeitversuch über 4 Tage war die erreichte Konzentration in der Kornea 645 × niedriger als mit den Augentropfen auf Basis der neuen Plattform. Hier wurde insgesamt ein Durchbruch erreicht und ein Trägermedium für Ophthalmologika gefunden, auf das viele Patienten und Fachärzte schon gewartet hatten.

8.4 *Ex vivo*-Schweinemodelle

In Anbetracht des Zieles, Versuche an und mit lebenden Tieren nach Möglichkeit zu vermeiden, bietet sich bei Fragestellungen, die unabhängig von systemischen Zusammenhängen untersucht werden können oder bei denen diese zumindest weniger oder kaum ins Gewicht fallen, an, auf sogenannte *ex vivo*-Modelle umzusteigen. Bei diesen werden die gewünschten Organ-/Gewebeproben am frisch getöteten Tier entnommen. Einerseits fällt die Tötung von Tieren zur Organentnahme nicht unter das Tierversuchsgesetz und andererseits ist die fachgerechte Euthanasie für das Tier mit keinen Schmerzen verbunden und mehr oder weniger stressfrei. Außerdem können bei Fehlen eines großen Zeitdruckes Tiere herangezogen werden, die soundso aus tierärztlichen Überlegungen bzw. Tierschutzgründen euthanasiert werden müssen. Deshalb versuchen wir in unserer Gruppe immer mehr, uns in diese Richtung zu entwickeln, vor allem deshalb, da auch mit *ex vivo*-Experimenten sehr aussagekräftige Studienergebnisse erzielt werden können.

Ein derartiges Setting wurde bereits im vorigen Kapitel vorgestellt, da ein Teil der Studie zu den Tacrolimus-haltigen Augentropfen auf Marinosolv®-Basis auch als *ex vivo*-Untersuchung am unmittelbar nach der Euthanasie samt Adnexen präparierten Auge durchgeführt wurde (Abb. 8.6a). Für die Inkubationsdauer wurden die Augenlider nach Auftragen der Testlösungen auf die Kornea mittels

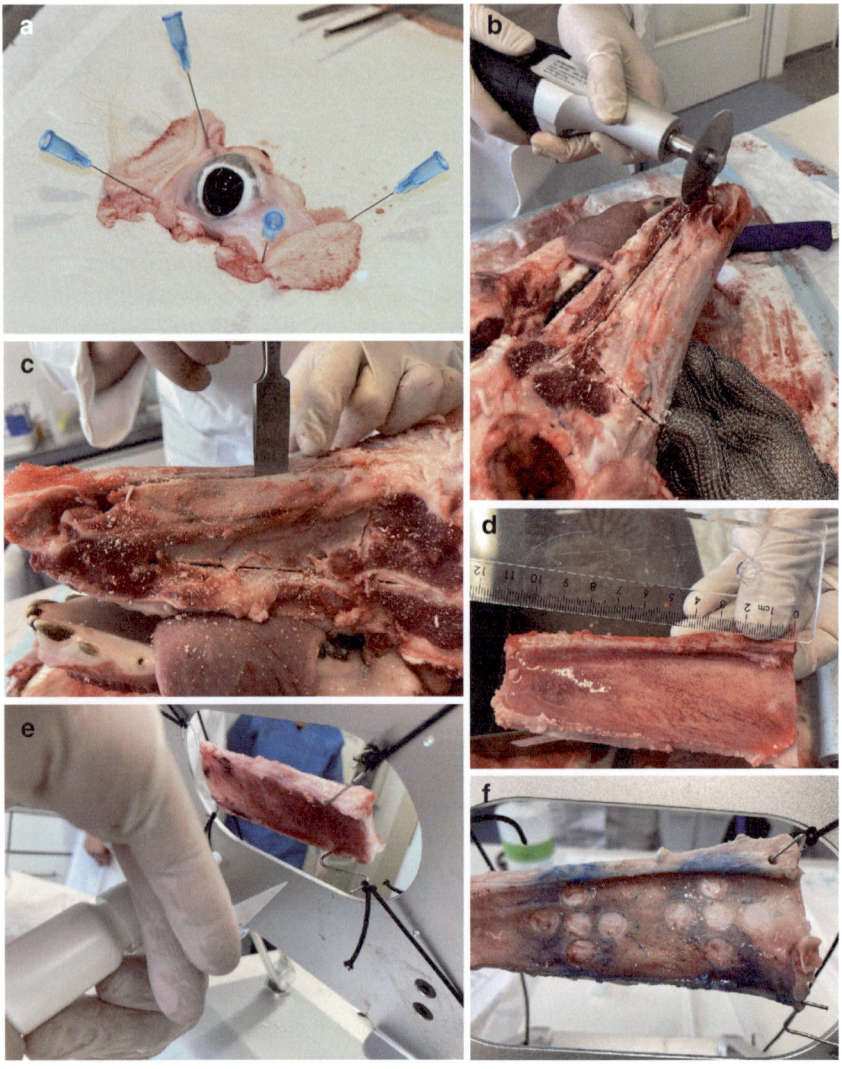

Abb. 8.6 *Ex vivo*-Modelle: **a** ein für eine pharmakologische Penetrationsstudie präpariertes Auge, **b–d** Präparation der Nasenscheidewand für pharmakologische Penetrationsstudien an der Nasenschleimhaut, **e** eingespannte Nasenscheidewand im Sprühversuch, **f** Stanzproben aus der Nasenschleimhaut

Klebebandes verschlossen. Im Anschluss wurden die Augen von den Adnexen befreit und Proben der zu untersuchenden Strukturen oder Kompartimente (Kammerwasser, Glaskörper, Kornea, Sklera, Chorioidea, Retina und N. opticus) gewonnen. Derzeit wird an weiteren Verbesserungen dieses *ex vivo*-Augenmodells gearbeitet.

Ein weiteres, mittlerweile gut etabliertes und sich ebenfalls im Ausbau befindliches Modell ist die isolierte Nasenschleimhaut von Schweinen. Je nach Fragestellung werden Tiere um die 30 kg (bei Penetrationsversuchen mit neuartigen Formulierungen) bis hin zu 100 kg (wenn große Schleimhautareale für Sprühversuche verwendet werden sollen, Abb. 8.6b–f) herangezogen. Bei der im Folgenden besprochenen Studie zur Bioverfügbarkeit von Budesonid wurden kleinere Tiere verwendet. Unmittelbar nach erfolgter Euthanasie wurden 10 mm Stanzen, entsprechend einem Schleimhautareal von 78 mm^2, in Ringerlösung gewaschen, gewogen und mit der Apikalseite nach oben in 48-*well*-Kulturplatten gelegt. Im Anschluss wurde die Testlösung auf die Schleimhautoberfläche aufgetropft. Nach entsprechender Inkubation in einer Feuchtigkeitskammer wurden die Schleimhautstücke gespült, in flüssigem Stickstoff tiefgefroren und bis zur Analyse mittels HPLC-MS/MS bei −80 °C aufbewahrt.

Budesonid ist ein topisch hochwirksames Glukokortikoid, welches eine Standardmedikation bei allergischen Atemwegserkrankungen (Heuschnupfen, Asthma) darstellt. Wie immer bei solchen Studien geht es um die Verifizierung einer schnelleren und höheren Bioverfügbarkeit. Es ist also das Ziel, mit einer niedrigeren Dosierung eine höhere Wirkstoffkonzentration am Ort des Geschehens zu erzielen. Zusätzlich hat eine topische Therapie den Vorteil, dass die systemischen Nebenwirkungen weitaus geringer ausfallen. Da Budesonid äußerst hydrophob ist, wurde es in einer neuartigen micellaren Formulierung, die wiederum Escin sowie Propylenglykol und Dexpanthenol enthält (Budesolv®) und im Kaninchenmodell bereits als lokal sehr gut verträglich eingestuft wurde, auf seine Permeabilität durch die porcine Nasenschleimhaut getestet. Mit dieser Formulierung gelang es nun, mit einer im Vergleich zu einer handelsüblichen Wirkstofflösung Vierteldosierung eine dreifach höhere Konzentration in der Nasenschleimhaut zu erreichen [24]. Aufgrund des schnellen Wirkungseintrittes ist die neue Formulierung auch gut als Therapeutikum und nicht nur als Prophylaktikum geeignet. Ein Grund zur Freude für alle Pollengeplagten.

Literatur

1. Bayegan K, Janata A, Frossard M, Holzer M, Sterz F, Losert UM, Laggner AN, Behringer W (2008) Rapid non-invasive external cooling to induce mild therapeutic hypothermia in adult human-sized swine. Resuscitation 76:291–298
2. Janata A, Weihs W, Bayegan K, Schratter A, Holzer M, Behringer W, Schock RB, Losert M, Springler G, Schmidt P, Sterz F (2008) Therapeutic hypothermia with a novel surface cooling device improves neurologic outcome after prolonged cardiac arrest in swine. Crit Care Med 36:895–902

3. Weihs W, Schratter A, Sterz F, Janata A, Högler S, Holzer M, Losert UM, Herkner H, Behringer W (2011) The importance of surface area for the cooling efficacy of mild therapeutic hypothermia. Resuscitation 82:74–78
4. Janata A, Bayegan K, Weihs W, Schratter A, Holzer M, Frossard M, Sipos W, Springler G, Schmidt P, Sterz F, Losert UM, Laggner AN, Kochanek PM, Behringer W (2007) Emergency preservation and resuscitation improves survival after 15 min of normovolemic cardiac arrest in pigs. Crit Care Med 35:2785–2791
5. Janata A, Bayegan K, Sterz F, Weihs W, Holzer M, Sipos W, Springler G, Behringer W (2008) Limits of conventional therapies after prolonged normovolemic cardiac arrest in swine. Resuscitation 79:133–138
6. Janata A, Weihs W, Schratter A, Bayegan K, Holzer M, Frossard M, Sipos W, Springler G, Schmidt P, Sterz F, Losert U, Laggner A, Kochanek P, Behringer W (2010) Cold aortic flush and chest compressions enable good neurologic outcome after 15 min of ventricular fibrillation cardiac arrest in pigs. Crit Care Med 38:1637–1643
7. Weihs W, Krizanac D, Sterz F, Hlavin G, Janata A, Sipos W, Holzer M, Losert U, Behringer W (2012) Rapid induction of hypothermia with a small volume aortic flush during cardiac arrest in pigs. Am J Emerg Med 30:643–650
8. Weihs W, Krizanac D, Sterz F, Sipos W, Högler S, Janata A, Holzer M, Losert U, Behringer W (2010) Outcome after resuscitation using controlled rapid extracorporeal cooling to a brain temperature of 30, 24 and 18°C during cardiac arrest in pigs. Resuscitation 81:242–247
9. Schratter A, Holzer M, Sterz F, Janata A, Sipos W, Uray T, Losert U, Behringer W (2011) New conventional long-term survival normovolemic cardiac arrest pig model. Resuscitation 82:90–96
10. Awad A, Taccone FS, Jonsson M, Forsberg S, Hollenberg J, Truhlar A, Ringh M, Abella BS, Becker LB, Vincent J-L, Svensson L, Nordberg P (2020) Time to intra-arrest therapeutic hypothermia in out-of-hospital cardiac arrest patients and its association with neurologic outcome: a propensity matched sub-analysis of the PRINCESS trial. Intensive Care Med 46:1361–1370
11. Sipos W, Duvigneau JC, Sterz F, Weihs W, Krizanac D, Bayegan K, Graf A, Hartl RT, Janata A, Holzer M, Behringer W (2010) Changes in interleukin-10 mRNA expression are predictive for 9-day survival of pigs in an emergency preservation and resuscitation model. Resuscitation 81:603–608
12. Högler S, Sterz F, Sipos W, Schratter A, Weihs W, Holzer M, Janata A, Losert U, Behringer W, Tichy A, Schmidt P (2010) Distribution of neuropathological lesions in pig brains after different durations of cardiac arrest. Resuscitation 81:1577–1583
13. Lichtenauer M, Mildner M, Hötzenecker K, Zimmermann M, Podesser BK, Sipos W, Berényi E, Dworschak M, Tschachler E, Gyöngyösi M, Ankersmit HJ (2011) Secretome of apoptotic peripheral blood cells (APOSEC) confers cytoprotection to cardiomyocytes and inhibits tissue remodelling after acute myocardial infarction: a preclinical study. Basic Res Cardiol 106:1283–1297
14. Pavo N, Zimmermann M, Pils D, Mildner M, Petrási Z, Petneházy O, Fuzik J, Jakab A, Gabriel C, Sipos W, Maurer H, Gyöngyösi M, Ankersmit HJ (2014) Long-acting beneficial effect of percutaneously intramyocardially delivered secretome of apoptotic peripheral blood cells on porcine chronic ischemic left ventricular dysfunction. Biomaterials 35:3541–3550
15. Bauer T, Sipos W, Stark T, Käser T, Knecht C, Brunthaler R, Saalmüller A, Hofmann T, Ehling-Schulz M (2018) First insights into within host translocation of the *Bacillus cereus* toxin cereulide using a porcine model. Front Microbiol 9(2652):1–11
16. Sipos W, Pietschmann P, Rauner M (2008) Strategies for novel therapeutic approaches targeting cytokines and signaling pathways of osteoclasto- and osteoblastogenesis in the fight against immune-mediated bone and joint diseases. Curr Med Chem 15:127–136
17. Sipos W, Duvigneau JC, Hofbauer G, Schmoll F, Baravalle G, Exel B, Hartl R, Dobretsberger M, Pietschmann P (2005) Characterization of the cytokine pattern of porcine bone marrow-derived cells treated with $1\alpha,25(OH)_2D_3$. J Vet Med A 52:382–387

18. Sipos W, Kralicek E, Rauner M, Duvigneau JC, Worliczek HL, Schamall D, Hartl RT, Sommerfeld-Stur I, Dall'ara E, Varga P, Resch H, Schwendenwein I, Zysset P, Pietschmann P (2011) Bone and cellular immune system of multiparous sows are insensitive to ovariectomy and nutritive calcium shortage. Horm Metab Res 43:404–409
19. Sipos W, Zysset P, Kostenuik P, Mayrhofer E, Bogdan C, Rauner M, Stolina M, Dwyer D, Sommerfeld-Stur I, Pendl G, Resch H, Dall'ara E, Varga P, Pietschmann P (2011) OPG-Fc treatment in growing pigs leads to rapid reductions in bone resorption markers, serum calcium, and bone formation markers. Horm Metab Res 43:944–949
20. Föger-Samwald U, Knecht C, Stimpfl T, Szekerez T, Kerschan-Schindl K, Mikosch P, Pietschmann P, Sipos W (2018) Bone effects of binge alcohol drinking using prepubescent pigs as a model. Alcohol Clin Exp Res 42:2123–2135
21. Reiter M, Knecht C, Müller A, Schötta A-M, Leschnik M, Wijnveld M, Weissenböck H, Stockinger H, Stanek G, Sipos W (2017) The domestic pig as a potential model for Borrelia skin infection. Ticks Tick Borne Dis 8:300–308
22. Sipos W, Reutterer B, Frank M, Unger H, Grassauer A, Prieschl-Grassauer E, Dörfler P (2013) Escin inhibits type I allergic dermatitis in a novel porcine model. Int Arch Allergy Immunol 161:44–52
23. Siegl C, König-Schuster M, Koller C, Graf P, Unger-Manhart N, Schindlegger Y, Kirchoff N, Knecht C, Prieschl-Grassauer E, Sipos W (2019) Pharmacokinetics of topically applied tacrolimus dissolved in Marinosolv, a novel aqueous eye drop formulation. Eur J Pharm Biopharm 134:88–95
24. Nakowitsch S, Koller C, Seifert J-M, König-Schuster M, Unger-Manhart N, Siegl C, Kirchoff N, Foglar E, Graf C, Morokutti-Kurz M, Neurath M, Sladek S, Knecht C, Sipos W, Prieschl-Grassauer E, Grassauer A (2020) Saponin micelles lead to high mucosal permeation and in-vivo efficacy of solubilized budesonide. Pharmaceutics 12(847):1–15

Stichwortverzeichnis

3R-Prinzip, 99, 100

A

Abdomen, 43
Abszess, 54
Abwehrbewegung, 28, 70
Acepromazin, 89
Acetylcholinrezeptoren, 90
ACT (aktivierte Gerinnungszeit), 93
Actinobacillus pleuropneumoniae, 43, 125
Adipositas, 34
Adrenozeptoren, 89
Afrikanische Schweinepest (ASP), 135, 150
AIDS, 153
Akut-Phase-Proteine, 84
Alkoholismus, 169
Allergie, 176
Allgemeinverhalten, 31
Analgesie, 91–93
Analgetika, 88
analgetische Potenz, 91
Anämie, 40
Anästhesie, dissoziativ, 89
Angst, 103
Ankylosierende Spondylitis, 11
Antikoagulantien, 77, 80
Antikörper, maternal, 6, 146
Aorta, 161
aortaler Flush, 162
Aphthen, 137
APOSEC (Secretome of apoptotic peripheral blood cells), 164
Aspirationspneumonie, 75
Asthma, 179
Ataxie, 46, 140, 148, 151
Atemdepression, 90, 91

Atemstillstand, 89–91, 95
Atemwegserkrankungen, 123
Atemzeitverhältnis, 92
Atemzugvolumen, 92
Atmung, 32
Atopie, 175
Aufwachzeit, 88
Augenausfluss, 38
Augentropfen, 176
Aujeszky'sche Krankheit, 144
Aurikularispuls, 38
Auskühlen, 88
Azaperon, 89

B

Bacillus anthracis, 141
Bacillus cereus, 165
BALF (bronchoalveoläre Lavageflüssigkeit), 73
Ballonkatheter, 161
BAP (knochenspezifische alkalische Phosphatase), 14
Bauchdeckenspannung, 43
BCS (Body Condition Score), 34
BE (base excess), 93
Benzodiazepine, 89
Bikarbonat, 161
Biomechanik, 12
Biosicherheitsmaßnahmen, 148
Bioverfügbarkeit, 179
Bläschenkrankheiten, 137
Blasenkatheterisierung, 73
Blasenpunktion, 74

Blutaspiration, 64
Blutdruckabfall, 90, 161
Blutdruckanstieg, 90
Blutentnahme, 5, 61
Blut-Hirn-Schranke, 165
Blutlaktat, 92
Blutvolumen, 5
Blutzuckerspiegel, 4
BMD (Bone Mineral Density), 11
Bolzenschussapparat, 95
bone remodelling, 9
Bordetella bronchiseptica, 38, 125
Borreliose, 173
Borstenkleid, 34
Boutons, 149
Brachygnathia superior, 114
Brachyspira hyodysenteriae, 33, 126
Brachyspira pilosicoli, 33, 126
Bradykardie, 90
Bronchitis, 43
Brucella suis, 142
Brucellose, 142
Budesonid, 179
Butorphanol, 91
B-Zellen, 82

C
Calcineurininhibitoren, 176
capillary leakage, 40
Cardiopulmonary Bypass-Cooling System
 (CPB-CS), 161
Caspasen, 84, 159
Cereulid, 165
Cetartiodactyla, 2
Chorioidea, 177
Clostridium perfringens, 33, 126
CML (chronisch myeloische Leukämie), 83
Compound 48/80, 175
CPB (cardiopulmonary bypass), 159
CVP (zentraler Venendruck), 93
Cyclosporin A, 176
Cystoisospora suis, 33, 126

D
Darmperistaltik, 44
Defibrillation, 161
Denosumab, 168
Deoxyhämoglobin, 40
Desinfektionsmittel, 121
DEXA (Dual Energy X-ray Absorptiometry),
 11, 166, 168

Differentialblutbild, 4, 78
Dopaminrezeptoren, 89
Drohreflex, 48
Drosselrinne, 63
Duldungsreflex, 6
Durchfallerkrankungen, 33, 126, 148, 165
Durchfallkot, 33
Dyspnoe, 46, 47, 114, 141, 146

E
E. coli, 33, 126
Ebola, 153
Effloreszenz, 54
Einschlafzeit, 88
EKG, 92, 161
Elektrolyte, 77
Emergency Preservation and Resuscitation
 (EPR), 161
Emphysem, 54
Empyem, 54
Endotrachealtubus, 92
Entropium, 39, 114
Epiglottis, 149
epileptiforme Anfälle, 146
Epinephrin, 161
Eradikationsprogramme, 125
Ernährungszustand, 34
Erosion, 54
Erysipelothrix rhusiopathiae, 155
Erythem, 54
Erythema migrans (EM), 173
Escin, 176, 179
Euarchontoglires, 3
Euthanasie, 71, 95, 177
Exkoriation, 54
externe Kühlung, 160
extragonadale Östrogensekretion, 167
ex vivo-Modell, 177

F
FACS, 83
FACS-Analyse, 82
Femoralispuls, 37
Ferkelruß, 59
Fibropapillom, 59
Fieber, 33, 124, 144, 148, 151
Flexorreflex, 49
Flüssigkeitsersatztherapie, 68
Frakturrisiko, 9
Fütterung, 34, 121

G

GABA$_A$-Rezeptor, 89
γδ-T-Zellen, 82
Gefühlsleben, 99
Gehirn, 163
Genotyp, 18
Gesäuge, 45
Geschlechtsreife, 6
Gewebeverträglichkeit, 177
Glässerella parasuis, 43, 125
Glomerulitis, 81
Glukokortikoide, 15, 55, 176, 179
Glutamat-Rezeptoren, 89
Großtiermodelle, 13

H

Haltereaktion, 49
Haltung von Schweinen, 116
Hamartom, 59
Hämatom, 64
Hämoglobin, 40
Hämolyse, 63, 77
Hämorrhagie, 151
Harn, 33
Harnblase, 71
Harngewinnung, 73
Hauer, 29
Haufenliegen, 121
Haut, 173
Hautelastizität, 34
Hautfarbe, 32
Hautoberfläche, 34
Hauttemperatur, 35
Haver'sches Remodelling, 9
Heparin, 64, 161
Herzauskultation, 43
Herzdämpfung, 42
Herzdruckmassage, 159, 162
Herzgeräusch, 43
Herzinfarkt, 158, 164
Herzinsuffizienz, 28, 40
Herzstoß, 41, 71
Hirntemperatur (Tbr), 161
Histamin, 55, 175
Hominoidea, 12, 107
hundesitzige Stellung, 32, 140
Hüpfreaktion, 49
Husten, 32, 73, 123, 146
Hyperparathyreoidismus, 11
Hyperventilation, 93
Hypoglykämie, 46, 71
Hypokalzämie, 19

Hypoöstrogenismus, 11
Hypoparathyreoidismus, 18
Hypoxie-Ischämie-Reperfusionsschäden, 159

I

ICCD (intrazytoplasmatische Zytokindetektion), 79
IFN-γ, 80, 81
IKT (innere Körpertemperatur), 26, 33
Ikterus, 40
IL-10, 163
Immunsuppression, 150
Impfpflanze, 70
Impfmanagement, 122
Impfpistole, 70
Infektionsprophylaxe, 91, 93
Inhalationsnarkose, 92
Injektion, 64
  intraabdominal, 68, 70
  intrakardial, 71
  intramuskulär, 68
  intravenös, 64
  subkutan, 68
Injektionsanästhetika, 88
Injektionsnarkose, 88
Injektionsnarkotikum, 90
Interleukine, 81
interne Kühlung, 160
Intubation, 92
Isofluran, 92

J

Janetspritze, 74
Juckreiz, 55, 175

K

Kalzium, 77, 167, 168, 170
Kalziumrestriktion, 14, 167
Kammerflimmern, 161
Kapillarfüllungszeit, 41
Karotispunktion, 64
Katalepsie, 89, 90
Katecholamine, 89
Ketamin, 89
Ketamin-Azaperon-Kombinationsnarkose, 91
Klassische Schweinepest (KSP), 147
Klauenpflege, 34
Klauenrehe, 34
Klauenverletzung, 34
Kleinhirnschädigung, 47, 48

Klinische Propädeutik, 24
klinische Untersuchung, 23
Knochenabbau, 13
Knochenarchitektur, 9
Knochendichte, 9, 12, 14, 16
Knochenmarker, 166
Knochenmetabolismus, 166, 168
Knochenmetaboliten, 168, 170
Knochenwachstum, 6
kognitiver Status, 158
Konjunktiva, 39
Konjunktivitis, 40, 148, 176
Kontaktdermatitis, 175
Konvergenz, 3
Kopfnerven, 47
Kornea, 177
Kornealreflex, 47
Koronarangiographie, 164
Körperhaltung, 31
Korrekturreaktion, 49
Kot, 33
Krampfanfälle, 93
Krämpfe, 165
Krankenbucht, 122
Kryptorchismus, 30
Kümmerer, 30, 81

L
Lahmheit, 139
Läufer, 30, 41
Laurasiatheria, 2
Lawsonia intracellularis, 33, 126
Lebensmittelvergiftung, 165
Leukopenie, 151
Leukozytenpopulation, 82
Leukozytose, 81
LFBIS-Nr., 132
Lidreflex, 47
lumbosakrale Punktion, 71
lungenarterielle Temperatur (Tpa), 159
Lungenauskultation, 42
Lungendämpfung, 42
Lungenödem, 151
Lungenperkussion, 41
Lymphknoten, 44, 149
Lymphopenie, 151
Lymphozyten, 11, 145

M
Macula, 54
Magensonde, 41, 75
maligne Hyperthermie, 29
MAP (mittlerer arterieller Druck), 93
Mastzellen, 59, 175

Mastzellleukämie, 5
Maulkeil, 41, 73, 75
Maul- und Klauenseuche (MKS), 135, 137
Maus, 2
Medetomidin, 90
Melatonin, 7
Meloxicam, 92
Meningitis, 31
Meningoenzephalitis, 145
Menopause, 7, 12
mentaler Status, 46
MERS (Middle East Respiratory Syndrome), 153
Metamizol, 92
Midazolam, 89
Mikro-CT, 166
Milch, 167
Milzbrand, 141
Minipighalter, 132
Minipigs, 4, 14, 34, 39, 78, 83, 88, 114, 120, 122
MMA (Mastitis-Metritis-Agalaktie), 33, 45
Monogastrier, 4
Monozyten, 82
Morbidität, 138, 146, 150
Mortalität, 138, 146, 148, 150
Muskelrelaxantien, 88, 91
Muskeltonus, 47
Mycoplasma hyopneumoniae, 42, 123
Mycoplasma hyorhinis, 43
Myelitis, 47
Myoclonia congenita, 46

N
Nagermodelle, 13
Narkose, 64, 87
Nasenschleimhaut, 179
Nationale, 29
natürliche Killerzellen, 82
NDS (Neurological Deficit Score), 50, 158
negativer Venenpuls, 32
Neuroleptikum, 89
Nickhaut, 39
Normokapnie, 92
normovolämischer Herzstillstand, 158
Notfallmedizin, 158
NSAIDs (Nonsteroidal Anti-Inflammatory Drugs, 92
Nystagmus, 47, 146

O
Oberkieferschlinge, 28, 63, 70, 73, 75, 177
Ödemkrankheit, 39
Ohrmarke, 133

Ohrrandvenen, 32, 64
Ohrreflex, 47
OPC (Overall Performance Category), 50, 158, 162
OPG (Osteoprotegerin), 11, 17, 166, 168
Opioide, 90
Opioidrezeptoren, 89, 91
Opisthotonus, 31, 46, 146
orale Applikation, 74
Organentnahme, 104, 177
Osteoblast, 9, 168
Osteoimmunologie, 11
Osteoklast, 9, 166
Osteopenie, 8
Osteoporose, 8, 169
  postmenopausal, 12, 165
Osteoporosemodell, 166
Östrogene, 11, 167
Östrogensekretion, extragonadal, 15
Ovulation, spontan/induziert, 7
OVX (Ovariektomie), 12, 14
OVX-(Ovariektomie-)Modell, 166
Oxytocin, 45

P
Paarhufer, 4
Pachydermie, 55
Pandemien, 153
pandemische Schweinegrippe, 153
Pannikulusreflex, 50
Pansenmikrobiom, 4
PAP (pulmonalarterieller Druck), 93
Papel, 55
Paraformaldehydperfusion, 95
Paralyse, 47, 140
Parese, 46, 140
Pasteurella multocida, 38, 125
PBMCs (Peripheral Blood Mononuclear Cells), 79, 164
PCV2 (Porcines Circovirus Typ 2), 45, 81, 123
PCVAD (PCV2-Associated Diseases), 124
PCWP (Lungenkapillaren-Verschlussdruck), 93
PDNS (Porcines Dermatitis- und Nephropathie-Syndrom), 59, 81, 123
Penetrationsversuche, 179
Pentobarbital, 95
Perinealreflex, 50
peripherer Venenverweilkatheter, 63, 64
persistierende Infektion, 143
Pest, 152
Petechien, 54, 148

Peyer'sche Platten, 4
Phänotyp, 3, 18
PHE (Porcine Hämorrhagische Enteropathie), 126
PIA (Porcine Intestinale Adenomatose), 126
Piritramid, 90
Placenta epitheliochorialis, 6
Placenta hämochorialis, 6
plasmazytoide dendritische Zellen, 82
Plattenmandeln, 73
Pleuritis, 43
PMWS (Postweaning Multisystemic Wasting Syndrome), 45, 81, 123
Pneumonie, 32, 40, 41, 123, 151
Polioenzephalomyelitis, 141
positiver Venenpuls, 32
Prämedikation, 88
PRDC (Porcine Respiratory Disease Complex), 123
Pricking, 175
Primaten, 3, 6, 107
Proinflammation, 81
Propofol, 90
PRRS (Porcines Reproduktives und Respiratorisches Syndrom), 83
PRRSV (Porcines Reproduktives und Respiratorisches Syndrom-Virus), 125
Psoriasis, 55, 164
PTH (Parathormon), 14, 18
PTV-1 (Porcines Teschovirus 1), 140
PTX (Parathyreoidektomie), 18
PUDS (Porcines Ulceratives Dermatitis-Syndrom), 59
Pulmonalarterienkatheter, 93
Pulsoximeter, 93
Puncta maxima, 43
Pupillarreflex, 47
Pustula, 54

Q
Quaddeln, 54
Qualzuchten, 114

R
RANKL (Receptor Activator of Nuclear Factor-κB Ligand), 11, 166, 168
  RANKL-Knock-out, 18
  RANKL-RANK-OPG-Achse, 11
Ratte, 2
Reanimationsstudien, 91, 158
regulatorische T-Zellen, 82

Rein/Raus-Verfahren, 122
Reproduktionsbiologie, 5
Reproduktionsstadium, 33
Respirationstrakt, 145
Retina, 177
rheumatoide Arthritis, 18
Rhinitis atrophicans, progressiv, 38, 125
Rocuronium, 91
Rodentia, 3
ROSC (Restoration of Spontaneous Circulation), 158
Roseola, 54
Rotlauf, 55, 155
Rückenmarkschädigung, 50
Ruderbewegungen, 146
Rüsselscheibenreflex, 47

S
Sarkoptesräude, 41, 55
SARS, 153
Saugferkel, 26
Schaf, 2, 14, 19
Schlafkrankheit, 152
Schluckreflex, 75
Schmerzen, 95, 103
Schrunden, 55
Schuppen, 55
Schwein, 2, 14, 19
Schweinefetus, 103
Schweinehaltung, 121
Schweinelähmung, Ansteckende, 140
Schweinepocken, 59
Scrapie, 18, 144
Sedativa, 88
Sedierung, 64, 73, 87, 91, 93
Sektion, 96
Sexualendokrinologie, 5
SHV-1 (Suines Herpesvirus 1), 145
Sinneswahrnehmung, 99
SIRS (Systemic Inflammatory Response Syndrome), 163
Skelett, 9, 167
Sklera, 41
Sonnenbrand, 55
Spanische Grippe, 153
Spinalreflex, 49
Splenomegalie, 141
Sporenbildner, 141
Sprague-Dawley-Ratte, 12
Spurenelemente, 77
Stallklaue, 34
Stallklima, 121

Stellreaktion, 49
Stomatitis vesicularis, 139
Strabismus, 47
Streptococcus suis Typ 2, 126
Stress, 123
Sturzinfusion, 95, 162
subokzipitale Punktion, 71
Suggilation, 54
Suines Influenzavirus, 124
Sulfentanil, 91
Swine Vesicular Disease (SVD), 139

T
Tachykardie, 92
Tacrolimus (FK506), 176
TBS (Tracheobronchialtupfer), 73
Technopathien, 35
Temperaturmonitoring, 93
Teschener Krankheit, 140
Tetanus, 46
T-Helfer-Zellen, 82
therapeutische Hypothermie, 159
Thorax, 41
Tiermodell, 1
Tierschutz, 111, 177
Tierseuchenbekämpfung, 129
Tierversuche, 99
    ethische Überlegungen, 99
    Gesetzgebung, 100
Tierversuchsanlagen, 109
TNF-α, 33, 80, 81, 163, 164
TNF-α-Blocker, 163
Tollwut, 136
tonisch-klonische Krämpfe, 31, 95, 141
Tonsillen, 149
topische Therapie, 179
transnasale Kühlung, 163
Transplantationsmedizin, 164
Treibbrett, 28
T-Score, 11
TTM (Targeted Temperature Management), 163
Tuberkulose, 152

U
Überbelegung, 123
Ulceration, 54
Untersuchungsgang, 24, 122
Urticaria, 54
Uterus, 6
Uveitis, 176

V

Vagotonie, 63
Vaskulitis, 59, 81
Vasopressin, 161
Vena cava cranialis, 61
Vena jugularis externa, 32, 63
Verbrauchskoagulopathie, 148
Vertebraten, 11, 99
Vesikel, 54
Vestibulärapparat, 47
Vogelgrippe, 153
Volumenkontrollierte Beatmung, 92
Volumenüberladung, 159, 162

W

Warzenschwein, 150
Wiederbelebung, 158
Wiederkäuer, 2, 4
Wildschwein, 28, 142, 144, 147, 151
Wnt/β-Catenin-Signalweg, 11

X

Xylazin, 90

Z

Zellkulturversuche, 104
Zielkerntemperatur, 160
ZNS, 145, 148
Zoonose, 124, 137, 141, 142, 152
Zuchtreife, 6
Zwangsbewegung, 146
Zyanose, 40, 148
Zyklusdauer, 6
Zytokine, 10, 79, 159, 163, 166
zytotoxische T-Zellen, 82

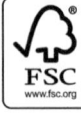

MIX
Papier aus verantwortungsvollen Quellen
Paper from responsible sources
FSC® C105338

If you have any concerns about our products,
you can contact us on
ProductSafety@springernature.com

In case Publisher is established outside the EU,
the EU authorized representative is:
**Springer Nature Customer Service Center GmbH
Europaplatz 3, 69115 Heidelberg, Germany**

Printed by Libri Plureos GmbH
in Hamburg, Germany